인도 정통 헤드마사지

Indian Head Massage　Francesca Gould

인도 정통

헤드 마사지

옮긴이 성기석 외

Indian Head Massage

Francesca Gould

영문출판사

FHT

옮긴이 (가나다순)

김미숙 (사)한국과학마사지협회 경남지부장
김수연 제주한라대학뷰티아트계열 겸임교수
김효철 중국 요녕 중의약 대학교 객좌교수
서현규 대구보건대학 물리치료과 교수
성기석 경희대 체육대학원 대체요법과정 주임교수
이윤정 동원대학교 피부미용과 외래교수
정아람 경인여자대학 레저스포츠과 외래교수
정현화 생명점 파동 활성화 터치요법 연구위원
조옥현 (사)한국과학마사지협회 부회장

Indian Head Massage
by Francesca Gould

인도 정통 **헤드 마사지**

2007년 3월 26일 초판인쇄
2007년 3월 30일 초판발행

지은이 : Francesca Gould
옮긴이 : 성 기 석 외
발행인 : 박 병 조
발행처 : 도서출판 영문출판사
등　록 : 1987년 12월 21일 제2-419호
주　소 : 서울시 강남구 삼성동 69-1
전　화 : (02) 514-5590, 776-5590
팩　스 : (02) 756-8943
E-mail : yeongmunsa@empal.com
정　가 : 18,000원
ISBN 978-89-7224-148-5 93510

※ 파본은 교환해 드립니다.

목 차

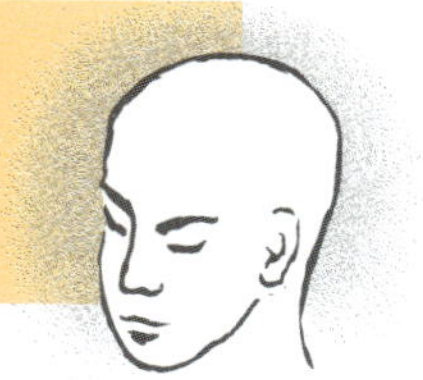

머리말

FHT

인디안 헤드 마사지는 고대의 기술임에도 불구하고 21세기의 요구에 이상적으로 적합하다.

스트레스 관련 질병은 우리의 GP대기실에 늘어선 사람들의 주요 원인이다. 기존의 많은 의학 전문가들은 이제 인디안 헤드 마사지와 같은 보완적 치료가 스트레스를 줄이고, 그 다양한 증상의 숨은 원인을 치유하는데 도움을 준다는 것을 인정하고 있다.

인디안 헤드 마사지는 가장 빨리 성장하고 있는 새로운 치료법 중의 하나이다. 마사지를 통해서 얻을 수 있는 이완의 수준을 믿으려면 보거나 경험해야 한다. 우리는 심지어 바쁜 전시장에서 조차도 짧은 시간 동안 마사지 치료를 받은 고객이 잠에 빠지는 것을 여러 번 보아왔다. 그 효율성은 바로 그 단순함에 있다. 그리고 작업장에서뿐만 아니라 집, 업소 또는 클리닉에서도 마사지를 받기에 이상적으로 적합하다.

개업자를 위한 가장 큰 전문 협회인, 전인적 치료 연합은 이 새로운 출간을 환영한다. 새로운 전인적 치료를 배우는 것은 항상 대단히 흥분되는 전망을 가지고 있으며, 실제로 효과적인 모든 치료에서와 마찬가지로, 이 기술을 습득하는 것이 실제보다 더 쉬워 보인다. 이것은 본래 실무서이기 때문에 단계별 구조로 학생들이 필요한 기술을 개발하도록 하고 있다.

이 책의 그림들은 공식적인 교과 사이에 기억을 새롭게 하는 것을 돕고, 곳곳의 질문은 이해를 위한 테스트를 하게 한다. 그러므로 이 책을 읽는 사람의 배경과 상관없이, 완전히 초보자이거나 다른 치료 분야에서 경험이 있는 전문가도, 많은 것을 얻을 수 있게 될 것이다.

Jacqueline Palmer
전인적 치료 연합 회장

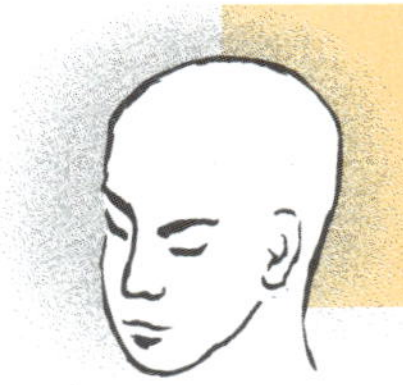

역자 머리말

마사지는 인류의 역사와 함께 발전을 거듭해 온 가장 오래된 치료법의 한 분야로 오랜 세월 동안 많은 사람들에게 사랑을 받고 있다. 최근 몇 년 사이 웰빙 열풍으로 건강에 대한 관심이 높아지면서 우리나라에도 외국의 다양한 마사지 기술이 보급되어져 마사지 관련 산업이 성행하고 있는 것 또한 사실이다.

마사지와 관련된 교육과정도 전국대학의 사회교육원, 평생교육원 및 관련 단체에서 폭넓게 이루어지고 있으며 미용, 뷰티, 의료 분야 등 다양한 분야에서 마사지를 보급하고 활용하고 있다. 특히 본 역서는 전인적 치료연합회장인 Francesca Gould의 저서로 마사지를 공부하는 일반인들은 물론 미용, 간호 분야의 학생들이 포함하여 체계적인 머리 마사지를 배우고 익힐 수 있도록 학술서로 디자인된 책이므로 매우 유용하게 활용될 수 있을 것이다. 현재 생활에 있어서 헤드마사지는 매우 인기가 있는 치료로 어느 곳에서나 장소에 구애받지 않고 실시할 수 있으며 정서안정 뿐만 아니라 면역 능력을 강화시켜 질병에 대한 저항력을 길러주며 각종 스트레스로 인한 긴장이나 통증, 눈의 피로, 두통 등 다양한 관련증상들을 완화하고 해소함으로 인체의 효율을 증대하고 건강한 삶을 영위하는데 매우 유익함을 줄 것으로 믿어 의심치 않는다.

본서가 많은 분야에서 많은 사람들에게 건강과 행복을 주었으면 하는 작은 소망을 담아 저자의 뜻을 최대한 이해하려는 마음으로 번역을 하였으나 다소 부족함이 있더라도 너그러운 마음으로 이해해주시고 조언해주시길 바란다.

모쪼록 바쁘신 중에도 출판을 도와주신 영문출판사의 박병조 사장님과 임직원 여러분들께도 감사드린다.

2007년, 1월

역자 일동

헌 사

나는 VTCT와 ITEC 자격과 같은 전문적 인디안 헤드 마사지 코스를 밟고 있는 학생들을 위해 이 책을 썼다.

인디안 헤드 마사지는 매우 인기 있는 치료이다. 거의 어느 곳에서나 실행할 수 있으며 고객은 옷을 벗을 필요가 없다! VTCT와 ITEC 자격을 위해 공부하는 전인적 미용 시술자뿐만 아니라, 이용과 간호 출신의 사람들 또한 이 기술을 배우는데 많은 관심을 보이고 있다. 나는 인디안 헤드 마사지를 미용센터와 전인적 치료 센터뿐만 아니라, 많은 미용실에서도 곧 받을 수 있게 될 것이라고 확신한다.

이 책은 학습서로 디자인 되었기 때문에, 전반적으로 당신의 지식을 테스트 하기 위해 과제와 질문을 담고 있다. 과제와 질문을 완성하게 되면, 이들은 시험을 위한 훌륭한 수험서가 될 것이다. 이 책의 뒤에는 접힌 부분이 있어서, 인디안 헤드 마사지의 과정이 있으며 당신이 마사지를 실시할 때, 매우 유용한 '빨리 보기' 로 사용될 수 있다. 또한 인디안 헤드 마사지 치료와 관련이 있을 뿐만 아니라, 나의 학생들과 내가 그 자체로 매력 있다고 생각하는 주제인 챠크라와 아우라를 다루기 위해서 7장 전체를 할애하였다. 아우라를 보는 방법에 대한 유용한 정보도 다루고 있다.

2002년, 1월
Francesca Gould

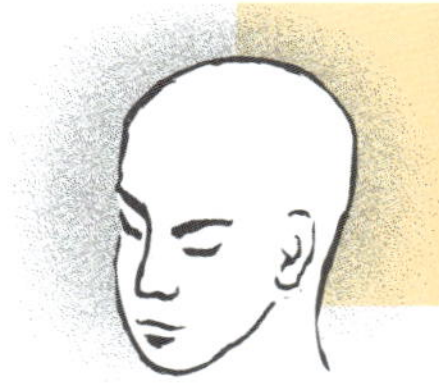

서론

2000–2001년에 나의 전인적 치료를 수강하며 내가 이 책을 집필하는 동안 많은 지지를 보내준 학생들에게 감사한다.

또한 이 책을 만들 때 도움을 주고 조언해준 인디안 헤드 마사지 협회의 Amarjeet Bahamra에게도 감사를 전하고 싶다. 가장 고마운 분이다.

멋진 모델이 되어 마사지 과정에 대한 도움을 주었던 Caroline Gammon에게 감사한다.

이 책을 펴내는데 도움을 준 다음 분들에게 출판사의 감사를 전한다.

115페이지의 그림 4.8과 116페이지의 그림 4.10에 대하여 Corel (NT); 107~148페이지의 마사지 동작을 보여주는 사진에 대하여 Martin Sookias; VTCT의 Heather Mole, 그리고 워윅셔 대학의 Helen Miles는 원고를 검토하고 의견을 내주었으며, 특히 책 뒤의 접혀진 커버의 디자인을 추천해 주었다.

커버 이미지 @ 인디안 헤드 마사지 협회, 38번가, 런던 WCIE 7DB
www.indianheadmassage.org. 이 책은 협회가 승인한 것이 아님.

인디안 헤드 마사지에 대한 소개

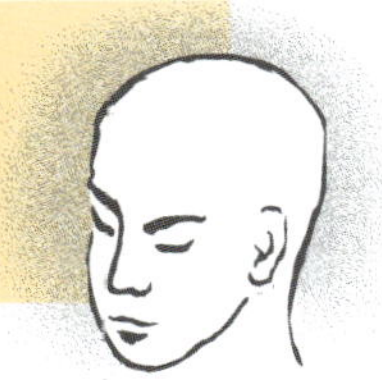

1

인디안 헤드 마사지의 역사

인디안 헤드 마사지는 5,000년에 걸쳐 인도에서 행해져 왔다.

이것은 인도의 고대 아유르베다 치유 시스템에 기초를 두고 있다. 아유르베다 의술은 전인적인 치유 시스템으로서, 자연적 치료를 결합하고 정신과 신체 그리고 영혼을 망라하는 것이다. 이것은 정신과 신체 그리고 영혼의 균형과 내적인 조화를 되찾아 개인의 건강을 향상시키려 한다.

> **비 고**
>
> 아유르베다란 '생명의 과학'이라는 뜻이다.

인도 여성들은 전통적으로 마사지에서 얻을 수 있는 건강상의 장점 때문에 인디안 헤드 마사지를 실행해 왔다. 또한 뜨거운 기후가 머리카락을 심하게 건조하게 하기 때문에 여성들은 마사지를 하는 동안 머리카락을 윤기 있는 좋은 상태로 만들기 위해 오일을 사용한다. 사용 가능성, 비용 그리고 계절에 따라 시기에 맞춰 다른 오일들을 사용하게 된다. 남부 인도에서는 코코넛 나무가 풍부하기 대문에 연중 코코넛 오일이 널리 사용된다. 북부 인도에서는 겨자 나무가 많아서 연중 겨자 오일이 주로 사용된다.

마사지 기술은 대대로 전수되어 가족들끼리 헤드 마사지를 주고 받기도 한다. 엄마는 매일 아기를 마사지 해주고, 3세에서 6세의 아이들은 일 주일에 한두 번 마사지를 받는다. 엄마는 아이들이 성장한 후에도 헤드 마사지를 계속 해준다. 임산부는 아기가 태어날 때까지 헤드 마사지를 받는다.

마사지는 육체적인 효과만 탁월한 것이 아니고, 유대감을 갖게 하며 애정을 보여주는 방법이기도 하다. 6세 이후의 아이들은 마사지 기술을 배워서 노인이 될 때까지 일생에 걸쳐 마사지를 주고 받게 된다.

인도에서는 결혼을 앞둔 신랑 신부가 마사지를 받는다. 예식에 앞서 두 사람의 긴장을 완화시키고 피부와 머리카락이 건강해 보이게 하기 위해 다양한 오일이 사용된다.

휴가철 인도 근처의 리조트에서는 헤드 마사지 치료가 제공되곤 하

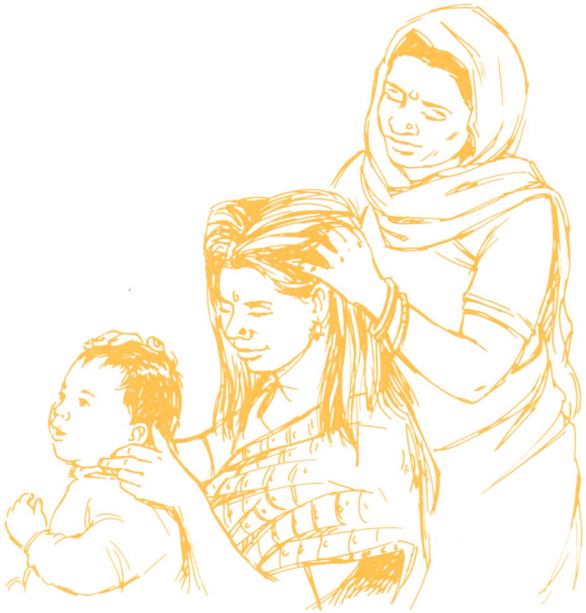

다. 인도에 있는 이발소를 찾아간다면, 이발 코스의 일부로 항상 헤드 마사지를 받을 수 있다. 인도의 일부 지역에서는 이발사들이 헤드마사지를 참피라고 한다.

많은 남성과 여성들은 이것이 머리가 빨리 세고 대머리가 되는 것을 막는데 도움을 준다고 주장한다.—그러나 아직은 과학적으로 증명된 것은 아니다.

인디안 헤드 마사지란 무엇인가?

인디안 헤드 마사지는 마사지를 받는 사람이 긴장을 풀고 진정되며 활기를 찾을 수 있게 돕는다. 이 마사지 시술에는, 근육과 같이 신체의 부드러운 조직을 주무르고 문지르고 짜기 위해서 시술자가 손을 사용하게 된다.

코코넛과 아몬드와 같은 오일이 사용될 수 있으며 얼굴, 목 그리고 두피에 적용될 수 있다. 오일은 머리카락을 강하고, 건강하며 윤이 나게 유지하도록 돕는다.

인디안 헤드 마사지 시술은 서구에서 매우 인기를 얻고 있으며 다음과 같은 이유로 해서 다른 마사지보다 장점이 있다:

- 고객 자신이 원하지 않는 한, 옷을 벗을 필요가 없다.

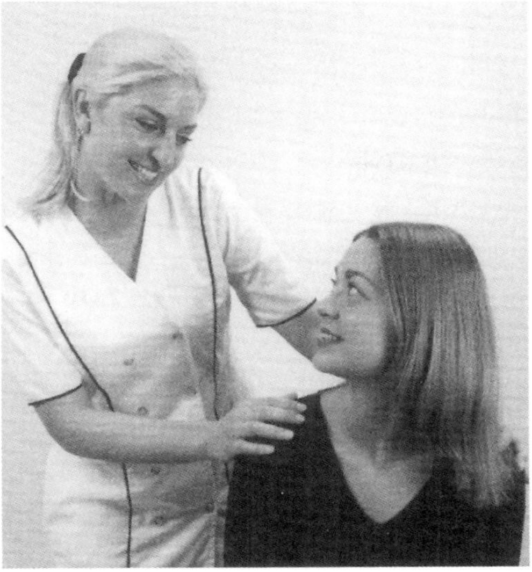

- 거의 어느 곳에서나 할 수 있다.
- 다른 전신 마사지에 비해 상대적으로 짧은 시간 내에 할 수 있다.
- 마사지를 할 때 오일이나 크림을 사용할 수도 사용하지 않을 수도 있다.
- 장비가 거의 필요하지 않기 때문에, 시술하기에 경제적이다.

인디안 헤드 마사지의 생리학적 심리적 장점

인디안 헤드 마사지 시술은 육체적 건강과 감정적 건강에 매우 유익하다. 다음과 같은 장점이 있다:

- 마사지를 받으면 웰빙과 고요함의 느낌을 갖게 되기 때문에 전체적인 이완을 촉진시킨다.
- 머리, 목 그리고 어깨에 혈액 순환이 증가되어 산소와 영양을 공급하므로, 피부 상태를 향상시키고 머리카락의 성장을 자극한다.
- 뇌에 공급되는 혈액 순환이 증가하므로 더 많은 산소가 전달된다. 이것은 정신적 피로를 돕고 집중력을 향상시킨다.
- 혈액 순환이 증가되어 산소와 영양이 전달되므로 목과 어깨의 뻣뻣함이 완화되고 그 부위의 근육에 축적된 노폐물이 배출된다.
- 마사지는 근육 긴장을 풀어주기 때문에 눈의 피로와 긴장성 두통을 완화시킨다.
- 림프의 흐름이 증가하여 독소와 다른 노폐물이 제거되어 신체의

해독작용을 돕는다.

- 마사지를 받으면 신경질이 줄고 고객이 좀더 긴장을 풀고 고요함을 느끼기 때문에 숙면을 취할 수 있다.
- 마사지를 받으면, 근육 내에 긴장으로부터 발생하는 'Knots' 라고 일반적으로 알려진 섬유성 결절을 치료할 수 있다.
- 마사지를 받으면 엔돌핀이라는 화학물질이 뇌로부터 나오도록 자극되어, 충만함과 행복을 느끼게 된다.

스트레스

인디안 헤드 마사지는 모든 유형의 스트레스 관련 문제에 탁월한 효과가 있기 때문에, 스트레스와 그 원인을 이해하는 것은 당신이 고객에게 전인적 치료를 하는데 도움이 된다. 예를 들어, 당신의 고객이 계속적인 긴장성 두통을 앓고 있다면, 두통을 치료하는 것 보다는 아마도 고객이 긴장을 이완시킬 시간을 갖고 어떤 방법으로든 생활양식을 바꾸도록 하는 것이 더 나을 것이다. 운동을 하거나 건강한 식단을 선택하도록 하고, 또는 그들이 좀 더 긍정적인 사고 방식을 갖도록 하여 스트레스를 해소하고 두통을 방지하도록 당신이 도울 수 있을 것이다.

과제 1.1

인디안 헤드 마사지의 육체적 · 감정적(심리적) 장점을 열거하시오.

육체적 장점	심리적 장점

비 고

인디안 헤드 마사지 같은 치료를 받은 사람은 뇌의 알파파가 증가하는 것을 볼 수 있다. 이것은 명상 중인 상태의 사람에게서 나타나는 특징이기도 하다. 이렇게 깊은 이완 상태는 스트레스해소, 호흡 개선, 낮은 혈중 콜레스테롤, 더 나은 호르몬 균형과 면역 증강에 관련이 있다.

스트레스의 원인

스트레스가 의미하는 바는 사람마다 다르지만, 일반적으로 우리에게 주어진 요구가 있고 우리가 그것을 해낼 능력이 없다고 느낄 때 경험하는 상태를 말한다. 때때로 이러한 요구는 자극이 되어, 그것을 처리하고 자극을 조절할 수 있다고 느끼게 되면, 잘 해낼 수 있게 하기도 한다. 스트레스는 일반적으로 나쁜 것이라고 생각되지만, 긍정적인 경우도 있다 — 우리에게 동기를 부여하고 더 효율적이고, 도전을 하도록 하는데 필요할 수도 있다.

비 고

의사를 찾는 사람의 60% 이상이 스트레스와 관련된 문제를 갖고 있다.

기본적으로 두 가지 유형의 스트레스가 있다. 하나는 긍정적인 스트레스로, 조깅하는 사람들이 경험하는 것이 그 예인데, 그들은 자발적으로 조깅을 하게 된다. 긍정적인 스트레스란, 당신이 하는 일이 제대로 되어 가고 뭔가를 성취할 때 느끼는 매우 흥분되는 긴장으로 설명될 수 있다. 부정적인 스트레스란 그 반대의 경우로, 예를 들면, 긴급한 서류가 잔뜩 쌓인 책상과 한꺼번에 많은 전화가 한꺼번에 오는 경우를 생각할 수 있다. 부정적인 스트레스의 다른 원인으로는 사별, 정리 해고, 이사, 임신, 재정적 곤란 그리고 불화 등이 포함된다.

성격적 특징을 보면 어떤 사람이 스트레스의 영향을 가장 받기 쉬운지를 대략적으로 알 수 있다. 경쟁심이 강하고, 야심이 있는 성취 지향적인 사람은 스트레스를 받기 쉽다. 이러한 사람들은 참을성이 없고, 급하며 시간에 매우 쫓기기 쉽다. 마음이 편하고 고요한 사람은 스트레스를 덜 받는 경향이 있다. 이들은 참을성이 있고 긴장을 풀고 있다.

비 고

'오늘만 화내지 말자, 오늘만 걱정하지 말자' — 이 두 가지가 레이키 원리이다.

보통 스트레스를 일으키는 많은 일들이 해결될 수 있는 것들이고, 우리는 심각하게 나쁜 영향을 받지 않고도 그들을 회복할 수 있다. 그러나 스트레스의 수준이 지속적으로 높은 경우에는 우리는 조바심이 나고 과중하다고 느끼게 된다. 결국, 기진맥진하여 신경쇠약이 발생할 수도 있다. 스트레스가 과도하면, 우리의 정신은 물론이고 신체의 모든 체계에도 영향을 준다. 스트레스는 인간의 거의 모든 심각한 병의 원인이다. 스트레스를 많이 받을수록, 육체적 정신적 문제를 겪기 쉽다.

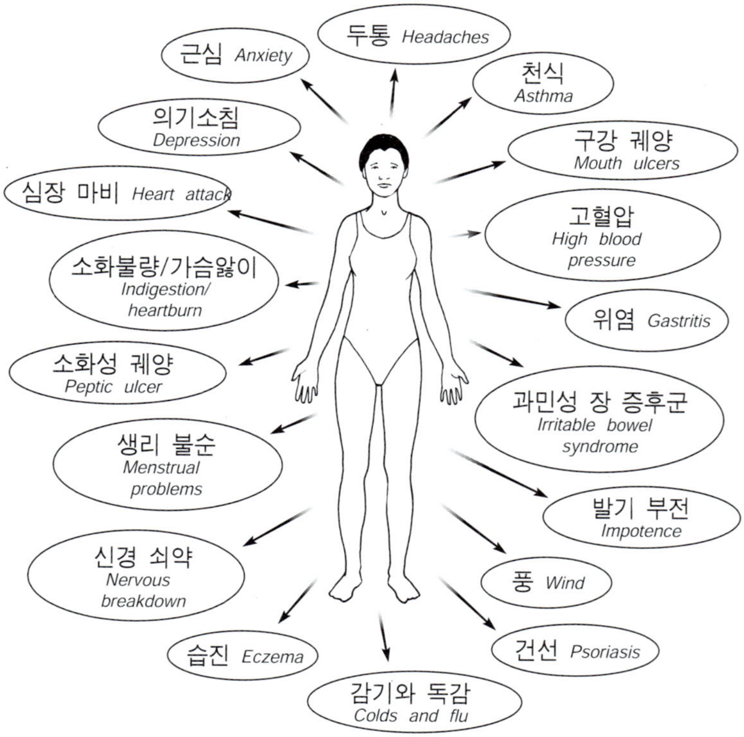

남성과 여성은 스트레스에 다르게 반응하는 경우가 있다. 여성은 두통, 과민성 장 증후군, 근심 그리고 의기소침과 같이 감정적이고 짜증을 내는 스트레스를 받기 쉽다(위의 그림 참고). 남성은 고혈압에 걸릴 확률이 더 높다.

부정적인 스트레스를 받는 사람에게는 다음과 같은 조언을 할 수 있다:

- 좀 더 자기 주장이 강해야 한다 — 아니라고 말하는 것을 배운다!
- 부정적 생각을 긍정적으로 바꾼다. 부정적인 생각은 누구에게도 좋지 않다.
- 좀 더 체계적이 되어야 하고, 정기적인 성취 가능한 목표를 세운다. 성취한 목표에는 표시를 한다.
- 스트레스를 적어 본다 — 마음에서 오는 근심과 두려움을 명확히 하는 것이 도움이 되기도 한다.
- 취미를 갖거나, 요가나 타이치 같은 종류의 활동을 해본다 — 이들

은 긴장을 이완시키는데 탁월하다.

- 스트레스 관리와 긴장 완화 코스에 참석한다.

스트레스를 받는 사람은 과식을 하거나 너무 적게 먹거나, 흡연이나 과음을 할 수 있다. 카페인과 알코올 섭취를 줄이고 금연을 하도록 해야 한다. 이렇게 하면 체내로 들어오는 독소의 양을 제한할 수 있고 신체가 더 효과적으로 스트레스의 영향을 해결 할 수 있게 된다. 건강한 식단은 매우 중요하기 때문에, 케이크나 과자와 사탕에 들어 있는 정제된 설탕의 섭취를 자제해야 한다. 걷기나 수영과 같은 규칙적인 운동 또한 매우 도움이 될 수 있다. 인디안 헤드 마사지는 스트레스를 줄이는 매우 효과적인 방법이고 많은 스트레스 증상을 해소하는데 도움을 줄 것이다.

건강한 호흡과 이완 기술

대부분의 사람은 보통, 일상적인 호흡을 할 때 얕고 빠르게 한다. 대개 가슴을 밖으로 확장했다가 다시 안으로 이완시키는 것이다. 이완을 위한 심호흡은 느리고 깊으며, 횡경막 (페이지 9의 2장 참고)을 사용하는 것이 포함되며, 복식 호흡을 하는 것이다. 올바른 호흡을 하려면, 천천히 코로 숨을 들이마시고 입으로 숨을 내 쉰다. 이것은 목구멍이 마르는 것을 방지할 수 있다. 공기를 마시게 되면, 위는 밖으로 움직이게 된다. 횡경막이 아래로 당겨지고 그 공간을 채우기 위해 폐가 공기를 끌어당긴다. 그 다음 횡경막은 다시 이완되어 공기는 폐에서 빠져 나가고 우리는 숨을 내쉬게 되는 것이다.

느리고 깊은 리드미컬한 호흡은 신체에 이완 반응을 일으킨다. 느려진 심장 박동 수, 근육 이완 그리고 고요한 느낌 등이 이러한 변화에 포함된다. 이완 운동 또한 신체에 이완 반응을 일으킨다.

이완 운동

1. 앉거나 누워서, 편안하게 있는다. 양 손의 주먹을 꽉 쥐고, 5초간 유지한 후 풀어 놓는다.
이제 팔의 근육을 긴장시킨다. 5초간 유지한 후 풀어 놓는다. 몸 전체에 대해 실시하는데, 몸의 앞 부분의 근육을 조인다. 이때에 다리와 얼굴도 포함 된다. 그리고 나서 몸의 뒤 부분에 집중한다. 모든 근육이 꽉 조여질 때까지 한 후, 풀어 놓는다.

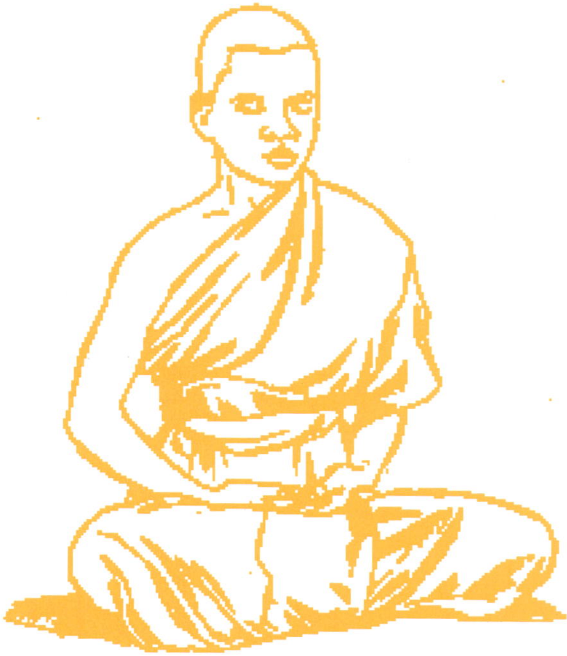

이 운동은 2번 반복해야 한다. 이것은 근육의 긴장을 푸는 데 좋은 기술인데 두통과 고통, 아픔을 완화시키는데 도움이 된다. 몸 전체를 이완시키는데 좋다.

비 고

매번 꽉 쥐었다가 풀어 놓는 동작을 할 때 심호흡을 한다.

2. 눈을 감고 몇 번의 심호흡을 한다. 머리를 천천히 양 옆으로 돌리면서 목의 근육을 이완시키기 시작한다. 왁스가 녹듯이 머리, 얼굴 그리고 목에서 긴장이 배출되도록 한다. 긴장이 가슴과 팔에서 흘러 나가는 것을 느낀다. 몸의 위 부분에 이 이완 운동 동작을 계속한다. 그리고 나서, 위, 아래 등, 그리고 엉덩이 순으로 한다. 신체의 대부분이 이제 무겁고 이완됨을 느낀다.

다리의 모든 긴장을 풀고 계속해서 느리게 호흡한다. 당신의 다리가 무겁고 이완되었다고 상상한다. 긴장의 흐름이 종아리를 내려가는 것을 마음 속으로 그려 본다. 이제, 발에 정신을 집중하고 어떤 느낌이 드는지 생각한다. 걷기에서 생긴 긴장과 압력이 발에서 흘러 나가는 것을 상상한다.

이제 하얗고 따뜻한 치료 빛이 당신의 머리 위를 통과하여 몸 속으로 흐르고, 팔로 다리고 흘러 내려 손과 발에서 빠져 나가면서 모든 긴장과 어지러운 생각들도 같이 빠져 나간다고 상상한다. 따뜻한 빛은 자유롭게 몸을 치유하고 이완시키며 흘러다닌다.

비 고

하얗고 따뜻한 치료 빛은 우주에서 비롯된 에너지이다. 인도에서는 이것을 프라나라고 부른다.

마음 속에 그리기

마음 속에 그리기는 당신과 당신의 고객 모두에게 스트레스를 해소하고 이완을 돕는 강력한 도구이다. 당신이 편안하고 따뜻하다고 느낀 다음에 눈을 감아야 함을 명심한다.

치유 공간

따뜻하고 좋은 날 시골 길을 걷고 있는 당신을 상상해 보라. 당신은 매우 행복하고 안전하게 느끼고 있다. 가까운 들판에 있는 뜨거운 공기가 찬 풍선을 보게 된다. 당신이 그 들판에 다다르면, 나무 문을 보게 된다. 문으로 들어가서 풍선을 향해 걸어 간다.

이 들판에서는 당신은 오직 긍정적이고 행복한 생각만을 해야 한다. 당신의 모든 문제와 부정적인 생각들을 풍선 바구니로 넣어 비워야 한다. 이것을 마치고 나면, 당신의 문제를 안은 풍선은 멀리로 떠올라 보이지 않게 된다.

이제 당신은 들판의 다른 편을 쳐다보고, 담쟁이 덩굴 벽을 보게 된다. 그곳으로 걸어가서 손으로 덩굴을 치우고 안으로 걸어 들어간다. 이곳은 당신의 사적인 치유 공간이다. 방, 동굴, 해변 등 당신이 아름답고 고요하며 편안하다고 느끼는 어떤 것이라도 그릴 수 있다.

당신이 충분히 치유되었다고 느낄 때까지 그곳에 머문 다음, 담쟁이

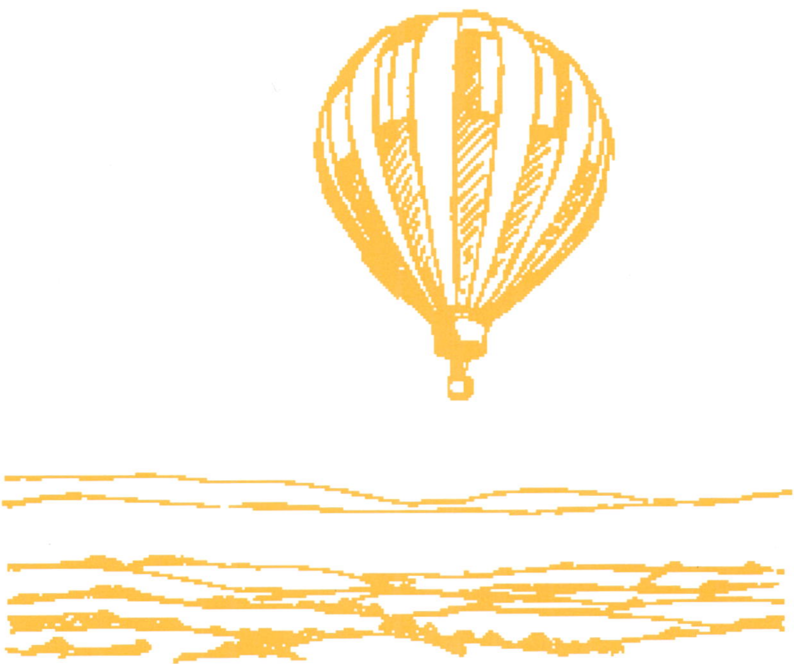

덩굴을 통해 밖으로 나와 들판을 통해 나온다. 나올 때 문을 꼭 닫는 것을 잊지 않고 시골길을 다시 걷는다.

이 마음 속에 그리기는 인디안 헤드 마사지를 하기 전에 당신 자신을 준비시키는데 좋은 방법이다.

자가 검진 질문

당신 자신에게 아래의 자가 검진 질문을 하시오.

1. 인디안 헤드 마사지는 얼마나 오랫동안 행해져 왔는가?
2. 인도 여성들이 서로 헤드 마사지를 해 주는 전통적인 이유는 무엇인가?
3. 인디안 헤드 마사지를 받는 10가지 장점을 서술하시오.
4. 스트레스를 받는 고객은 어떤 증상을 보이는가?
5. 스트레스 증상을 겪는 사람을 인디안 헤드 마사지가 어떻게 치료할 수 있는가?
6. 이완을 위한 올바른 호흡 방법은 무엇인가?

종이 한 장에 당신의 답을 적어 보시오. 이 책의 뒤에 모범 답안이 있다.

해부학과 생리학

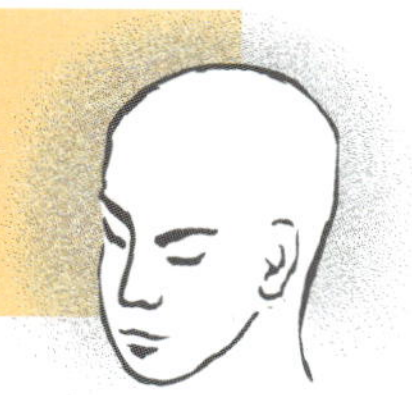

2

피 부

피부는 상당히 큰 기관으로서, 신체의 전체 표면을 보호하는 방수 덮개 역할을 한다. 눈꺼풀의 피부가 가장 얇고 발바닥은 가장 두껍다. 피부는 계속적으로 떨어져 나가고 스스로 재생된다. 이것은 표피, 진피 그리고 피하라고 불리는 층들로 구성된다.

표 피

피부에서 가장 위쪽 부분으로서 다섯 개의 층으로 구성되고 표피라고 알려져 있다.

① 각질층(stratum corneum)

표피의 맨 위층은 각질층이라고 불리며, 평평한 각질화된 세포가 겹쳐져 형성된다. 케라틴이란 핵을 가진 살아있는 세포에서 핵이 없는 죽은 세포로 갈 때 세포가 거치는 경화 과정(각질화)을 관장하는 단백질이다. 그러므로 각질화 과정을 거친 세포는 죽은 것이다.

각질화된 세포는 박테리아가 피부를 통해 침투하지 못하도록 하며 신체에 작은 손상을 주지 않도록 하는 보호 역할을 한다. 각질층의 세포는 계속적으로 마찰에 의해 문질러 떨어져 나가고 각질층 바로 밑의 층의 세포로 대체된다. 죽은 세포가 떨어져 나가는 것을 **박리**라고 한다.

비 고

집안 먼지의 약 80%가 피부의 죽은 세포로 구성된다.

② 투명층(stratum lucidum)

투명층은 각질층 바로 아래에 있으며, 핵이 없는 각질화된 죽은 세포로 이루어 진다. 이 세포들은 투명하여 햇빛이 더 깊은 층으로 통과할 수 있게 해준다. 이 층은 손가락 끝, 손바닥 그리고 발바닥에만 있다.

과제 2.1

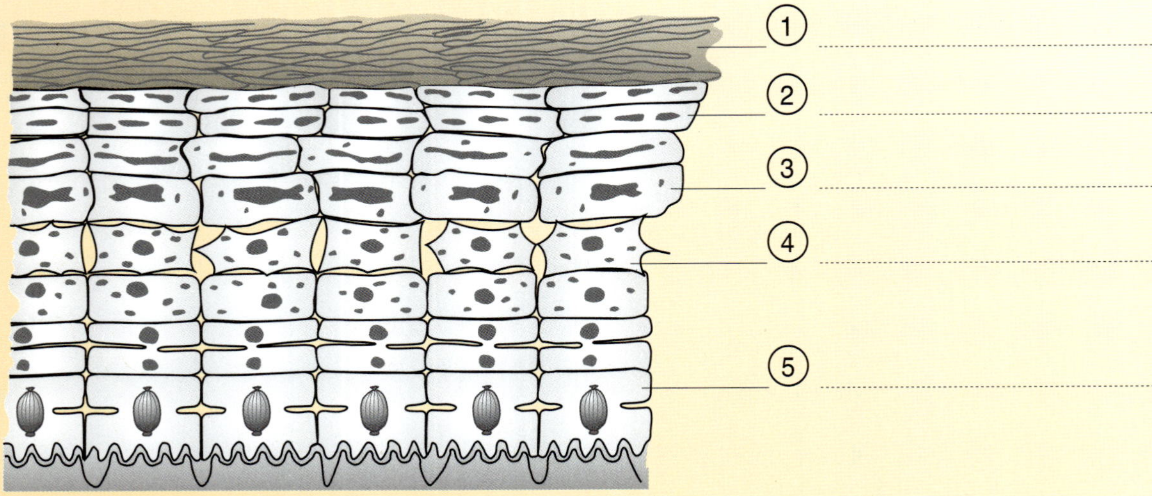

그림 2.1 표피

교재 12~14 페이지에 있는 숫자의 용어와 그림 2.1의 번호를 맞추어 이름을 적으시오.

③ 과립층(stratum granulosum)

과립층은 과립 모양을 한 세포들로 구성된다. 세포가 죽으면 **각화유리과립**이라고 불리는 미세한 과립으로 채워지고 각질화가 시작된다. 이 층은 살아있는 세포와 죽은 세포로 구성된다.

④ 가시 세포층(극세포층 stratum spinosum)

극세포층의 세포들은 살아 있다. 세포들은 팔 모양으로 생긴 가능 실로 서로 연결되어 있어, 가시투성이 같은 모양을 하게 된다.

⑤ 기저층(종자층 stratum germinatum)

기저층은 표피에서 가장 깊은 층이며, 진피와 직접 맞닿은 밑에 있다. 이 세포들은 살아 있고 핵을 가지고 있어서, 분화하여(유사분열) 새로운 세포를 만들어 낸다. 새로운 세포가 만들어 지면, 오래된 세포를 각질층에 도달할 때까지 피부 표면 쪽을 향해 위로 밀어낸다. 기저층에서 각질층까지 피부 세포가 올라가는데 3~6주가 걸린다.

비 고

표피층을 기억하는 것을 돕기 위해서, 아래와 같이 연상하시오.

	또는	
행복하고 — 각질층		진부한 — 각질층
영리한 — 투명층		루시의 — 투명층
소녀들이 — 과립층		할머니가 — 과립층
두드린다 — 가시 세포층		씹는다 — 가시 세포층
등을 — 기저층		껌을 — 종자층

피부 색소 형성

멜라닌 형성 세포는 기저층에서 나타나는데, 멜라닌 과립을 생성한다. 멜라닌은 피부에 색소(색상)를 형성하는데, 태양의 자외선에 의해 자극 받는다. 이것이 바로 일광욕 후에 피부가 태닝되는 이유이다. 그 기능은 피부의 더 깊은 층이 손상되지 않도록 보호하는 것이다.

기저층의 세포 10개 중 약 1개가 멜라닌 형성 세포이다. 모든 사람이 같은 양의 멜라닌 형성 세포를 가지고 있지만, 생성되는 멜라닌의 양은 서로 다르다. 이것이 피부 색의 깊이를 결정한다. 백인 피부보다 흑인 피부에서 멜라닌이 더 많이 생성되는데, 이것이 흑인 피부의 노화를 백인보다 더 느리게 하는 원인이다.

진 피

표피의 밑에 있는 것이 진피인데, 이것은 기저층으로 연결되어 있다. 진피는 두 개의 층으로 구성된다. 위 부분은 유두층이라 불리고 아래 부분은 그물층이라고 한다.

유두층에는 **모세혈관**이라는 작은 관이 있는데, 이것이 혈액과 림프를 운반한다. 또한 유두층에는 신경 종말도 있다. 이 층은 표피의 살아있는 층에 영양을 공급한다.

그물층에는 많은 연결 조직 섬유가 있다. 콜라겐은 피부를 강하게 하고, 엘라스틴은 피부에 탄성을 준다. 질긴 콜라겐 섬유는 물결치는 모양의 띠를 형성하고 있어서 피부가 어느 정도 이상 늘어나지 않게 제한하며, 탄성 섬유는 피부에 늘어난 후 모양을 회복하도록 한다.

진피에는 또한 신경, 체모의 모포, 피지선, 땀샘 그리고 입모근이 있다. 이들은 **부속기관**이라고 한다.

① **입모근**은 체모의 모포에 붙은 작은 근육이다. 우리가 추워할 때 이 근육들이 수축하여 체모를 곤두서게 하고 소름이 돋게 한다. 피부와 체모 사이에 공기가 잡혀서 체온에 의해 따뜻해지기 때문에 체온을 따뜻하게 유지하는데 도움을 준다.

신체에는 두 가지 유형의 땀샘이 있다: 에크린선과 아포크린선

과제 2.2

③ ....

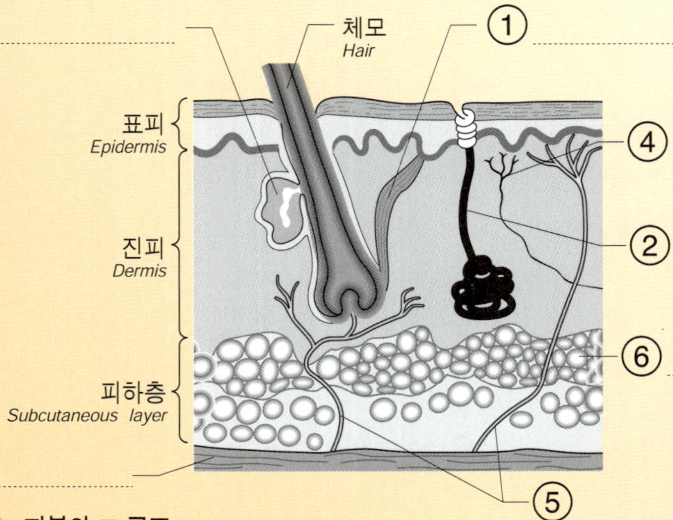

① ....

④ ....

② ....

⑥ ....

⑦ ....

⑤ ....

그림 2.2 **피부와 그 구조**

교재 15~17 페이지에 있는 숫자의 용어와 그림 2.2의 번호를 맞추어 이름을 적으시오.

② **에크린선**은 땀을 분비하고 신체의 모든 곳에서 발견된다. 한선관은 모공을 통해 피부의 표면으로 직접 열려있다. 흑인 피부는 백인 피부보다 더 크고 더 많은 한선관을 가지고 있다.

아포크린선은 겨드랑이와, 유두 그리고 서혜부 근처에서 발견된다. 이들은 우유빛의 물질을 분비한다. 아포크린선은 에크린선보다 더 크며 체모의 모포에 붙어 있다. 아포크린선은 호르몬에 의해 조절되면 사춘기에 활성화된다. 박테리아에 의해 아포크린선이 손상되면 몸에서 냄새가 난다. 페로몬이라는 물질이 이 우유빛 물질에 존재한다. 이 냄새는 개인 간에는 성적 매력을 발산하는 역할을 하며, 아기

비 고

땀샘을 기억하기 쉽도록 **모든 곳**으로 **E**(에크린선), 그리고 **겨드랑이**로 **A**(아포크린선)을 연상하시오.

에게는 엄마를 각인시킨다.

③ **피지선**은 작은 주머니 모양의 구조를 하고 있으며 피지라는 것을 분비한다. 피지는 지방 물질로서 피부에 자연적인 수분공급제이다. 피지선은 온 몸에 걸쳐 발견되지만, 특히 두피와 코, 이마 그리고 턱과 같은 얼굴 부위에 많다. 호르몬이 이 피지선을 조절하며, 나이가 들수록 피지분비가 감소하여, 피부는 건조하게 된다. 피지와 땀이 혼합되어 피부에 **산성막**을 형성한다. **산성막**은 피부의 pH지수(산/알칼리 수치)를 5.5~5.6으로 유지시킨다. 어떤 비누는 산성막에 영향을 미쳐 자극을 유발하고 피부를 마르게 한다.

감각 신경 종말과 운동 신경 종말 — ④ **감각 신경 종말**은 온 몸에 걸쳐 발견되지만, 특히 손가락 끝과 입술에 많다. 이들은 감각 신경을 통에 뇌에 메시지를 전달함으로써 우리가 고통, 접촉, 열 그리고 차가움의 느낌을 알 수 있게 한다.
뇌에서 나온 메시지는 **운동 신경**을 통해 전해진다. 운동 신경은 땀샘, 입모근 그리고 피지선을 자극하여 그 기능을 하도록 한다.

비 고

의사를 찾는 사람의 60% 이상이 스트레스와 관련된 문제를 갖고 있다.

⑤ **혈관** — 혈관내의 혈액은 피부에 산소와 영양을 공급한다. 이 살아있는 피부 세포는 이산화탄소와 같은 노폐물과 신진대사 노폐물을 생성한다. 이 노폐물들은 세포로부터 나와 혈류 속으로 들어가서 신체에서 제거된다.

피하층

피하층은 진피 밑에 위치하고 있다. 이것은 ⑥ **피하지방 조직(지방)**과 유문상 조직으로 구성된다. 피하지방 조직은 신체가 손상을 입지 않도록 도우며, 열 손실에 대한 절연층 역할을 하여 체온을 유지하는 것을 돕는다. 유문상 조직에는 탄성 섬유가 포함되어, 이 층을 탄력 있고 유연성 있게 만들어 준다. ⑦ **근육**은 피하층 밑에 있다.

비 고

'오늘만 화내지 말자, 오늘만 걱정하지 말자' — 이 두 가지가 레이키 원리이다.

피부의 기능

감 각

피부에는 뇌에 메시지를 전달하는 감각신경 종말이 있다. 이 신경들

과제 2.3

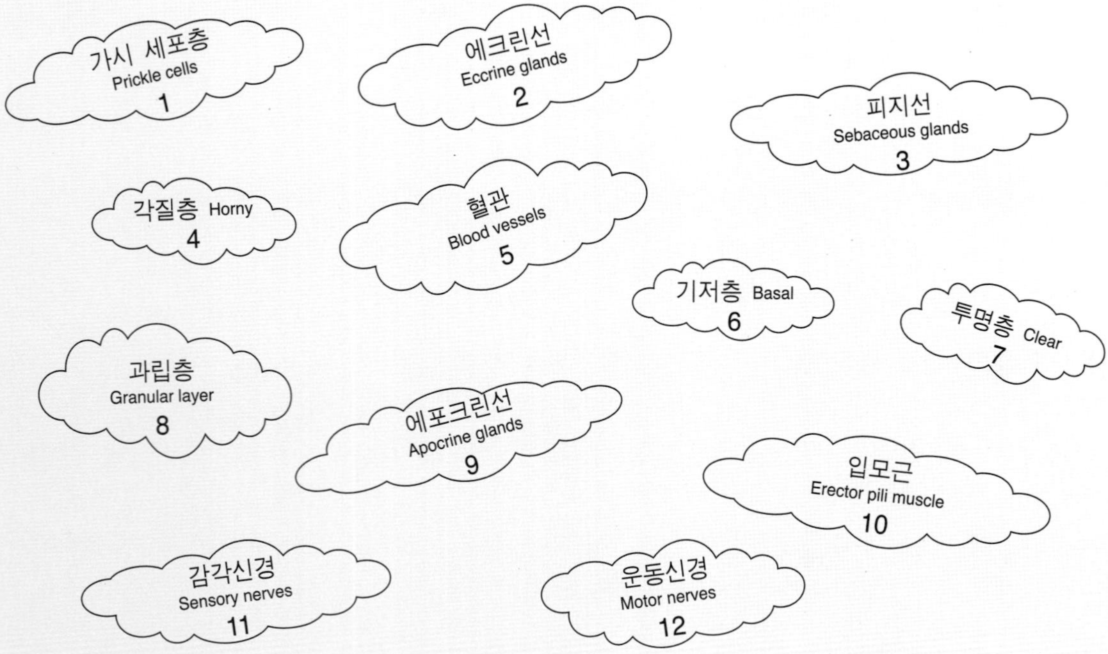

가시 세포층
Prickle cells
1
에크린선
Eccrine glands
2
피지선
Sebaceous glands
3
각질층 Horny
4
혈관
Blood vessels
5
기저층 Basal
6
투명층 Clear
7
과립층
Granular layer
8
에포크린선
Apocrine glands
9
입모근
Erector pili muscle
10
감각신경
Sensory nerves
11
운동신경
Motor nerves
12

위의 숫자 내용과 아래의 문장을 연결하시오.

- 각질화 과정이 여기에서 일어난다.
- 이 층의 죽은 세포는 마찰에 의해 떨어져 나간다.
- 이것이 수축되면 체모가 곤두선다.
- 손바닥과 발바닥에서 발견되는 층이다.
- 고통, 열 그리고 추위에 대한 메시지를 뇌에 보낸다.
- 표피에서 가장 깊은 층이며 진피와 닿아 있다.
- 몸 전체에서 발견되며 땀을 분비한다.
- 땀샘과 피지선을 자극하여 그 기능을 수행하게 한다.
- 피지라고 불리는 보습 물질을 분비한다.
- 가시 모양의 살아있는 세포
- 우유 빛의 물질을 내며 겨드랑이와 서혜부 주위에서 발견된다.
- 피부에 꼭 필요한 산소와 영양분을 공급한다.

은 접촉, 압력, 고통, 추위 그리고 열에 반응하여 우리가 그들을 느끼고 그 모양을 알게 한다.

열 조절

신체가 섭씨 36.8℃의 내부 체온을 유지하는 것은 중요하다. 피부는 다음과 같은 작용을 통해서 체온을 유지한다.

- **혈관수축** — 신체가 차가워지면 이 현상이 일어난다. 혈관이 수축하면 모세혈관의 혈류가 감소한다. 그러므로 피부 표면의 열 손실이 감소한다.
- **혈관확장** — 신체가 너무 뜨거워지면 이 현상이 일어난다. 모세혈관이 확장하면 혈류가 증가한다. 이로 인하여 열이 신체에서 발산되어 열을 잃게 된다.
- **소름** — 우리가 추위를 느끼면 입모근이 수축하여 체모가 곤두서게 되고, 이것은 따뜻한 공기층이 신체 가까이에 머물도록 한다. 이것은 아마도 대체로 체모가 더 많았던 우리의 조상에게 더 많이 활용되었을 것이다.
- **떨림** — 우리가 추위를 느낄 때 몸을 떨게 되면 근육 수축이 체내에 열을 발생시켜 몸을 따뜻하게 한다.
- **땀** — 더운 환경에서는 땀 생성율이 증가한다. 에크린선이 땀을 피부 표면 위로 분비하여 물이 피부로부터 증발하면서 열이 내려가도록 한다.

흡 수

피부는 대체로 방수성이 있어서, 피부로 흡수하는 것은 아주 적은 양이지만, 어떤 물질은 기저층을 통과할 수 있다. 에센셜 오일은 체모의 모포를 통해 혈류 속으로 통과할 수 있다. 호르몬 대체 치료와 같은 특정 약물 치료는 피부에 붙인 패치를 통해 흡수될 수 있다. 태양으로부터의 자외선은 기저층을 통하여 투과할 수 있다.

보 호

피부는 유해한 박테리아를 차단하여 신체를 보호하며 모든 신체 내부 기관을 덮어 감싼다. 또한 자외선과 같은 유해한 성분으로부터 심층의 구조를 보호한다. 피부의 다른 기능 또한 신체를 보호하는데 도움을

비 고

피부의 기능을 쉽게 기억하려면 SHAPES VD라는 단어를 기억한다.

S — 감각
H — 열 조절
A — 흡수
P — 보호
E — 배설
S — 분비
VD — 비타민 D 형성

준다.

배 설

에크린선은 피부 표면 위로 땀을 배설한다. 땀은 99.4%의 물과 0.4%의 독소 그리고 0.2%의 소금으로 구성된다.

분 비

피지는 피지선으로부터 피부 표면 위로 분비되는 지방 물질이다. 이것은 피부를 유연하게 하고 방수기능을 갖게 한다.

비타민 D

태양으로부터의 자외선은 피부 층을 투과하여 피부내의 에르고스테롤이라는 화학물질을 활성화시켜, 비타민 D로 변하게 한다. 비타민 D는 건강한 뼈를 위해 필수적이며, 비타민 D가 결핍되면 구루병을 야기하여 뼈가 기형이 된다.

피부 마사지의 효과

비 고

손바닥과 발바닥에는 피지선이 없다.

- 순환이 개선되어 신선한 혈액이 영양을 피지선에 공급한다. ; 그러므로 피지 생성이 증가한다. 피지가 많아지면 피부가 부드럽고 유연해진다.
- 땀샘이 더욱 활성화되어 더 많은 땀이 배설된다. 소변과 기타 노폐물 같은 독소가 이러한 방법으로 신체에서 제거된다.
- 마사지는 맨 위 층의 죽은 피부 세포를 떨어져 나가게 하여(박리), 피부 상태를 개선하여 건강한 윤기를 공급한다.
- 감각 신경 종말은, 사용되는 마사지 움직임에 따라 진정될 수도 있고 또는 자극될 수도 있다.
- 마사지와 에센셜 오일이 함께 사용되면, 피부의 건강과 외양이 훨씬 개선된다.

피부 노화

사람은 20대 초반에 피부가 가장 좋다. 20대 후반이나 30대 초반에

과제 2.4

다음 문장의 빈 칸을 채우시오.

- _______ 신경 종말은 접촉, 압력 그리고 고통에 반응한다. 이것은 정보를 뇌에 전달한다.
- 체온이 ______ 로 유지되는 것이 중요하다.
- 피부에서 열 손실을 줄이기 위해서, 혈관이 ______ 된다. 이것은 혈관수축으로 알려져 있다.
- 신체가 너무 뜨거워지면, 모세혈관이 확장되어 열이 달아난다. 이것은 ______ 이라고 알려져 있다.
- 소름은 _____ 근육의 수축에 의해 야기된다.
- 떨림은 근육을 수축시켜 신체를 ______ 하는 것을 돕는다.
- 땀을 흘리면 땀이 증발하면서 열이 손실되기 때문에 신체가 _____ 하는 것을 돕게 된다.
- 피부는 특정 물질을 흡수하게 되는데, 다음과 같은 것이 포함된다.
- _____, _____ 그리고 ______.
- 땀은 물, __ 그리고 _____으로 구성된다.
- ____ 라고 불리는 지방 물질은 피부의 표면 위로 분비된다.
- 비타민 __ 의 생성은 자외선이 피부를 통해 침투하여 자극된다.

가는 선들이 피부 표면, 특히 피부가 더 얇은 눈가에 나타난다.

40대 이후에는 신체의 호르몬 활동이 둔화되어 피지선이 점점 더 작은 양의 피지를 생성하고 피부는 점차 건조해 진다. 선과 주름이 표면에 나타난다. 주름의 원인은 연결 조직의 콜라겐과 엘라스틴 섬유의 변화에 있다. 진피 내의 콜라겐 섬유 수가 줄어들기 시작하고, 뻔뻔해지면서 갈라지기 시작한다. 엘라스틴 섬유는 탄성을 다소 잃게 되어 파괴되어, 피부가 당겨졌다가 당김이 멈추었을 때 즉각적으로 원래 상태로 돌아오지 않는다. 정기적으로 자외선에 노출되거나 흡연을 하는 사람에게는 피부 탄력의 손실이 상당히 가속화된다. 계속적인 얼굴의 표정은 눈 가에 까마귀의 발(눈가 주름)을 유발시킨다.

50대 후반에는 일부 멜라닌 형성 세포의 크기가 증가하여 노인반(간반)이라 불리는 갈색 점의 피부 색소 침착이 나타날 수 있다. 간반은 보통 얼굴의 관자놀이 주변과 손등에 나타난다. 피부로의 혈류가 감소하고 기저층에서의 세포 유사분열 비율이 둔화된다. 그러므로, 각질층은 더 얇아지고 피부는 더 상처받기 쉬워진다. 확장된 모세혈관이 나타나는데, 특히 뺨과 코에 많이 나타난다.

피지선이 크기가 줄어들어 피부를 건조하고 금이 가게 한다. 땀샘은 덜 활성화되고 피하지방의 손실이 나타날 수 있다. 체모의 성장이 둔화되고, 제 기능을 하는 멜라닌 형성 세포의 수가 줄어들어 회색 머리가 나타난다. 나이가 많은 사람의 피부는 잘 치유되지 않고, 더 감염되기 쉬어서 피부암도 생기기 쉽다.

과제 2.5

나이가 들수록 피부에 발생하는 변화를 다섯 가지 열거하시오.

1. ____________________
2. ____________________
   ____
3. ____________________
4. ____________________
5. ____________________
   ____

피부 상태에 영향을 미치는 요소들

피부의 노화는 자연적으로 일어날 수도 있고, 그렇지 않으면 다음과 같은 다양한 요소에 의해 노화가 빨라질 수도 있다. 유전, 환경(어떤 날씨에도 외부에서 일하는 것은 노화를 촉진시킬 수 있다), 부적절한 식단, 흡연 또는 건강이 좋지 못할 때(27페이지의 그림 2.3을 보시오)

식단

건강한 피부를 위한 영양적으로 가장 추천할 만한 것은 균형이 잘 잡힌 식단이다. 서구의 식단은 일반적으로 건강한 피부에 필요한 필수 비타민과 미네랄을 함유하고 있다. 여기에는 비타민 A, B3(니아신), C가 포함된다. 비타민 A는 피부내의 각질화율을 조절하는데, 이 비타민이 결핍되면 건조한 피부가 된다. 식단에 비타민 B3가 부족하면, 펠라그라라는 질병이 발생할 수 있다. 이 증상 중의 하나는 피부병이다. 비타민 C는 콜라겐을 생성하기 위해서 신체에 필요하며, 이 비타민이 부족해도 피부병이 생길 수 있다.

알코올은 적정량을 사용하면 피부에 무해하지만, 많은 양을 사용하면 혈관을 확장시키고, 오래 사용하면 모세혈관 벽을 약화시켜 파괴하여 붉어지게 한다. 이것은 종종 얼굴에 나타난다. 알코올을 피부 조직으로부터 수분을 빼앗고 건강한 피부에 필요한 비타민 B와 C를 신체에서 빠져나가게 하여 피부를 탈수시킨다.

카페인은 차, 커피 그리고 몇몇 탄산음료에 들어있다. 적정량을 섭취하는 것은 무해하지만, 과량을 사용하면 신체의 비타민과 무기질 흡수를 방해하여 건강하지 못한 피부를 만든다.

햇볕

자외선은 피부의 진피를 통과하여 손상시킨다. 탈수를 일으키고 콜라겐과 엘라스틴 섬유의 구조를 간섭하기도 한다. 피부는 강도와 탄성을 잃어, 심각한 주름이 생기고 피부가 늘어지는데, 특히 햇볕에서 많은 시간을 보내는 사람에게 두드러진다.

> **비 고**
>
> 피부 주름의 80% 이상은 햇볕에 노출되기 때문이다.

흡연

니코틴은 혈관을 수축시키기 때문에 흡연은 세포 호흡을 방해하고 혈액 순환을 둔화시킨다. 흡연은 영양이 피부 세포까지 도달하지 못하는 것을 어렵게 하고 노폐물이 제기되는 것도 어렵게 한다. 담배를 피우면 비타민 C를 파괴하는 화학성분이 발산된다. 이것은 콜라겐의 생성을 방해하여 피부 노화를 촉진시키기도 한다. 장기간 흡연을 한 사람은 같은 나이의 비흡연자에 비해 10년 가량 더 늙어 보인다.

약물복용

어떤 경구용 약은 피부 탈수, 체액 정체, 또는 조직의 부풀어 오름을 야기한다—스테로이드가 그 한 예이다. 하이드로코티존 크림은 외부에 작용하여, 건선과 피부병과 같은 피부 상태를 치료하는 데 사용된다. 이 크림은 단 기간 그리고 적은 양으로 사용되어야 한다. 그렇지 않으면, 피부가 얇아질 수 있다.

항생제를 복용하면 일시적으로 피부가 건조해 지는데, 이것은 복용을 중지하면 회복된다.

피임약을 복용하면 갈색반으로 알려진 피부 상태를 유발할 수 있다. 피부에 색소가 증가된 부위가 나타나는데 일반적으로 얼굴에 많이 나타난다.

환경

표피의 수분 함량은 건조한 환경을 만드는 중앙 난방과 같은 요소에 의해 영향 받을 수 있다. 이것은 표피에서 수분을 빼앗아가며 탈수를 일으킬 수 있다.

산업과 자동차 매연 등의 공기 오염은 피부에 해로우며 탈수를 일으킬 수 있다.

사람이 추운 환경과 따뜻한 환경에 교대로 있게 되면, 모세혈관이 그 특정 온도에 적응하기 위해서 수축되고 확장된다. 모세혈관 벽은 약해지면, 이것은 실 핏줄이라고 하는 영원히 확장된 모세혈관을 만든다. 이것은 일반적으로 뺨과 코에 나타난다. 모세혈관 확장에는 다른 많은 이유들이 있다.

피부 유형

피부 유형은 사람마다 다르면, 정상, 건성, 지성, 복합성, 민감성, 탈수된 또는 성숙한 피부로 나뉜다. 에센셜 오일은 각 피부 유형에 알맞게 선택될 수 있다.

정상 피부

이러한 피부는 건강하고, 깨끗하며 신선해 보인다. 아직 외부적 요소와 노화의 영향을 받지 않은 어린이들에게서 많이 볼 수 있는 피부 상태인데, 사춘기에 호르몬 활동이 증가하여 피부가 번들거릴 수 있다. 정상 피부 유형은 지성도 아니고 건성도 아니어서, 섬세하고 고른 피부 결을 가지고 있다. 모공은 작고 피부 탄력이 좋기 때문에, 만졌을 때 부드럽고 단단하게 느껴진다. 일반적으로 점이 없고 결점이 없다.

건성 피부

이러한 피부는 얇고 섬세하여, 확장된 모세혈관은 뺨과 코 주위에 나타날 수 있다. 피지가 적게 생성되고 수분이 부족하기 때문에 피부는 건조하게 느껴지고 보일 수 있다. 이런 피부는 세안 후에 당길 수도 있고, 건조한 각질이 나타날 수 있다. 점이나 면포(블랙헤드) 그리고 눈에 보이는 확장된 모공도 없다. 주름이 쉽게 생길 수 있는데, 특히 눈가와 입, 목 주위가 그러하다.

지성 피부

이 피부는 피지의 과잉 생성 때문에 번들거리고 둔해 보이며, 색은

과제 2.6

다음 문장의 빈 칸을 채우시오.

- 비타민 ___ 은 콜라겐을 생성하기 위해 신체에 필요하다.
- 과다한 알코올 섭취는 ____ 벽을 약화시킬 수 있다.
- 자외선은 피부의 ___ 를 야기시키며, ______과 ____ 섬유의 구조를 손상시킬 수 있다.
- 흡연은 비타민 __ 를 파괴하는 화학 물질을 발생시킬 수 있다.
- 장기간에 걸친 흡연자는 비흡연자보다 노화가 ____ 되는 경향이 더 많다.
- 하이드로코티존 크림을 장기적으로 사용하면 피부의 ____을 유발한다.
- 항생제를 복용하는 동안 피부는 ____ 될 수 있다.
- 중앙 난방과 공기 오염은 피부를 __________ 되게 할 수 있다.
- 피부가 추운 환경과 더운 환경을 번갈아 가면, 모세혈관이 손상되어 영구적으로 _________ 라고 불리는 확장된 혈관을 갖게 된다.

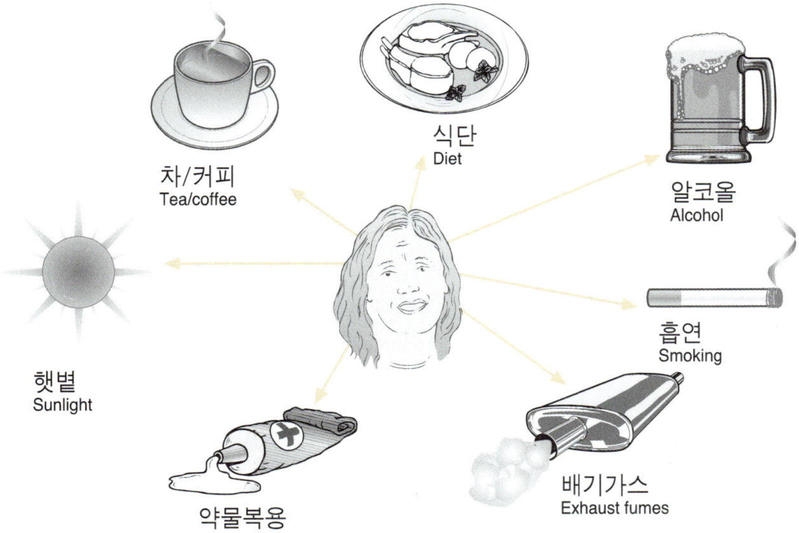

그림 2.3 **피부에 영향을 주는 요소들**

약간 노랗게(창백하게) 보인다. 지성 피부는 거칠고, 두꺼우며 기름기가 느껴진다. 커진 모공이 눈에 보인다. 이것은 피지가 과잉 생성되고 축적되었기 때문이다. 넓어진 모공을 통해 박테리아가 침입할 수 있어서, 점이 되거나 감염을 일으킬 수 있다. 막힌 모공은 종종 면포 (블랙헤드)가 되기도 한다. 지성 피부는 노화가 느리게 진행되는 경향이 있다. 이것은 기름기가 자외선을 약간 흡수하여 그 손상을 막을 수 있기 때문이다. 피지는 또한 피부에 보습효과가 있으며 건조해 지는 것을 막기도 한다.

복합성 피부

이 유형의 피부에는 건조한 부위, 정상 부위 그리고 기름진 부위가 공존한다. 일반적으로 이마, 코 그리고 턱은 기름지고, 이를 T-존이라고 부른다. 눈과 뺨 주위는 일반적으로 건조하고 민감하다.

민감성 피부

이 피부는 건조하고 투명한 경우가 많으며 만지면 붉어진다. 확장된 모세혈관이 존재할 수 있고, 특히 뺨에 많아서, 얼굴을 흥분되고 붉어 보이게 하여 쿠퍼로즈 피부라고 알려져 있다. 민감성 피부의 원인 중 하나는 유전이다. 민감한 피부는 특정 물질에 의해 쉽게 자극 받을 수 있어서, 피부 관리 제품을 선택할 때 주의해야 한다. 하얀 피부가 어떤 제품에 민감하다면 피부가 붉어지지만, 검은 피부에는 더 어두워 진다.

탈수된 피부

이 피부에는 수분이 부족하여 탈수된다. 그 원인에는 병, 약물, 일광에 심한 노출, 다이어트, 그리고 냉방된 사무실과 같은 습도가 낮은 건조한 환경에서의 작업 등이 있다. 피지는 수분이 피부에서 증발하는 것을 막기 때문에 피지 생성이 부족하면 수분이 피부에서 빠져나간다. 피부는 건조하고 당기게 느껴지고 또 그렇게 보인다. 피부에는 각질과 가는 선이 존재할 수 있다. 이 피부에는 확장된 혈관도 많다.

성숙한 피부

이 피부에는 피지선과 땀샘이 덜 활성화되어 있기 때문에 피부가 건조하다. 피부가 얇고 주름이 존재하게 된다. 주로 코와 뺨 주위에 확장된 모세혈관이 있다. 피하지방과 지지 조직이 더 얇아지기 때문에 뼈의 구조가 더 두드러져 보인다. 근육의 강도가 좋지 않아서 얼굴 형태가 늘어져 보인다. 혈액 순환이 좋지 않아 노폐물이 덜 발리 제거되어, 피부가 부어 보이며 색은 창백해 보인다. 건반도 얼굴과 손에 나타날 수 있다. 이러한 피부의 원인은 노화와 호르몬 활동의 변화이다.

피부 질환 및 장애

피부 질환 및 장애는 박테리아 감염, 바이러스 감염, 곰팡이 감염, 기생충 침입, 알러지 그리고 비 전염성 이상으로 분류된다. 버짐과 무좀과 같은 몇몇 감염은 감염된 사람과의 직접 접촉에 의해 생길 수 있다. 감염은 타월, 동전, 문 손잡이, 그릇과 같이 오염된 물체를 통한 간접 접촉에 의해서도 생길 수 있는데, 이것은 박테리아와 같은 세균이 그 물체에 저장되기 때문이다.

박테리아 감염

박테리아는 단 세포 유기체로서 매우 빠르게 증식할 수 있다. 박테리아는 신체의 외부에서도 살 수 있기 때문에, 직접 접촉이나 오염된 물체를 통해 간접 접촉을 하더라도 쉽게 감염된다.

박테리아에는 병원성(유해함)과 비병원성(무해함) 의 두 가지 유형이 있다. 감염은 병원성 박테리아가 손상된 피부나 체모의 모포를 통해 피부에 들어 왔을 때 발생한다. 아래 나열된 것들이 가장 일반적인 것이다. 그러나, '~염, ~증' 이라는 것이 단순히 염증을 의미하는 것이라는 것을 알아야 한다. 예를 들면 결막염의 모든 유형이 감염되지는 않는다는 것이다. 알러지성 결막염은 단순히 건초열의 일종이다.

종기

종기는 체모의 모포가 감염되는 것인데, 작고 붉은 덩어리로 시작해서 고름이 들어 있는 아픈 농포가 된다. 이것은 피부 조직 속으로 깊이 확장된다. 일단 머리가 형성되어 고름이 짜지면, 그 공간이 남고 피부의 흉터는 종기가 치료된 후까지 남기도 한다. 전반적인 건강이 좋지 않고 부적절한 식단이 종기가 발생할 수 있는 기회를 증가시키는 요인이다. 종기를 앓게 되면 항생제로 치료한다. 종기는 감염성이 있기 때문에 마사지 할 때 그 부위는 피해야 한다. 종기가 윗입술이나 코에 났다면 의사에게 보여야 하며, 눈이나 뇌 가까운 곳에 났을 때에는 위험할 수도 있다. 등창은 여러 개의 모포가 포함된 종기이다.

맥립종

맥립종은 눈꺼풀의 가장자리에 난 작은 종기이며 속눈썹의 모포에 감염이 발생한 것이 그 원인이다. 그 부위는 염증이 나서 부어 오르게 되어, 고름이 생길 수도 있다. 맥립종은 전염성이 있으며 일반적으로 건

과제 2.7

각 피부 유형의 특징을 아래 표에 기술하시오.

피부 유형	간단한 설명
정상 피부	
건성 피부	
지성 피부	
복합성 피부	
민감성 피부	
탈수된 피부	
성숙한 피부	

강이 안 좋거나 부적절한 식단으로 생활하는 사람에게 나타난다.

결막염

이것은 눈을 덮고 있는 막인 결막에 염증이 생기는 것이다. 안쪽 눈꺼풀과 안구가 붉어지고 염증이 생긴다. 이것의 원인은 티끌이나 먼지가 눈으로 들어간 후에 눈을 비벼서 악화된 후에 박테리아 감염이 되는 것이다. 고름이 존재하는 경우도 있어서 그 부위에서 새어 나오기도 한다. 결막염은 감염성이 있기 때문에 오염된 타월이나 티슈를 사용하면 상호 감염될 수 있다.

농가진

이 감염은 박테리아가 자상, 입술 헤르페스 또는 다른 손상된 피부를 침투할 때 시작된다. 이것은 금색/노란 색의 딱지를 형성하는 물집이 스며 나오는 것처럼 보일 수 있다. 딱지 부근은 염증이 생겨서 붉어진다. 농가진은 매우 전염성이 높아서 피부 표면으로 급속히 확산된다. 일반적으로 어린이 간에 잘 발병하고 이의 침투가 손으로 전해져서 발병하는 경우도 있다. 이러한 상태가 의심되는 사람은 의사를 찾아가서 항생제 치료를 받아야 한다.

모낭염

이것은 체모의 모포와 피지선에 대한 박테리아 감염이다. 감염된 부위는 일반적으로 붉어지면서 염증이 생긴다. 이것은 전염성이 있어서 마사지 중에는 그 부위를 피해야 한다.

바이러스 감염

크기는 매우 작지만, 바이러스는 인간 질병의 아주 많은 부분에 대한 원인이다. 바이러스는 단백질 막으로 덮힌 RNA나 DNA 입자이다. 체내의 세포는 바이러스가 침투하면 파괴된다. 바이러스는 살아서 번식하기 위한 살아있는 세포를 필요로 한다 — 자신의 숙주 밖에서는 살 수 없다. 많은 바이러스들이 신경 경로를 따라 기생하기 때문에 대상포진과 같은 많은 바이러스성 감염이 고통을 수반하게 된다. 바이러스는 직간접적 접촉에 의해 전해질 수 있다.

입술 헤르페스

입술 헤르페스는 단순 포진 바이러스에 의해 야기된 일반적인 피부 감염이다. 이것은 보통 초기 유년기에 거치게 된고, 입술 헤르페스를 앓고 있는 사람과의 키스 후에도 감염될 수 있다. 바이러스는 피부를 통해 침투하여 신경을 타고 움직이며 신경 접합부에서 휴지 상태로 있게 된다. 바이러스가 자극을 받으면 신경을 타고 다시 내려가 입술 헤르페스를 형성한다. 이것은 피부에 홍반(붉어짐)으로 시작하여 물집이 잡히고 딱지를 형성하는데, 일반적으로 입술 주위에 발생한다. 또한 강한 햇빛에 노출되거나, 월경 또는 감기와 독감에 동반하여 발생할 수도 있다. 입술 헤르페스는 감염이 매우 잘 되기 때문에 마사지 중에는 그 부위를 피하도록 한다.

과제 2.8

아래 표를 채우시오.

	간단한 설명	감염되는가?
종기		
맥립종		
결막염		
농가진		
모낭염		

대상포진

대상포진은 수두를 일으키기도 하는 대상포진 바이러스에 의해 발병한다. 이것은 특정 피부 부위를 관장하는 신경에 감염이 일어나는 것으로 중장년층에 더 많이 나타난다. 감염이 되면 그 부위가 붉어지고 염증이 생긴다. 근질거리며 물집(체액 주머니)이 신경 경로를 따라 발전한다. 열이 나고 혼수 상태가 될 수도 있다. 고통을 수반하며 수 개월간 지속될 수도 있다. 대상포진은 감염성 이어서 마사지를 하지 않아야 한다.

사마귀

사마귀는 피부의 가시 세포 층의 세포에 바이러스가 감염된 것이다. 세포는 급속히 감염 부위에서 분화되어 불규칙한 성장을 함으로써 피부 표면 위로 나오게 된다. 사마귀는 과잉 각질화가 발생하고 성장 부위가 단단해져 형성된다. 사마귀는 주로 손에 나타나며, 일반적으로 2~3년 안에 스스로 사라진다.

족저 사마귀는 베루카스 또는 베루카 라고도 알려져 있는데, 발바닥에 나타나는 사마귀이며 안쪽으로 자라난다. 족저 사마귀는 고통을 수반하며, 검은 점과 작은 출혈 지점을 포함함에 따라 못에서 굳은 살까지 다양하다. 스스로 사라지는 경우도 있기는 하지만, 의학적으로 제거되어야 한다. 사마귀와 족저 사마귀는 감염되기 때문에 만져서는 안된다.

과제 2.9

아래 표를 채우시오.

	간단한 설명	감염되는가?
입술 헤르페스		
대상포진		
사마귀		

곰팡이 균 감염

곰팡이는 현미경으로만 볼 수 있는 식물로서, 그 포자는 세포 분화 과정에 의해서 재생산 된다. 곰팡이 균 감염이 손발톱과 피부와 같이 각질화된, 죽은 조직에 영향을 주는 경우도 있다.

비 고

무좀은 발에 영향을 주는 곰팡이 균 감염이다.

버짐(조갑 백선)

버짐은 벌레가 아니고 곰팡이 균에 의한 감염이고, 때로는 동물을 만져서 감염되기도 한다. 피부의 기저층에 영향을 주며, 붉은 비늘 모양의 둥근 반점처럼 보이며 밖으로 번져나간다. 반점의 중앙은 링 모양을 형성하면서 치유된다. 일반적으로 사람의 몸통, 팔 다리, 그리고 얼굴에 나타난다. 버짐은 감염성이 높기 때문에 마사지를 할 수 없으며, 고객은 의사와 상담해야 한다.

두부 백선

두부 백선은 표피를 감염시켜 회색의 비늘 덮인 듯한 부위를 형성한다. 체모도 손상된다. 감염성이 있기 때문에 감염된 부위에 마사지를 하지 않도록 해야 한다.

수발 백선

감염된 부위에 비늘로 덮인 듯한 반점이 나타나며 체모가 부분적으로 손실될 수도 있다. 자주는 아니지만 감염이 되기 때문에 감염 부위의 마사지는 피해야 한다.

기생충 침입

동물 기생충은 인간 피부의 장애를 야기할 수도 있다.

옴

옴 진드기는 피부의 각질층에 구멍을 내고 들어가 그 안에 알을 낳는다. 이것은 대부분의 신체 부위에 영향을 줄 수 있는데, 보통은 손가락 사이의 물갈퀴 부분과 팔꿈치의 갈라진 부분에 나타난다. 발병 전에

과제 2.10

아래 표를 채우시오.

	간단한 설명	감염되는가?
버짐(조갑 백선)		
두부 백선		
수발 백선		

4~6 주의 잠복기가 있다. 옴 진드기는 알을 줄지어 낳고 피부에 배설하여 회색의 굴곡 있는 선처럼 보이게 한다. 증상은 매우 가렵고 감염성이 높다. 마시지를 해서는 안 되며 고객은 의사와 상담해야 한다.

머리의 이

이 기생충은 체모, 특히 투명층에 살며, 숙주의 혈액을 빨아먹고 산다. 암컷은 매일 300개의 알을 낳아 두피에 가까운 체모에 붙인다. 증상은 가렵기 때문에 긁기만 해도 감염될 수 있다. 매우 감염성이 높으므로 마사지는 해서는 안된다.

색소 이상

갈색반

이것은 주로 얼굴에 나타나는데, 피부에 색소가 증가되어 반점 모양으로 보이는 것이다. 원인은 햇볕화상, 임신 그리고 피임약 일 수 있다. 갈색반은 감염 되지 않기 때문에 마사지를 할 수 있다.

과제 2.11

아래 표를 채우시오.

	간단한 설명	감염되는가?
옴		
머리의 이		

백반증

백반증은 그 부위의 색소가 완전히 손실되는 것이다. 감염된 부위는 색소를 잃거나 원래 없었던 것이다. 밝은 반점의 피부는 햇빛에 매우 민감하기 때문에 화상을 입기 쉽다. 백반증의 원인은 알려져 있지 않다. 백반증은 감염 되지 않기 때문에 마사지를 할 수 있다.

비 고

백반증의 피부 상태는 루커더마라고 불린다.

> **비 고**
>
> 검은 점은 색소가 침착된 작은 점이거나 피부 위로 올라온 표시이며, 털이 있는 경우도 있다.

백피증

이 상태의 피부는 멜라닌 색소를 생성할 수 없다. 피부, 체모 그리고 눈 모두 색이 부족하다. 백피증은 감염 되지 않기 때문에 마사지를 할 수 있다.

주근깨

주근깨는 피부 부위가 작게 색소 침착된 것을 말한다. 햇빛의 자외선은 멜라닌 생성 과정을 자극하여 주근깨를 더 어둡게 하거나 새로운 주근깨를 만들어 낸다. 주근깨는 감염 되지 않기 때문에 마사지를 할 수 있다.

기미

기미도 간반으로 알려져 있다. 주근깨보다 크기는 하지만, 단순히 색소 침착된 피부 영역으로서, 자외선에 노출되어도 어두워지지 않는다. 일반적으로 약간 올라와 있으며 색은 갈색을 띠며 얼굴과 손에 많이 나타난다. 감염 되지 않기 때문에 마사지를 할 수 있다.

모반

모반이란 선천적인 것으로 얼굴이나 목에 종종 나타난다. 크기가 다양하고 일반적으로 색은 자주 빛이 도는 분홍색이다. 감염 되지 않기 때문에 감염된 부위에 마사지를 할 수 있다.

포도주색 반점

이것은 넓은 부위의 확장된 모세혈관으로서, 일반적으로 붉은 색을 띤다. 대부분은 머리에 발생하고 목과 얼굴에 발생하는 경우도 간혹 있다. 감염 되지 않기 때문에 감염된 부위에 마사지를 할 수 있다.

피부 알러지

알러지

알러지란 외부 물질(알레르기 항원)에 대한 신체 면역 체계의 비정상적 반응이다. 보통 대부분의 사람에게 무해한 일반적인 물질에 대해 어떤 사람들은 알레르기 반응을 일으킬 수 있다. 피부를 자극하면 세포가 히스타민을 발산하도록 하여, 피부가 따뜻해 지고 붉어지며 부풀어 오르게 된다.

민감성 피부를 가진 사람은 알러지 테스트를 하는 것이 좋다. 그렇지

과제 2.12

아래 표를 채우시오.

	간단한 설명	감염되는가?
갈색반		
백반증		
백피증		
주근깨		
기미		
모반		
포도주색 반점		

않으면 에센셜 오일이나 캐리어 오일에 대해 알러지 반응을 할 수도 있다. 당신이 만약 견과류에서 추출된 밀맥아나 캐리어 오일을 사용하고자 한다면, 고객이 밀이나 견과류에 대한 알러지가 없음을 확인해야 한다. 알러지로 인해 자극 받은 피부는 감염성은 없지만, 영향을 받은 부위에 마사지를 하지 않는 것이 낫다.

두드러기(발진)

두드러기란 네틀 래쉬 또는 발진이라고 불리는 알러지 피부 상태이다. 붉은 발진이 발전하면 매우 가려운데, 수분 또는 몇 시간에 걸쳐 점차 완전히 사라진다. 발진의 원인은 매우 많다 : 특정 식품이나 약과 같은 물질에 대한 알러지 반응으로 일어날 수도 있다. 열, 추위, 햇빛, 옴, 곤충이 문 자국 그리고 식물과의 접촉도 그 원인이 된다. 감염성은 없지만, 영향을 받은 부위에 마사지를 하지 않는 것이 낫다.

피부병

피부병은 외부 물질에 접촉하여 발생하는 피부 염증이다. 일반적인 자극원은 세제와 염료이지만, 나일론, 울 그리고 향수 속의 화학약품과 같은 물질도 피부병을 야기하는 알러지 반응을 일으킬 수 있다. 시계줄, 귀걸이 그리고 브라의 고리에 있는 니켈과 같은 특정 금속이 피부를 자극하여 민감한 사람들에게 피부병을 일으킬 수도 있다. 습진, 가려움 그리고 피부의 각질화가 그 증상이 될 수 있고, 심한 경우에는 물집이 생기는 경우도 있다. 감염성은 없지만, 깨끗이 나을 때 까지는 영향을 받은 부위에 마사지를 하지 않는 것이 낫다.

습진

습진은 피부병과 다르게 인식되어 왔지만, 요즘에는 일반적으로 두 개의 용어가 모두 같은 상태를 설명하는데 사용될 수 있다. 습진은 피부의 염증이며, 특징은 가려움, 건조, 비늘 같은 붉은 딱지 등이 있다. 작은 물집이 터져서 피부에서 배어 나올 수 있다. 유전적 요소 또는 세제, 화장품 그리고 비누와 같은 외부 자극원이 습진을 일으킬 수 있다. 유제품과 같은 내부 자극원도 계기가 될 수 있다. 감염성은 없지만, 영향을 받은 부위에 마사지를 하지 않는 것이 낫다. 특히 진물이 나거나 피가 날 때는 더욱 그러하다.

과제 2.13

아래 표를 채우시오.

	간단한 설명	감염되는가?
알러지		
두드러기(발진)		
피부병		
습진		

피지선 장애

화이트 헤드(속립종)

피부가 체모의 모포 위에서 각질화되면 피지가 축적되어 모포 내에 갇히게 된다. 화이트 헤드는 작은 흰색 점처럼 보이며, 건성 피부를 동반하는 경우도 있다. 감염되지 않기 때문에 감염된 부위에 마사지를 할 수 있다.

블랙 헤드(면포)

블랙 헤드는 피지가 모포 내에 갇혀서 발생한다. 각질화된(죽은) 세포와 피지가 혼합되어 충전물을 형성한다. 공기 중의 산소와 결합하여 (산화되어) 여드름의 머리가 검은 색으로 된다. 면포는 일반적으로 기름기가 많은 피부에 생기며 전염되지 않는다. 감염된 부위에 마사지를 해도 된다.

여드름(Acne)

여드름은 일반적인 증상으로 10대에 많이 나타난다. 피지의 과잉 생성이 그 원인이며 일반적으로 테스토스테론과 프로게스테론이라 불리는 호르몬이 피지선을 자극하여 나타난다. 청년기에는 이들 성 호르몬 수치가 높다. 피지는 죽은 피부 세포와 함께 피지선의 입구에 갇혀 있다가, 감염이 되면 붉은 색의 부풀어 오르는 점이 된다. 블랙 헤드(면포)가 형성되는데, 이것이 감염되면 전형적인 붉은 색의 부은 점이 나타난다. 여드름은 감염되지는 않지만 심한 경우에는 고객은 마사지를 받기 전에 의사와 상담하는 것이 좋다.

주사(Rosacea)

이것은 주사성 여드름이라고도 한다. 주로 30세 이상의 사람, 남성보다는 여성에게서 많이 나타난다. 주사는 코, 뺨 그리고 이마에 영향을 주며, 홍조를 띠어 붉어진다. 이런 부위에서 혈관이 확장되어 나비 모양을 형성한다. 고름이 찬 점이 나타날 수도 있고, 영향을 받은 부위가 피지선이 부어 올라 울퉁불퉁할 수 있다. 맵거나 뜨거운 음식, 음주 그리고 스트레스가 그 원인이 될 수 있다. 감염은 되지 않지만, 마사지를 할 때 주의를 요한다. 주사가 심한 고객의 경우 그 부위를 피하는 것이 좋다.

비 고

마사지는 피지선을 자극하여 피지를 분비하게 한다. 그러므로 매우 지성인 피부를 가진 사람을 치료할 때는 이것을 명심하게 해야 한다.

지루증(Seborrhoea)

이것은 피지선이 과잉 피지를 분비하는 상태이다. 일반적으로 사춘기에 신체에 호르몬 변화가 생기기 때문에 나타난다. 모공이 커지고 피부는 두껍고 기름기가 끼게 된다. 블랙헤드(면포)와 점이 생길 수도 있다. 감염되지 않으며 부드러운 마사지가 가능하다.

비정상적 정상을 포함하는 피부 장애

건선(Psoriasis)

건선인 사람의 피부는 특정 부위에서 세포의 재생이 너무 빨리 이루어 진다. 이로 인해 피부가 두꺼워져 딱지가 생기고, 이것이 붉어지며 건조하고 가려워져서 회색의 비늘로 덮이게 된다. 약한 건선은 팔꿈치와 무릎만 영향을 줄 수 있고, 그렇지 않으면 두피를 포함하여 온 몸을 덮을 수도 있다. 이것은 유전적인 경향이 많고 스트레스도 한 요인이 될

수는 있지만, 원인은 알려지지 않았다. 감염되지 않기 때문에, 출혈이나 고름이 나오지 않고 고객이 불편하게 느끼지 않는다면, 마사지를 할 수 있다.

스킨 태그(Skin tags)

스킨 태그는 신체의 대부분에 영향을 줄 수 있고 목에도 영향을 주는 경우가 있다. 이것은 섬유 조직이 헐거워져서 피부로부터 불거져 나와서 형성되며 주로 갈색을 띤다. 이것은 무해하여 감염되지 않는다.

의사나 특정 미용 클리닉에서 스킨 태그를 제거할 수 있다. 고객이 불편하게 느낄 수 있으므로, 스킨 태그에는 마사지를 하지 않는 것이 낫다.

과제 2.14

아래 표를 채우시오.

	간단한 설명	감염되는가?
화이트헤드(속립종)		
블랙헤드(면포)		
여드름		
주사		
지루증		

피부암

피부암에는 세 가지의 주된 유형이 있는데, 그 이름은 그들이 발생하는 피부 세포의 유형을 따서 지어졌다.

기저세포암과 편평상피세포암

모든 피부암의 95%가 기저세포암과 편평상피세포암이다. 이들은 일반적으로 얼굴, 목, 팔 그리고 손과 같이 햇볕에 노출되는 신체 부위에 나타난다. 이 피부암은 고통이 없는 경우도 있으며, 작고 반들거리며 둥글게 튀어나오기 시작해서 점점 커지면 궤양이 된다. 자외선에 의해 발생하는 것이라 보이며, 일반적으로 피부가 얇은 사람에게 발생한다. 감염되지는 않지만 마사지는 하지 않는 것이 낫다.

흑색종(Melanoma)

흑색종은 햇볕에 과다 노출되어 멜라닌 형성 세포가 과잉 활성화되어 나타나는 피부 성장이다. 멜라닌 형성 세포가 과잉 활성화되면, 양성인 검은 점으로 나타날 수도 있고, 악성인 악성 흑색종이 될 수도 있다. 악성 흑색종은 드물게 나타나며 감염되지 않지만, 매우 위험하다. 신체의 어느 곳에나 나타날 수 있지만, 검은 점이 있는 부위에 잘 나타난다. 색과 형태는 일반적으로 불규칙적이며, 가렵고 쓰리며 피가 날 수도 있다. 매우 빨리 확산되기 때문에 즉각적인 의료적 상담을 요한다.

찾아 보아야 할 위험 신호는 아래와 같다;

- 새로운 검은 점의 모양
- 더 커지는 검은 점
- 피가 나고 가려우며 궤양을 일으키는 검은 점
- 색이 더 어두워지거나 밝아지는 검은 점

체모(Hair)

손바닥과 발바닥을 제외한 신체의 대부분은 체모로 덮여 있다. 체모는 주로 단백질 각질로 구성되며 모포에서부터 자라난다. 모포는 진피까지 확장되는 깊이 패인 구멍이다. 체모는 신체를 따뜻하게 유지하고 보호하는 역할을 한다. 속눈썹은 이물질이 눈 속으로 들어 오는 것을 막

비 고

일자로 된 모포에서는 일자로 된 체모가 나고, 구부러진 모포에서는 구부러진 체모가 난다.

과제 2.15

아래 표를 채우시오.

	간단한 설명	감염되는가?
건선		
스킨 태그		
기저세포암과 편평상피세포암		
흑색종		

고, 코와 귀 주위에 난 체모는 먼지와 박테리아를 방어한다.

유두모 ①는 체모의 바닥에서 발견되며 위 아래 부분으로 나뉜다. **기반** ②은 유두모의 아래 부분으로 여기에서 세포 분화가 이루어져 체모가 발생하게 된다. 세포가 유두모의 윗 부분에 다다르면 신속히 각질로 채워지면서 죽게 된다.

멜라닌은 유두모의 위 부분에서 발견되며 체모의 색을 결정한다. 체모의 유두모는 많은 혈관을 포함하고 체모 성장에 필요한 영양을 공급하는 **모유두진피** ③를 감싸고 있다.

체모는 큐티클, 피질 그리고 골수로 알려진 세 층으로 구성된다.

큐티클 ④은 체모의 가장 바깥 부분으로 비늘 모양의 세포로 된 단일층으로 구성된다. 이 세포들은 지부의 타일과 같이 덮여 있다. 이 층에는 색소가 없다.

비 고

모포의 수와 분배는 양 성에 똑같다.

과제 2.16

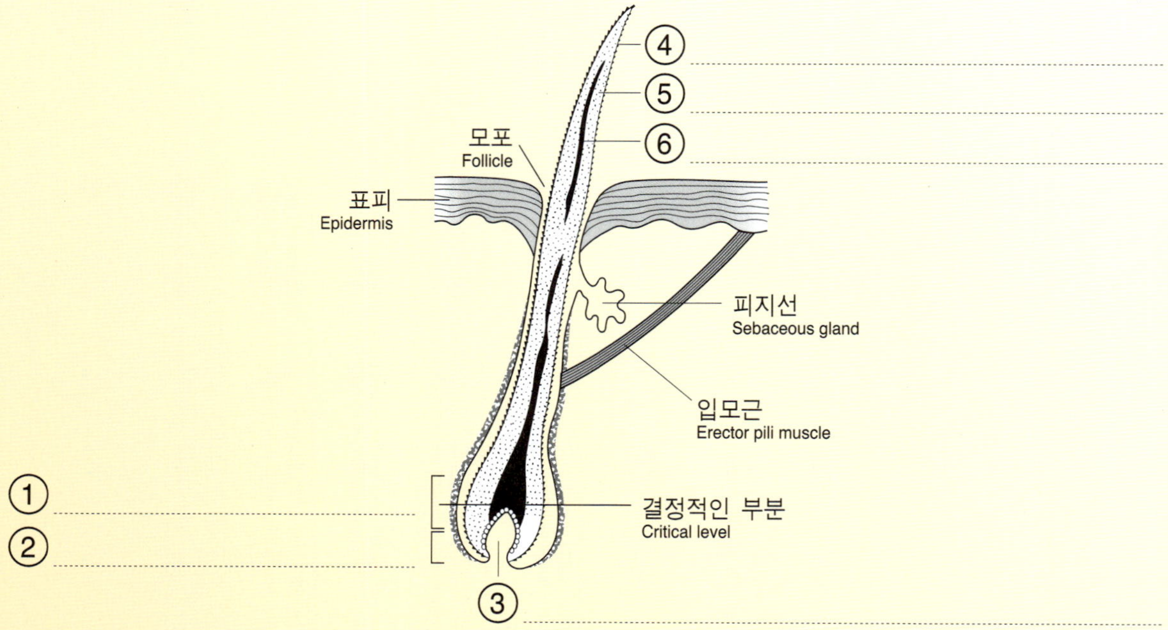

그림 2.4 **체모와 그 모포**

교재 46~47 페이지에 있는 숫자의 용어와 그림 2.16의 번호를 맞추어 이름을 적으시오.

비 고

유전적 요소가 특정 체모 성장 패턴을 결정한다.

피질 ⑤은 큐티클 내부에 있고 체모의 두께를 형성한다. 체모의 색을 결정하는 멜라닌을 함유한다. 피질은 체모의 강도에 영향을 준다.

골수 ⑥은 체모의 가장 안 쪽에 있고 항상 존재하는 것은 아니다. 수질 속에 공기가 찬 공간은 빛을 반사하기 때문에 체모 색의 톤과 광택 결정한다.

체모 성장의 유형

비 고

체모의 성장을 자극하는 것은 호르몬이기 때문에 체모의 양, 두께 그리고 분배를 결정하는 것도 호르몬이다.

다른 유형의 체모 성장이 있다.

- **라누고 체모**는 태아에게서 발견되며 일반적으로 임신 약 8개월에 떨어져 나간다.
- **벨루스 체모**는 부드럽고 솜털같으며, 손바닥과 발바닥을 제외한 모든 신체 부위에서 발견된다.
- **최종 체모**는 더 길고 거칠며, 벨루스 체모보다 모포가 더 깊다. 이

체모는 머리, 눈썹 그리고 속 눈썹, 팔 아래 그리고 치골 부위에서 발견된다.

체모 성장의 단계

완전히 성장한 최종 체모가 빠져 나가고 새로운 체모로 대체되는데 7년 정도가 걸린다. 체모는 성장기, 과도기, 휴지기로 알려진 단계를 거쳐 성장한다. 모든 체모는 어느 순간이든 이렇게 서로 다른 단계에 있게 된다(아래의 그림 2.5를 참조하시오).

- **성장기** — 성장기는 활동적인 성장 단계이다. 몇 주에서 몇 년까지 걸리며 한 번에 85%의 체모가 이 단계에 속하게 된다. 체모의 유두모는 영양을 공급하는 모유두진피를 감싸고 있으며, 체모가 자라기 시작하는 것은 유두모의 기반이다. 체모가 모유두진피로부터 분리되면서부터 성장기는 끝나게 되고, 더 이상 영양을 공급받지 못한다.
- **과도기** — 과도기는 전환의 단계로서, 약 2주가 걸린다. 체모의 1%만이 이 단계에 속한다. 체모는 이제 완전히 자라서 세포 분화는 멈춘 상태이다. 체모는 모유두로부터 분리되고 모포는 내려 앉기 시작한다.
- **휴지기** — 휴지기는 체모가 휴식하는 상태로 약 3~4개월이 걸린다. 체모의 약 14%가 이 단계에 속한다. 휴식 중인 체모는 스스로

비 고

체모의 손실은 탈모라고 불린다.

비 고

체모의 성장 단계를 기억하기 쉽도록, ACT를 연상하시오.

A — **성장기** — 활동적인 단계
C — **과도기** — 변화하는 단계
T — **휴지기** — 지친 단계

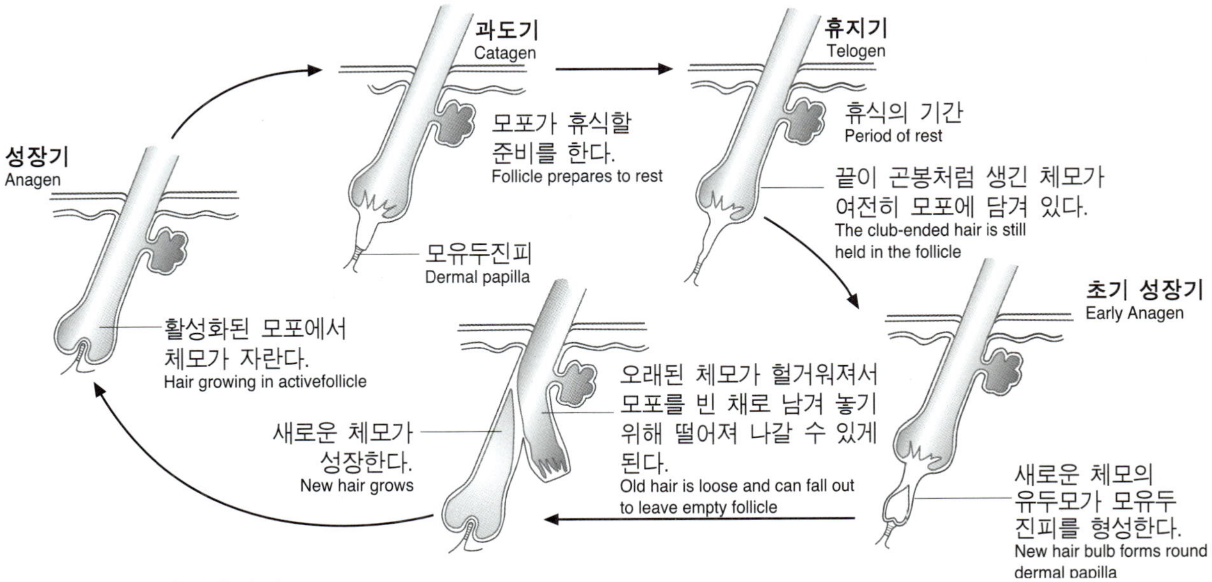

그림 2.5 체모의 성장 단계

떨어져 나가거나 바로 밑에서 새롭게 자라나는 체모에 의해 탈락된다.

골격계

비 고

신체에는 206개의 뼈가 있다.

골격계는 신체의 뼈와 관절로 구성된다. 신체에는 206개의 뼈가 있어서 18세에서 25세까지 계속 자란다. 25세 이후에 뼈는 성장이 중단되지만, 두께는 계속 굵어진다.

뼈는 살아있는 조직으로서, 축적과 분열이 계속된다. 신체의 모든 연결 조직 중에서 가장 단단한 것이다. 뼈는 30%의 살아있는 조직과 70%의 무기질 및 물로 구성된다. 무기질에는 주로 칼슘과 인이 포함된다.

골격의 기능

비 고

골격의 기능을 기억하기 쉽도록, SAD PAM을 연상하도록 한다.

- **S—모양/지탱** — 골격으로 인해 신체의 모양이 형성되고 모든 다른 조직의 무게를 지탱할 수 있다.
- **A—근육과 힘줄에 부착** — 뼈에는 골격근 대부분의 힘줄에 대한 부착 지점이 있다.
- **D—혈액 세포의 발전** — 붉은 혈액 세포, 흰색 혈액 세포 그리고 혈소판이 뼈의 붉은 골수 내에서 생성된다.
- **P—보호** — 뼈는 생명 유지에 필요한 기관들이 손상을 입지 않도록 보호한다. 예를 들면, 갈비뼈는 심장과 폐를 보호하고 두개골은 뇌를 보호한다.
- **A—신체의 모든 움직임** — 골격근이 수축되면 뼈를 끌어 당겨 움직임을 만든다.
- **M—무기질 저장** — 뼈의 강도에 중요한 칼슘과 인과 같은 무기질을 뼈에 저장한다. 신체의 다른 부위에서 이러한 무기질을 필요로 하면, 뼈는 그 무기질을 혈류 속으로 배출한다.

인대(ligaments)

인대는 강한 섬유 연결 조직의 띠로 구성되어 있으며 은백색으로 보인다. 이것은 관절을 가로 질러 뼈를 붙들고 있어서 탈구를 방지하면서도, 약간 당겨지기 때문에 움직일 수 있게 한다.

힘줄(Tendons)

힘줄은 하얗고, 강한, 거의 탄성이 없는 섬유 띠로 구성된다. 대부분의 근육은 힘줄에 의해 뼈에 부착되어 있다. 힘줄은 길이와 두께가 다양하다. 근육이 수축되면 힘줄을 통해 전달된 힘이 뼈에 운동을 만들어 낸다. 힘줄의 예는 종아리 근육을 발꿈치에 붙이는 아킬레스 건이다.

> **비 고**
>
> 기억할 것:
> **인대**는 뼈를 뼈에 붙인다.
> **힘줄**은 근육을 뼈에 붙인다.

골격의 뼈

두개골과 얼굴의 뼈

① **전두골** — 하나의 전두골이 이마를 형성한다.
② **두정골** — 두 개의 두정골이 두개골의 양 옆과 위를 형성한다.
③ **측두골** — 두 개의 측두골이 두개골의 양 옆과 두정골의 아래에 있다.
④ **후두골** — 하나의 후두골이 두개골의 뒤를 형성한다.
⑤ **광대뼈** — 두 개의 광대뼈가 뺨의 뼈를 형성한다.
⑥ **상악골** — 상악골이 턱의 윗부분을 형성한다.
⑦ **하악골** — 하악골이 턱의 아래 부분을 형성한다. 두개골에서 움직일 수 있는 유일한 뼈.
⑧ **사골** — 하나의 사골이 목광골과 비강을 형성하도록 돕는다.
⑨ **접형골** — 하나의 접형골이 두개골의 기반을 형성하도록 돕는다.
⑩ **코뼈** — 두 개의 코뼈가 콧대를 형성한다.
⑪ **누골** — 두 개의 누골이 각 목광골의 일부를 형성한다.
⑫ **갑개골** — 두 개의 갑개골이 비강의 일부를 형성한다.
⑬ **구개골** — 두 개의 L-형태의 구개골이 비강 벽과 입천장의 일부를 형성한다(입천장 — '입천장의'를 뜻하는 '구개'라고 이름지음).
⑭ **서골** — 단단한 입천장에서 위로 연장된 하나의 서골이 코의 격막을 형성한다.

> **비 고**
>
> 누골은 크기가 손톱만큼 밖에 되지 않고, 누관을 위한 공간을 제공한다.

견갑대의 뼈

① **쇄골** — 두 개의 쇄골은 collar bone(칼라본)이라고도 알려진 길고 가느다란 뼈이다.

과제 2.17

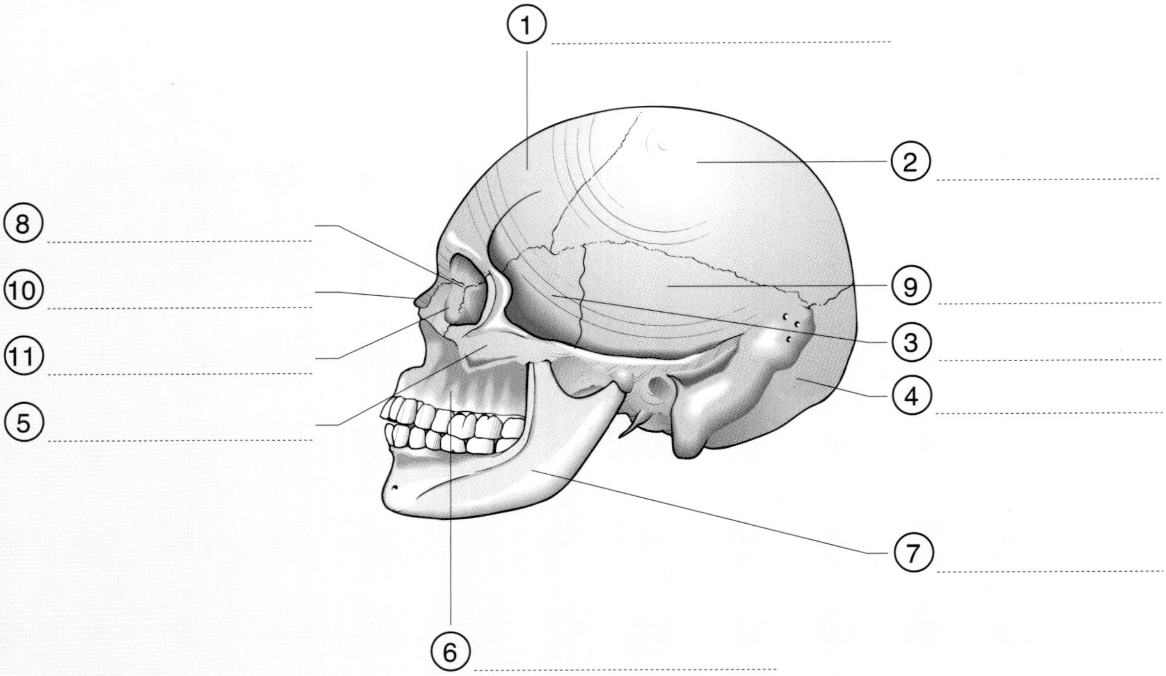

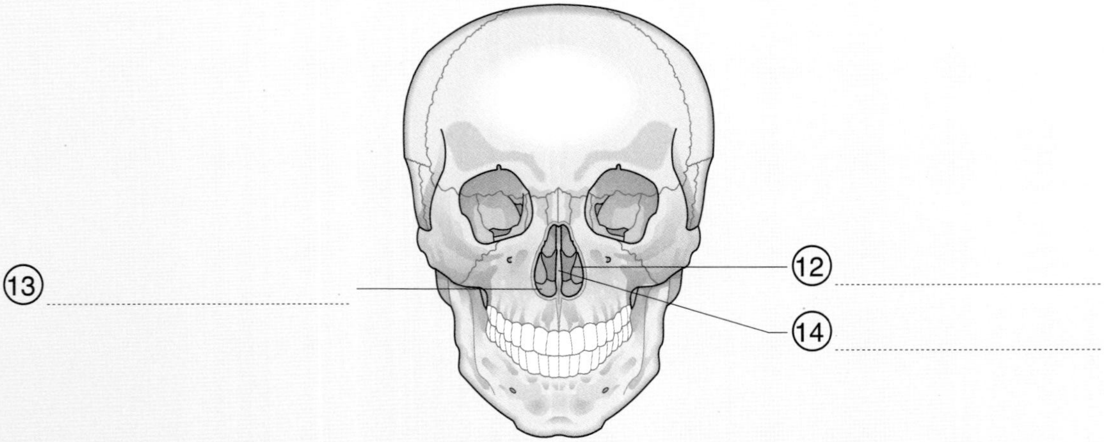

그림 2.6 **두개골과 얼굴의 뼈**

페이지 50~52의 정보를 활용하여 그림 2.6의 표에 이름을 붙이시오.

② **견갑골** — 두 개의 견갑골은 어깨 뼈라고도 알려진, 크고 삼각형인 편평골이다.

과제 2.18

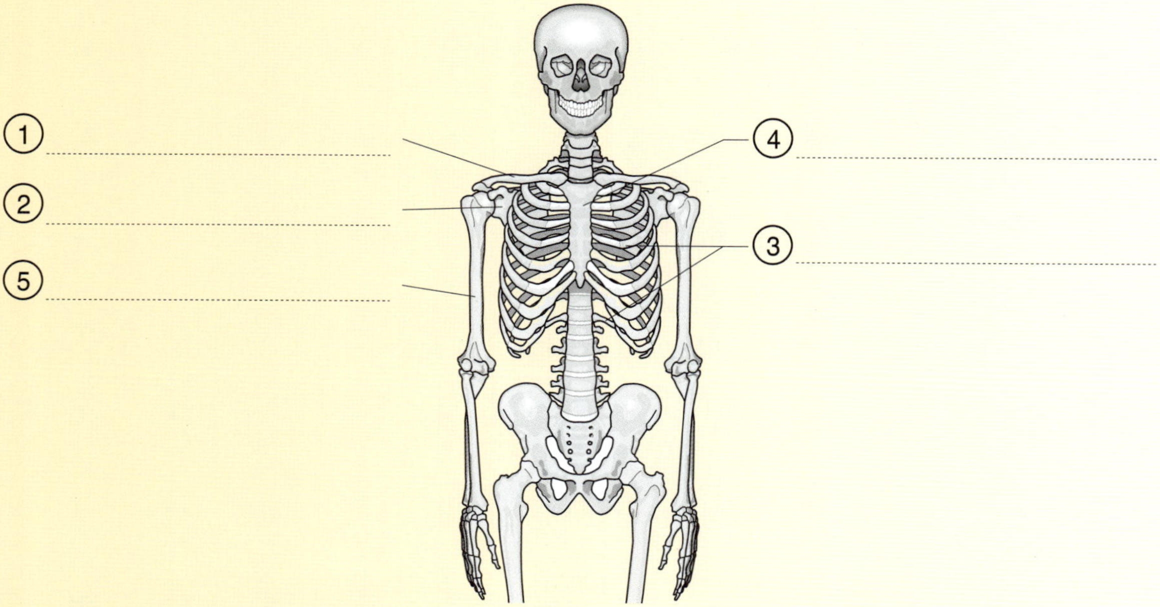

그림 2.7 상반신의 뼈

페이지 52~53의 정보를 활용하여 그림 2.7의 표에 이름을 붙이시오.

흉부의 뼈

흉강에는 심장과 폐와 같은 기관이 속해 있으며, 흉곽에 의해 보호된다.

③ **갈비뼈** — 12 쌍의 갈비뼈가 있다.
④ **흉골** — 가슴 뼈로 알려져 있기도 하다.

팔의 뼈

⑤ **상완골** — 상완의 긴 뼈

척추의 뼈(등뼈)

척추는 상반신을 지탱하고 척수를 감싸고 보호한다. 척추는 33개의 뼈로 구성되어 있으며, 이것은 다섯 개의 그룹으로 나뉜다 — 경추, 흉추, 요추, 선추 그리고 미추.

① **경추**는 7개의 척추골로 구성된다.
② **흉추**는 12개의 척추골로 구성된다.
③ **요추**는 5개의 뼈로 구성되며, 가장 큰 척추골이다.
④ **선추**는 결합된 5개의 척추골로 구성된다.
⑤ **미추**는 결합된 4개의 뼈로 구성된다.
= 33개의 뼈.

추간 연골

척추의 뼈 사이에는 추간 연골이라고 불리는 흰색의 섬유연골이 있다. 추간연골은 경추보다 요추 부위에서 더 두껍고 인대에 의해 제자리에 유지된다. 기능은 충격을 흡수하며, 척추에 약간의 유연성을 주어 움직임이 가능하게 하는 것이다.

비 고

환추는 첫 번째 **경추**로서, 링 모양의 뼈로 구성된다. 그 아래에는 두 번째 경추인 **축추**가 있는데, 그 모양으로 인해 축추의 위 부분이 환추의 속으로 들어갈 수 있다. 이 뼈들의 결합이 머리를 양 옆으로 돌릴 수 있게 해 준다.

관절염(arthritis)

'관절염' 이라는 용어는 서로 다른 많은 질병을 뜻하는데, 그 대부분은 하나 또는 그 이상의 관절에 염증이 생기는 것이 특징이다. 관절 근처에 고통과 뻣뻣함을 느끼기도 한다. 두 가지의 주된 종류가 있는데 류머티스성 관절염과 골관절염이다. 류머티즘은 가장 심각한 형태의 관절염인데 100명 중 한 명에게 발생한다. 골관절염은 가장 일반적인 관절염으로서 10명 중 한 명에게 발생한다.

과제 2.19

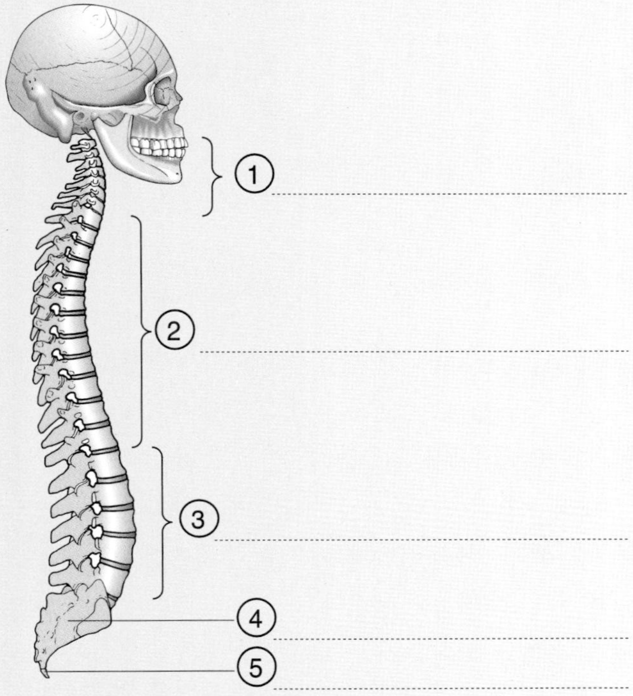

그림 2.8 **척추의 뼈**

페이지 53의 정보를 활용하여 그림 2.8의 표에 이름을 붙이시오.

근육계

신체에는 600개 이상의 근육이 있는데, 이것은 체중의 40~50%를 차지한다. 근육의 기능은 움직임을 만들어 내고, 자세를 유지하며 신체에 열을 제공하는 것이다.

근육계는 세 가지 유형의 근육으로 구성되어 있는데, **불수의근**, **심장혈관근** 그리고 **수의근**이다.

불수의근은 평활근육으로도 알려져 있다. 이러한 근육은 우리의 의식적 조절의 영향을 받지 않기 대문에 불수의근이다. 이 근육의 세포들은 방추 모양을 하고 있다. 평활근은 소화관과 같은 관 모양의 기관의 벽을 형성한다. 혈관과 림프관의 벽에서도 볼 수 있다. 이 근육은 벽이 이완

비 고

신체에는 600개 이상의 근육이 있다.

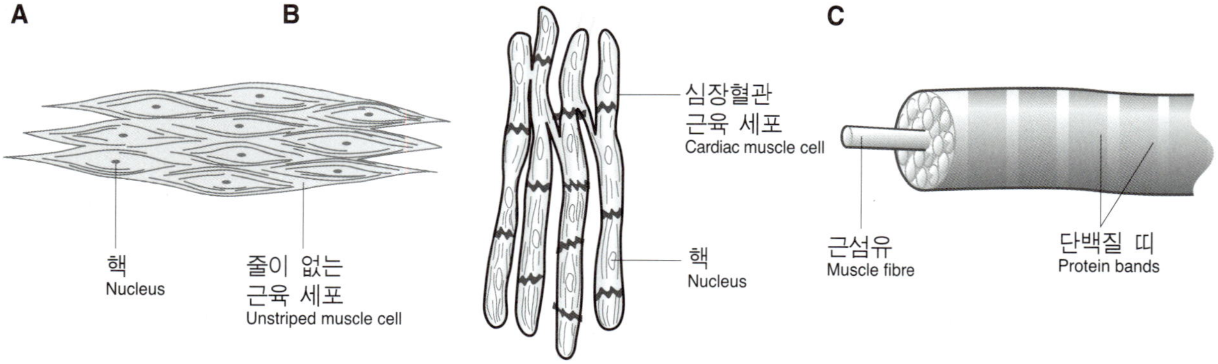

그림 2.9 **근육의 유형.** A. 불수의근 (평활근), B 심장혈관 근육 C 수의근 (골격근)

되고 수축되게 한다.

심장혈관 근육은 심장에만 특별히 있는 근육이다. 이 근육은 결코 지치지 않는다. 만약 그런 일이 발생한다면, 우리에게는 심각한 문제이다! 심장은 신체에서 분리된다고 해도, 당분간은 박동을 계속한다.

시술자는 대개 수의근에 관여하게 되는데, 수의근은 우리의 의식 조절 하에 있으며 골격근이라고도 불린다.

골격근은 근섬유의 다발로 구성되어 있고, 줄이 쳐진 모양이며, 막(근막)으로 싸여 있다. 신체의 움직임에 영향을 준다(그림 2.9).

근육의 활동

근육 수축

골격근은 길고 가는 근섬유 다발로 구성된다. 각 섬유 내부에는 실같이 생긴 **근원섬유**가 있는데, 이것은 근섬유의 전체에 걸쳐 있다. 근원섬유는 필라멘트라고 불리는 두 가지 유형의 단백질 막을 포함하는데, 이 막은 서로 인접해 있다. 이들은 근섬유의 전체에 걸쳐 있지는 않지만 구획을 나누어 배열되어 있다. 더 얇은 필라멘트는 액틴이라고 불리고 더 두꺼운 필라멘트는 미오신이라고 불린다. 이 필라멘트로 덮이기 대문에 근섬유가 줄이 쳐진 모양을 하게 된다. 근육이 수축하면 필라멘트가 짧아지고 두꺼워 진다. 그것은 더 얇은 필라멘트(**액틴**)이 더 두꺼운 필라멘트(**미오신**)의 사이로 미끄러져 들어가기 때문이다. 근육이 이완되면, 더 두꺼운 필라멘트는 다시 미끄러져 나온다(그림 2.10 과 2.11).

골격근에는 혈관과 신경이 많이 분포되어 있다. 근육이 움직이기 전에, 메시지가 뇌에서 운동 신경을 통하여 보내져야 하는데, 운동신경은

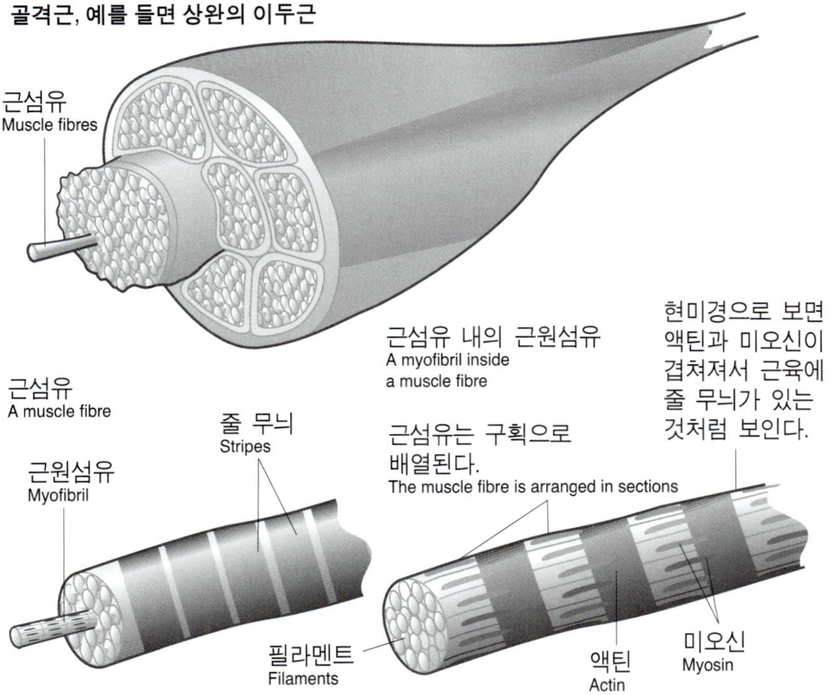

그림 2.10 근육의 내부

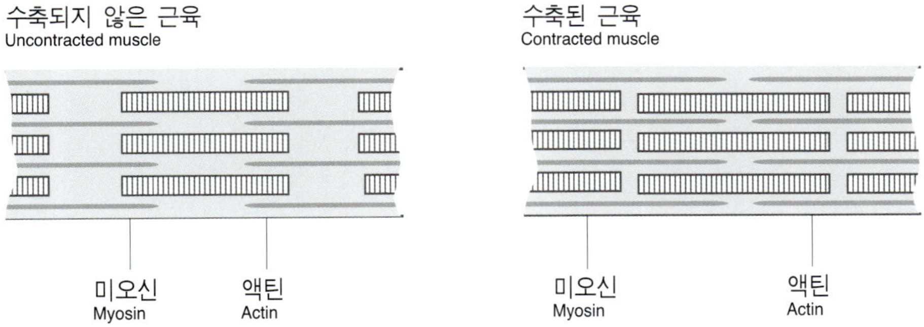

그림 2.11 근육 수축의 메커니즘

결국 근육을 자극하여 수축하게 한다. 운동 신경이 근육으로 들어가는 지점을 근육 **운동점**이라고 한다. 운동 신경을 가지를 뻗게 되는데, 그 끝은 **운동종말판**으로 불리며, 근섬유 위에 있다. 각 근섬유는 자신의 신경 종말을 가지고 있다. 하나의 운동 신경에서 나온 가지들은 150개의 근육을 한꺼번에 자극할 수 있다.

근섬유 뭉치는 섬유 조직으로 덮여 있는데 이것을 **근막**(fascia)이라고 한다. 이 조직은 연장되어 힘줄이 되고 근육을 뼈에 부착시킨다.

골격근은 힘줄에 당기는 힘을 발휘하여 움직임을 야기시키는데, 이로 인하여 뼈가 관절에서 움직이게 된다. 움직임을 만들어 내는 당기는 힘은 근육의 수축(짧아짐)에 기인한다.

근육 긴장

근육은 절대 완전히 쉬지 않는다. 그러나 부분적 수축 상태에 있기는 한다. 부분적 수축은 근육을 움직이기에는 충분하지 않지만, 약간의 긴장을 야기한다. 신체가 똑바로 선 상태일 경우에, 모든 골격근은 약간 수축되어야 한다. 모든 근육이 이완되어 있다면 몸은 바닥에 쓰러지게 될 것이다. 이렇게 계속적으로 약간 긴장되어 있는 것은 불수의근이며, 이것은 **근육 긴장**이라고 한다.

다른 그룹의 근섬유들은 다른 시간에 수축한다. 이로 인하여 근육이 피로해지지 않는다.

각 사람의 근육 긴장도는 그 사람의 행동과 운동에 따라 다르다. 늘 앉아서 일하고 운동을 하지 않는 사람은 일반적으로 필요한 만큼 근섬유가 수축하지 않기 때문에 근육 긴장도가 나쁘게 된다. 이로 인하여 근육 긴장이 낮아지며, 이러한 근육을 늘어졌다고 한다. 근육 긴장도가 높은 근육은 과잉 수축의 결과로 근육이 단단하고 경직되기 때문에 **강직**되었다고 한다. 이것은 바디 빌더들에게서 볼 수 있다. 정기적인 운동과 마사지가 근섬유의 탄성을 유지하는데 도움을 주며, 근육의 강도를 향상시킬 수 있다.

비 고

식단이 좋지 않거나 근육 사용이 부족하면, 근육이 퇴화된다(위축된다).

근육 피로

근육은 글루코스 형태의 연료가 필요하며, 글루코스를 연소시켜 에너지를 내기 위해서 산소가 필요하다. 근육이 과다하게 사용되면, 격렬한 운동에서처럼, 산소와 글루코스의 공급이 바닥나게 된다. 산소와 글루코스가 충분하지 못하면, 근육은 수축하기에 충분한 에너지를 생산해낼 수 없다. 수축이 완전히 멈출 때까지 점점 더 약해진다. 이것을 근육 피로라고 한다.

그 결과로서, 유산과 이산화탄소와 같은 인체에 유해한 노폐물의 축적이 시작되어, 그 부위의 근육이 뻣뻣해지고 아프게 된다. 근육 피로는 마라톤 경주와 같은 지구력을 요하는 운동에서 경쟁하는 운동선수에게는 일반적인 것이다. 휴식과 부드러운 근육 마사지를 통하여 혈액이 산소와 글루코스를 공급하고 노폐물을 제거하여, 근육이 다시 제대로 작동하게 할 수 있다.

비 고

유산의 축적은 섬유조직염이라는 상태를 유발할 수도 있다. 섬유조직염이 발병하면 근육이 뻣뻣해지며, 고통스럽고 염증이 생긴다.

근육 균열

근육이 너무 심하게 일을 하거나 너무 많이 늘여지면 균열이 일어날 수 있으며 그 결과 근섬유가 파열될 수도 있다. 일반적으로 근육이 단단해짐을 느끼고, 근섬유에도 같은 증상이 나타난다.

근섬유의 파열

근육 손상은 근유섬의 완전한 또는 부분적 파열을 야기할 수 있다. 부분적 파열은 약간의 금섬유가 파열되는 것으로 근육이 매우 약해지고 고통스러운데, 특히 근육을 수축할 대 더 그렇게 느껴진다. 완전 파열에는 모든 근섬유가 파열되는 것이 포함되는데, 이것은 근육 수축 시에 근육의 양 끝이 서로 떨어지는 것이다. 이것은 심하게 고통스럽고 기능이 완전히 손실되는 상태이다.

경련(cramp)

경련이란 운동 후에 나타날 수 있는 근육에 쥐가 나는 현상인데 고통스럽게 느껴진다. 근육에 쥐가 나는 것은 근육이 너무 오래 동안 수축되어 있을 때나, 지나치게 땀을 흘려 수분과 염분이 손실된 경우에 나타난다. 격렬한 운동 후에 유산이 근육에 축적되면 경련을 일으킬 수 있다. 경련 부위를 가볍게 마사지하고 천천히 스트레칭하면, 쥐가 난 것과 고통을 완화시킬 수 있다. 어떤 경우에는 아무 이유 없이 경련이 나타날 수도 있다. 예를 들면, 수면 중에 일어날 수 있다. 그리고 근육 강도가 나쁠 때도 일어날 수 있다.

> **비 고**
>
> 격렬한 운동을 하면 근섬유가 약간 파열될 수 있고, 이것이 근육이 이 후 12~48기간 동안 시리고 뻣뻣해지는 주된 이유라고 생각된다.

온도의 영향

근육이 일을 하면 열을 생성하기 때문에, 운동은 체온을 높이는 효과적인 방법이 된다. 근육 조직이 따뜻해지면, 혈액 순환이 증가되기 대문에 근섬유의 수축이 더 쉬워진다. 그러므로 근육 세포에서 자연적으로 일어나는 화학반응이 가속화 된다. 근육 조직이 차가울 때는 반대의 현상이 일어난다. 화학 반응이 둔화되고 근육 수축이 더 느려진다.

근육 마사지의 효과

- 마사지 동안에는 근육에 혈액 공급이 증가하니 때문에 신선한 산소와 영양분이 전달되고 유산과 같은 노폐물이 제거된다. 그래서

마사지는 근육 피로를 완화시키는데 도움을 준다. 혈액의 흐름이 증가하면, 근육이 따뜻해지며 추울 때보다 더 효율적으로 근육이 수축하기 때문에 부상의 위험이 줄어 든다.

- 마사지를 하면 노폐물이 제거되고 보통의 기능이 신속히 회복되기 때문에 근육이 아프고, 뻣뻣하며 피로한 것을 경감시키는데 도움을 준다. 산소와 영양이 증가하면 조직이 복구되고 근육 회복된다.
- 마사지는, 긴장, 손상 또는 나쁜 자세로 인해 근육 내에서 발생하는 노트(knots)라고 불리는, 섬유성 결절의 파괴를 돕는다. 이것은 보통 어깨 부위에서 발견된다.
- 마사지는 근긴장을 돕고, 근육 사용이 부족하여 근육이 퇴화되는 것을 지연시켜 준다.

과제 2.20

다음 문장의 빈 칸을 채우시오.

- 신체에는 _____ 개 이상의 뼈가 있다.
- 세 가지 유형의 근육이란, _________, _____________ 그리고 ________ 이다.
- 골격근은 _______ 근의 한 예이다.
- 근육이 수축되면, 더 얇은 필라멘트인 _____ 이 더 두꺼운 필라멘트인 _______ 사이로 미끄러져 들어간다.
- _______ 신경은 근육을 자극하여 수축하게 한다.
- 근육 ______ 이란 근육이 계속적으로 약간 긴장을 하고 있는 것을 말한다.
- 근긴장도가 낮을 때에는 근육이 _________ 고 한다.
- 근긴장도가 높을 때에는 근육이 ______ 되었다고 한다.
- 근육 피로는 ______ 와 _________ 의 공급이 불충분할 때 나타난다.
- _____과 _________ 같은 노폐물이 근육에 축적되면 뻣뻣하고 고통이 느껴진다.
- 근육에 손상을 입으면, 근섬유가 완전히 또는 부분적으로 ______ 된다.
- 섬유성 결절은 ______, ________ 또는 __________ 의 결과로 나타난다.

표 2.1 머리, 얼굴 그리고 목의 근육

근 육	위 치	행 동
① 전두근	이마	두피를 앞으로 당기고 눈썹을 올린다.
② 추미근	눈썹 사이	인상을 찌푸릴 때, 눈썹을 내리고 이마 피부에 주름을 지게 한다.
③ 협근	각 뺨, 입의 양 옆	휘파람을 부로 바람을 불 대처럼 뺨을 압박하고, 빨아들일 때는 입 꼬리를 안으로 끌어 당긴다.
④ 소근	입을 양 옆으로부터 대각선 방향으로 연장	빙긋 웃을 때처럼, 입 꼬리를 바깥으로 끌어 당긴다.
⑤ 교근	뺨	씹을 때의 근육; 입을 닫고 악 문다.
⑥ 안륜근	눈 주위	눈을 감는다.
⑦ 대관골근	입 꼬리로부터 대각선 방향으로 연장	미소 짓거나 웃을 때, 입 꼬리를 위로 바깥으로 올린다.
⑧ 턱끝근	턱	아래 입술을 올리거나 튀어나오게 하고, 턱에 주름을 만든다.
⑨ 상구륜근	입 주위	입술을 닫고 튀어나오게 하며, 말할 때 입술 모양을 변화시킨다.
⑩ 측두근	관자놀이 부위부터 위턱뼈까지	씹을 때, 아래턱을 올리고 뒤로 끌어 당긴다.
⑪ 흉쇄유돌근	흉골 맨 위에서부터 쇄골과 측두골까지	둘이 합쳐서 머리를 앞으로 구부리게 한다. 한 근육은 머리를 회전하고 반대쪽 어깨로 당기는 역할만을 한다.
⑫ 광경근	아래턱에서 가슴까지, 앞 목을 덮는다.	아래 턱을 내리고, 아래 입술을 바깥으로 끌어당기며, 가슴의 피부를 위로 당긴다.
⑬ 입꼬리올림근	뺨	미소 지을 때 입 꼬리를 올린다.
⑭ 위입술올림근	뺨	미소 지을 때 위 입술을 올린다.
⑮ 입꼬리내림근	턱	찌푸릴 때 입 꼬리를 아래로 당긴다.
⑯ 아랫입술내림근	턱	아래 입술을 내린다.
⑰ 비근	코의 양 옆	화날 때 콧구멍을 열게 한다.
⑱ 눈살근	코뼈	화날 때 눈썹 사이에 작은 가로 주름을 만든다.
⑲ 후두근	머리 뒤 쪽	두피를 뒤로 끌어 당긴다.
⑳ 익돌근(외측과 내측)	뺨의 바깥 부분	씹을 때, 하악골을 양 옆으로 움직이게 한다.
㉑ 삼각근	턱	입 꼬리를 내린다.
㉒ 두판상근	목의 뒤	이 근육은 함께 작용하여 머리를 위로 세운 자세를 만든다.

비 고

전두근은 모자 역할을 하며 두개골을 덮고 있는 강하고 납작한 넓은 힘줄인 머리덮개널힘줄에 의해 후두근으로 연결된다.

비 고

바깥 쪽 근육은 신체의 표면과 더 가까운 곳에서 발견된다. 속 근육은 신체의 내부에 더 깊은 곳에서 발견된다.

몸의 근육

시작점과 착생점

근육의 **시작점**이란 근육이 부착되어 있으며 움직이지 않는 뼈이다. **착생점**이란 근육이 부착되어 있으며 움직이는 뼈이다. 예를 들어, 상완의 이두근은 어깨에 시작점이 있고, 착생점은 팔 아래 부분의 요골이다. 착생점은 척추에서 가장 멀리 떨어진 부분이다. 근육은 항상 시작점을 향해서 움직인다.

신체의 근육은 보통 짝을 이루어 작용하여 움직임을 만든다. 움직이는 동안 한 근육은 이완되는 반면 다른 근육은 수축된다.

과제 2.21

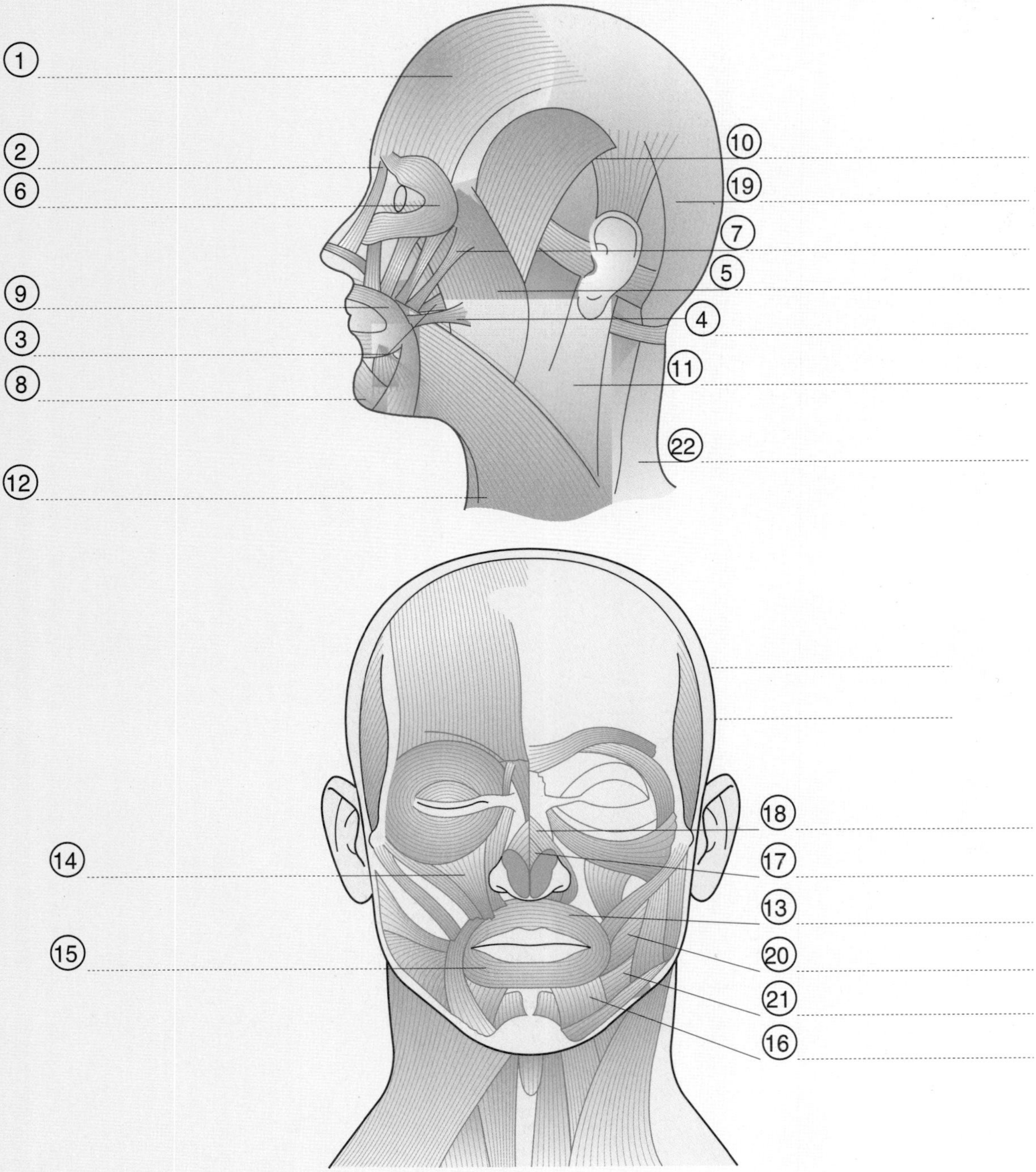

그림 2.12 얼굴과 목의 근육

표 2.1의 정보를 활용하여 그림 2.12의 표에 이름을 붙이시오.

표 2.2 어깨와 등의 근육

근육	위치	시작점	착생점	행동
① 승모근	커다란 연모양의 근육으로서, 등의 맨위와 목을 거친다	후두골과 척추	견갑골과 쇄골	움츠릴 때 쇄골을 들어 올리고, 머리를 뒤로 끌어 당긴다.
② 어깨의 삼각근	어깨를 덮는 두꺼운 삼각형의 근육	쇄골과 견갑골	상완	팔을 외전시키고, 앞 뒤로 끌어 당긴다.
③ 극하근	견갑골의 아래 부분을 덮는 속 근육	견갑골	상완	팔을 바깥 쪽으로 회전시키고 내전시킨다.
④ 극상근	견갑골의 아래 부분을 덮는 속 근육	견갑골	상완	어깨 삼각근이 팔을 외전시키도록 돕는다.
⑤ 대원근	어깨 뒤 쪽을 가로지르는 속 근육	견갑골	상완	팔을 안 쪽으로 회전시키고 내전시키도록 돕는다.
⑥ 소원근	어깨 뒤 쪽을 가로지르는 속 근육	견갑골	상완	팔을 안 쪽으로 회전시키고 내전시킨다.
⑦ 능형오목	척추와 견갑골 사이	흉추	견갑골	견갑골을 척추를 향해 회전시키고 내전시킨다. (당긴다)
⑧ 견갑거근	목의 뒤와 옆, 견갑골 위	경추	견갑골	어깨와 견갑골을 끌어 올린다.
⑨ 부리상완근	상완, 어깨 삼각근 밑	견갑골	상완	팔을 굴곡시키고 내전시킨다.
⑩ 척추기립근	척추 양 쪽에 있는 세 개의 근육 그룹	척추, 갈비뼈, 장골능선	쇄골과 요추, 갈비뼈	척추를 뻗어서 몸을 똑바로 서도록 돕는다.
⑪ 활배근	아래 부분 흉부의 뒤 아래와 요골 부위의 커다란 근육 판	척추	상완	팔을 뒤로, 몸을 향해 안으로 당긴다 ; 오르기 동작을 할 때 몸을 위로 당기는 것을 돕는다.

몸의 뒷면

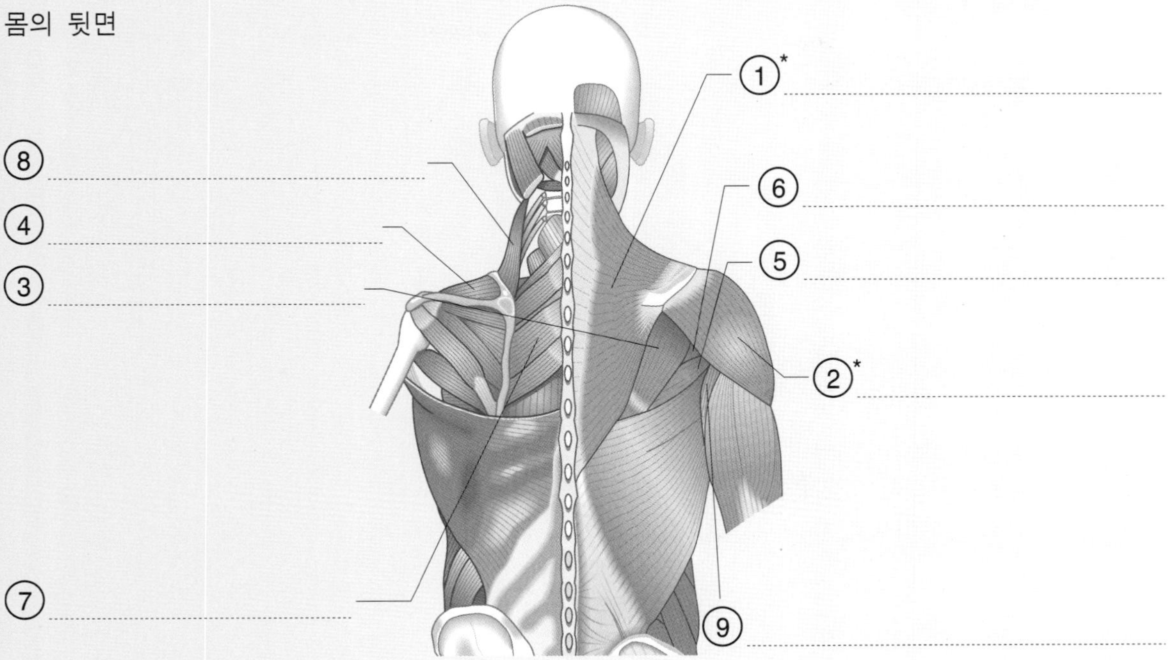

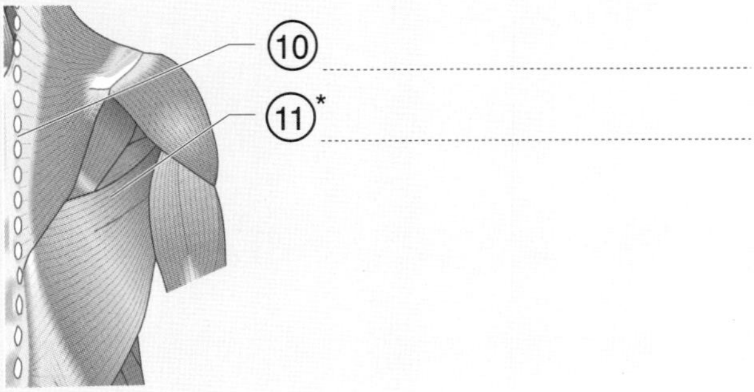

그림 2.13 **어깨와 등의 근육**
*이것은 마사지를 할 때 직접 만지게 되는 근육이다. 다른 것은 속근육이다.

표 2.2의 정보를 활용하여 그림 2.13의 표에 이름을 붙이시오.

팔의 근육

과제 2.23

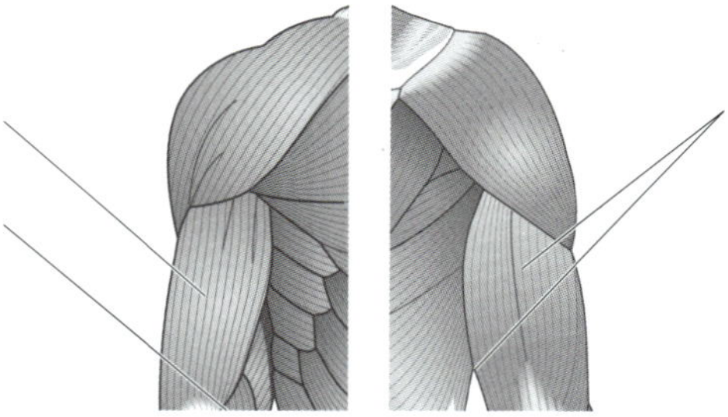

그림 2.14 팔의 근육

표 2.3의 정보를 활용하여 그림 2.14의 표에 이름을 붙이시오.
* 이것은 바깥 쪽 근육이므로, 마사지를 할 때 직접 만지게 되는 근육이다.

표 2.3 팔의 근육

근육	위치	시작점	착생점	행동
① 상완이두근	상완의 앞쪽 표면 아래	견갑골	요골과 전완의 굴근	전완을 굴곡시킨다.
② 삼두근	상완의 뒤쪽 표면	상완과 견갑골	척골	전완을 신장시킨다.
③ 상완근	이두근 밑의 상완 앞쪽	상완	척골	전완을 굴곡시킨다.

비 고

내전이란 신체 부위가 몸의 중앙선을 향하는 움직임이다.
외전이란 신체 부위가 몸의 중앙선으로부터 멀어지는 움직임이다.

가슴 근육

과제 2.24

① ....

② ....

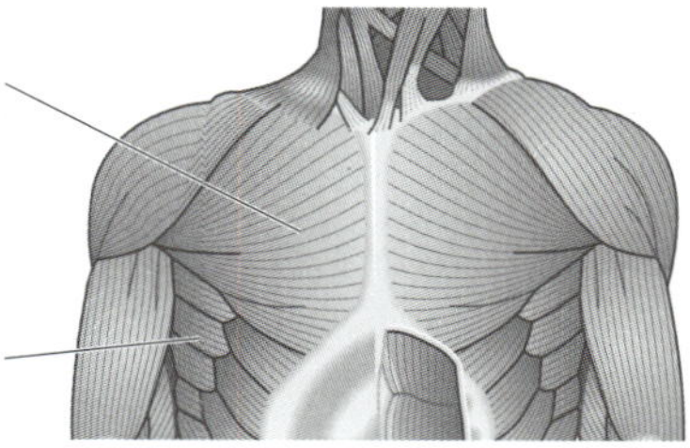

그림 2.15 가슴의 근육

표 2.4의 정보를 활용하여 그림 2.15의 표에 이름을 붙이시오.

표 2.4 가슴의 근육

근육	위치	시작점	착생점	행동
① 대흉근	흉쇄의 위부분을 덮음	척추, 갈비뼈	상완	팔을 내전시키고 안으로 회전시킨다
② 전거근	겨드랑이 아래 흉곽의 양 옆	갈비뼈	견갑골	미는 동작을 할 때, 견갑골을 앞으로 당긴다.

비 고

굴곡이란 신체 부위를 구부리는 것을 말한다.
신장이란 신체 부위를 똑바로 펼치는 것을 말한다.

자세(Posture)

좋은 자세란 몸이 일렬로 균형 잡힌 것을 의미하여 이 자세를 유지하기 위하여 근육을 최소한으로 움직이는 것을 말한다. 신체는 근육 긴장, 균열, 뻣뻣함 그리고 고통 등이 없기 대문에 근육과 관절이 효율적으로 움직이게 된다. 나쁜 자세란 균형이 깨어진 상태이기 때문에 그 자세를 유지하기 위해서 특정 근육이 강하게 수축되어야 함을 의미한다. 오랜 시간이 지나면 이 근육은 조여지고 짧아지는 반면, 다른 근육은 신장되고 약해진다. 세 가지 주요 자세 결함은 척추 전만증, 후만증 그리고 측만증이다(그림 2.16).

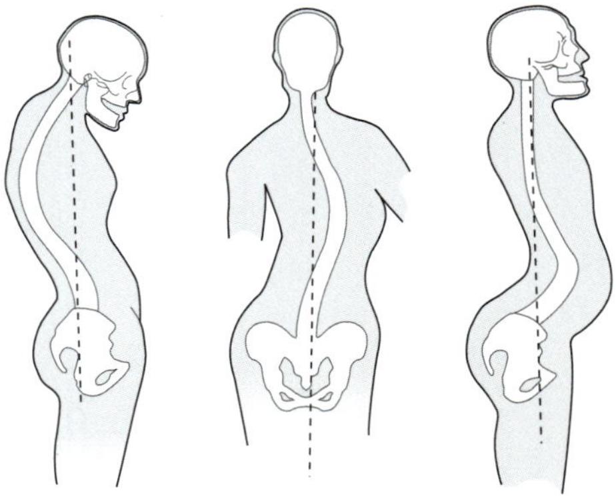

그림 2.16 자세 결함

척추 전만증(Lordosis)

척추 전만증이란 척추의 요골 부위가 안쪽으로 과장되어 보이는 것을 말한다. 이러한 고객은 홀로백을 보일 것이며, 복부와 엉덩이가 튀어나올 것이다. 체조선수들이 이러한 자세가 많다.

비 고

척추 후만증에서는 등 위 부분 근육이 약해지고 과다하게 신장된다. 가슴 부위의 근육은 조여지고 짧아진다.

척추 후만증(Kyphosis)

척추 후만증은 척추의 흉곽 부위가 굽어서 과장되어 보이는 것이다. 고객은 새우등을 갖게 되고 턱이 앞으로 튀어 나와 있다.

나쁜 자세를 하게 되면 척추 후만증이 나타날 수 있다.

척추 측만증(Scoliosis)

척추 측만증의 특징은 척추가 옆으로 굴곡지는 것인데, C나 S 모양을 가지게 된다. 이로 인해 어깨와 골반대가 약간 수평을 잃게 된다 .이것은 선천적일 수도 있고, 어떤 기간 동안 한 쪽 어깨로만 무거운 가방을 계속 맬 때 나타날 수도 있다. 짧아진 근육은 안 쪽으로 굽어져 있고, 과다하게 늘어난 근육은 바깥으로 굽어져 있다. 마사지를 하면 짧아지고 조여진 근육이 이완되며 펴질 수 있기 때문에 올바른 자세 교정에 도움을 준다.

혈액순환

심장혈관계는 심장, 혈액 그리고 혈관으로 구성된다. 심장의 기능은 혈액을 온 몸으로 보내는 펌프의 역할이다. 혈액은 산소와 영양을 운반하여 혈관을 타고 온 몸으로 이동된다.

혈액 원형질

원형질이란 혈액의 액체 부분인데, 주로 물로 구성된다. 혈액 세포, 호르몬, 영양 그리고 세포가 생성한 노폐물 같은 많은 물질이 혈액 원형질을 타고 이동한다.

혈액의 기능

혈액의 기능은 아래와 같다:

- **운반.** 산소, 영양 그리고 호르몬을 체세포로 운반한다. 열 또한 근육과 간으로부터 온 몸으로 이동하는데, 이것은 체온 조절을 도와준다.
- **제거.** 이산화 탄소와 세포의 노폐물을 제거한다.
- **공격.** 박테리아와 같은 유해한 유기체를 공격한다. 흰색 혈액 세포는 질병으로부터 몸을 보호한다.
- **딱지.** 상처가 났을 경우 혈액의 과잉 손실을 막기 위해서 혈액은 딱지를 형성한다.

비 고

혈액 기능 암기법:
드라큘라(**D**–**R**–**A**–**C**–ula.)
D – delivers(운반)
R – removes(제지)
A – attacks(공격)
C – clots(딱지)

혈액 세포

붉은 혈액 세포

붉은 혈액 세포(적혈구)는 단추 모양으로 생긴 세포로서, 골수에서 만들어 지고 약 3달간 살아 있는다(그림 2.17). 한 방울의 혈액에는 이 세포가 약 5백만 개 들어 있다. 붉은 혈액 세포에는 헤모글로빈 색소가 함유되어 있다. 폐에서 나온 산소는 헤모글로빈과 결합한다. 붉은 혈액 세포의 기능은 산소를 온 몸으로 운반하여 세포로 전달한다. 이산화탄소도 붉은 혈액 세포에 의해 운반되어 폐로 다시 들어가서 숨을 내 쉴 때 체외로 나가게 된다.

헤모글로빈은 철분이 풍부하여 지속적인 공급이 필요하다. 철분은 우리가 섭취하는 음식에서 나오고, 간에 의해 파괴된 노화되었거나 손상된 붉은 혈액 세포 에서도 나온다.

비 고

한 방울의 혈액에는 붉은 혈액 세포가 약 5백만 개 들어 있다

비 고

철분이 부족하면 빈혈이 생길 수 있다.

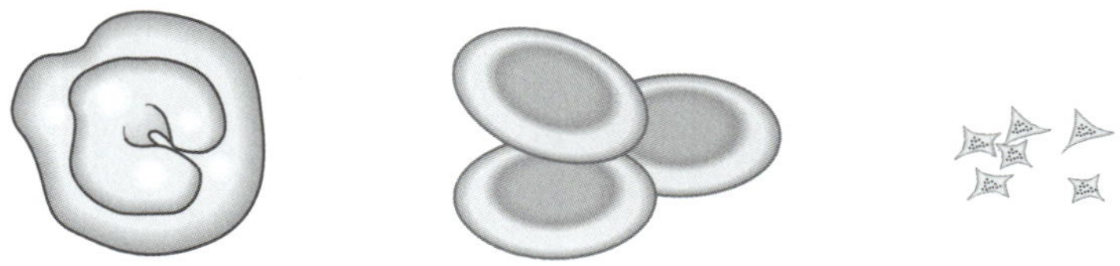

그림 2.17 **혈액 세포**

흰색 혈액 세포

흰색 혈액 세포(백혈구)는 핵을 포함하고 있으며 붉은 혈액 세포보다 더 크다. 혈액 한 방울에 약 10,000개가 들어 있다. 대부분의 흰색 혈액 세포는 작은 공간을 빠져나가기 위해서 형태가 변화한다. 그러므로, 흰색 혈액 세포는 신체의 거의 모든 곳에 닿을 수 있다. 희색 혈액 세포의 기능은 우리를 질병으로부터 보호하는 것이다.

모든 혈액 세포는 골수에서 만들어 진다. 흰색 혈액 세포 중 75%는 직접 혈액 순환으로 들어가고, 나머지 25%는 림프계를 거쳐 감염에 대항하여 싸우는 특수 성분을 얻게 된다. 이러한 세포는 자신의 세포질 내부에 미세한 과립을 가지고 있기 때문에, **과립(백혈)구**라고 한다. 대부분의 과립백혈구는 **식세포**이다 — 이것은 그들이 박테리아와 기타 유해 물질을 집어 삼켜서 소화(먹을)할 수 있다는 것을 의미한다.

무과립백혈구는 세포질에 과립을 가지고 있지 않다. 이러한 흰색 세포는 나머지 25%를 구성하며, 대부분 림프계에서 생성된다. 림프구와 단핵 백혈구는 무과립백혈구의 유형이다.

림프구의 역할은 **항체**를 생성하는 것이다. 항체란 신체가 박테리아와 기타 유해 물질에 반응하여 만들어지는 화학성분이다. 이것은 유해 물질을 파괴하여 더 이상 신체를 위협하지 못하도록 하는 것이다.

단핵백혈구는 박테리아와 같은 유해 물질을 대부분의 과립백혈구가 하듯이, 집어 삼켜서 소화한다. 이것은 상처 주위에 모여서, 박테리아가 신체를 침입하여 들어오려는 것을 막는다.

비 고

백혈병은 흰색 혈액 세포가 과잉 생산되어 발생하는 암이다.

혈소판

혈소판 (트롬보사이트)는 흰색 혈액 세포와 붉은 혈액 세포보다 더 작은 미세한 조각 세포이다. 이들은 골수에서 만들어지고 2주까지 살 수 있다. 한 방울의 혈액에는 약 200,000개의 혈소판이 들어 있다. 혈소판은 신체에 상처가 난 후에 혈액이 딱지를 형성하는 과정에 포함된다. 그 기능은 차단물을 형성함으로써 혈관 손상으로 인한 혈액의 손실을 막는데 도움을 주는 것이다.

심 장

심장은 흉강(가슴 부위)의 폐 사이에 위치하는데, 신체에서 약간 왼쪽에 있다. 심장의 크기는 대략 그 사람의 주먹을 쥔 상태와 비슷하고, 심장 근육으로 주로 구성되는 기관이다.

심장은 **우심방**, **좌심방**, **우심실** 그리고 **좌심실**로 불리는 네 개의 방으로 구성되는데, 이 방들은 혈액을 온 몸으로 펌프해 낸다. 위 쪽의 방들을 **심방**이라고 부르고 아래 쪽 방들을 **심실**이라고 부른다. 또한 심장에는 판막이 있어서 혈액의 역류를 방지한다. 심장의 오른쪽과 왼쪽은 **격막**(그림 2.18)이라는 근육 벽에 의해서 분리되어 있다. 심장의 오른쪽을 통과하는 혈액은 운반되는 산소가 거의 없기 때문에 **탈산소화**된 혈액이라고 한다. 심장의 왼쪽을 통과하는 혈액은 산소가 풍부하기 때문에 **산소화**된 혈액이라고 한다. 혈액을 심장으로부터 멀어지게 하는 혈관을 **동맥**이라고 하고, 혈액을 심장으로 가져오는 혈관을 **정맥**이라고 한다.

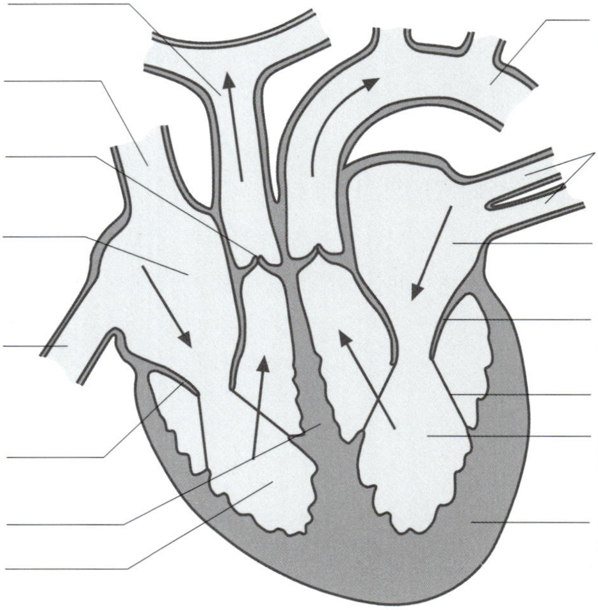

그림 2.18 심장의 구조와 혈액의 경로를 보여주는 단순화된 횡단면

폐순환

폐순환이란 심장과 폐 사이의 혈액 순환을 말한다.

> **비 고**
> 동맥의 벽이 단단해지는 것을 동맥경화라고 한다.

- 탈산소화된 혈액은 하대정맥과 상대정맥이라는 정맥을 통해 우심방으로 들어간다.
- 혈액은 판막을 통과하여 우심방에서 우심실로 흐른다.
- 우심실에서 나온 혈액은 또 다른 판막을 통해 폐동맥으로 들어간다.
- 폐동맥으로부터의 혈액은 폐로 운반된다. 숨을 내쉴 때 혈액은 이산화탄소를 제거하고, 폐에서 신선한 산소를 공급받는다. 혈액은 이제 산소화되었다.
- 그 다음 산소화된 혈액은 폐정맥에 의해서 심장의 좌심방으로 들어간다.

일반 순환(체순환)

일반 순환이란 심장의 왼 쪽에서 온 몸의 조직으로 혈액이 흐르는 순환을 말한다.

- 산소화된 혈액은 좌심방으로부터 판막을 거쳐 좌심실로 들어 간다.
- 혈액은 심장의 좌심실을 떠나 대동맥이라는 커다란 혈관 (동맥)으로 들어간다. 혈액은 영양도 운반하기 때문에, 신체의 모든 세포에 산소와 영양을 공급한다. 이산화탄소가 조직에서 빠져 나와서 이제 혈액은 다시 탈산소화된 혈액이 되었다.
- 결국 탈산소화된 혈액은 하대정맥과 상대정맥이라는 정맥을 통해 우심방으로 되돌아간다.

혈액은 혈관(그림 2.19)이라는 일련의 관을 통해 온 몸으로 운반된다. 이 혈관들은 동맥, 세동맥, 모세혈관, 세정맥, 정맥이라 불리며, 체내의 복잡한 네트워크를 형성한다.

비 고

관상 심장 질환은 혈액을 심장 근육으로 운반하는 동맥이 좁아져서 발생한다. 이것은 동맥경화라고 불린다. 동맥은 콜레스테롤이라는 지방 물질로 내부가 두터워 지는데, 콜레스테롤은 심장으로 향하는 혈류를 감소시킨다.

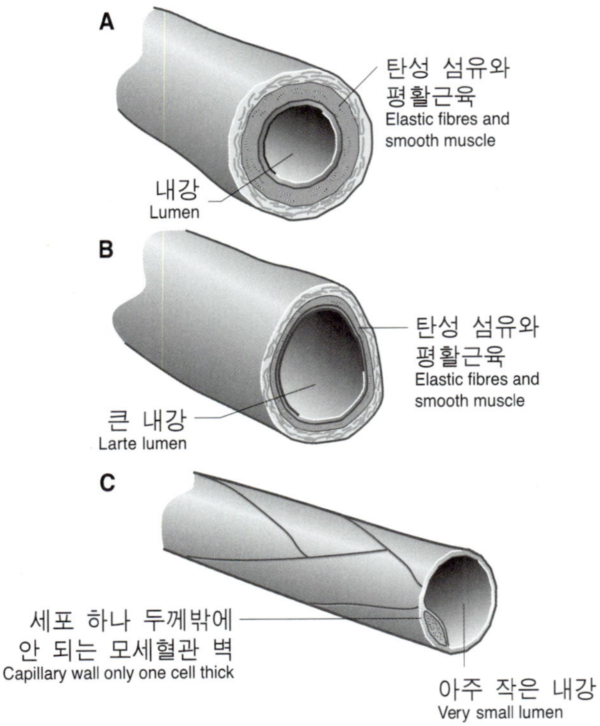

그림 2.19 **혈관.** A 동맥, B 정맥, C 모세혈관

동 맥

심장의 펌프질로 인하여 혈관 내의 혈액이 높은 압력으로 운반되기

때문에 동맥은 두껍고, 탄성 있는 근육 벽을 가지고 있다. 동맥은 혈액을 심장으로부터 **멀리 운반한다**. 폐동맥을 제외한 모든 동맥은 **산소화된** 혈액을 운반한다. 폐동맥은 탈산소화된 혈액을 심장에서 폐로 운반한다. 동맥은 일반적으로 깊이 위치하는데, 손목의 요골 동맥과 목의 경동맥과 같이 맥박을 느낄 수 있는 맥박점을 지나는 경우는 예외이다. 동맥이 심장에서 멀어질수록 가지를 더 뻗어서 더 작아진다. 산소화된 혈액은 결국 **모세혈관**이라고 불리는 매우 작은 동맥으로 닿게 된다.

모세혈관

비 고

모세혈관은 너무 작아서 붉은 혈액 세포는 모세혈관을 하나씩 통과해야 한다.

비 고

체내에는 60,000마일 이상의 모세혈관이 있다.

동맥은 모세혈관에 연결되어 있다. 모세혈관은 가장 작은 혈관으로서, 약 100분의 1 밀리미터 정도의 두께이다. 동맥과 정맥과는 달리, 모세혈관의 벽은 아주 얇아서 어떤 물질은 이 벽을 통과할 수 있다 — 이것을 **모세관 교환**이라고 한다. 산소와 영양은 체세포로 전달되고 이산화탄소와 노폐물은 제거된다.

모세관은 **세정맥**이라는 더 큰 혈관에 연결된다. 산소가 혈액에서 제거되고 이산화탄소가 들어왔으므로, 혈액이 세정맥에 이를 때까지는 탈산소화된 혈액이 된다(그림 2.20).

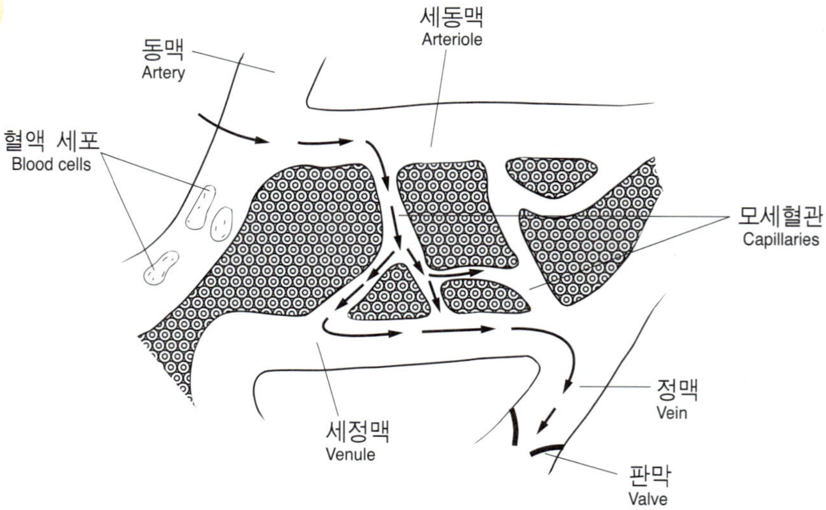

그림 2.20 혈액이 동맥에서 모세혈관을 거쳐 정맥으로 가는 방법

정 맥

혈액은 정맥이라고 불리는 더 큰 혈관에 닿을 때까지 세정맥을 통해

흐른다. 정맥은 정맥혈이라고 불리는 혈액을 심장을 **향해** 운반한다. 정맥 벽은 동맥보다 더 얇고 덜 탄력이 있다. 정맥은 **탈산소화된** 혈액을 운반하는데, 산소화된 혈액을 폐에서 심장으로 운반하는 폐정맥은 예외이다. 정맥은 동맥보다 피부 표면에 더 가깝다. 다른 혈관과는 달리, 정맥은 **판막**을 가지고 있어서 혈액의 역류를 방지한다(그림 2.21).

동맥과는 달리, 정맥은 심장의 펌프 작용의 영향을 받지 않기 때문에 낮은 압력으로 혈액을 운반한다. 정맥 내의 혈액은, 걷기와 같은 수의근의 밀어내는 동작, 그리고 호흡과 같은 불수의근의 밀어내는 동작에 의해 온 몸을 통고하여 움직인다. 그러므로, 운동과 마사지는 부분적으로 정맥의 흐름을 돕는데 유용하다.

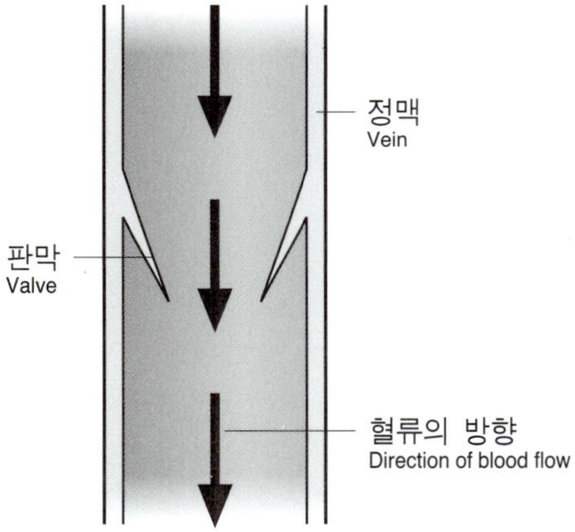

그림 2.21 정맥 내의 판막

머리와 목의 혈액 공급

머리와 목으로—동맥

심장으로 흐르는 혈액은 경동맥을 통하여 도달한다. 두 개의 주요 경동맥이 있는데, 목의 양 옆에 하나씩 있으며 ① **내경동맥**과 ② **외경동맥**이라고 한다. 내부의 가지는 산소화된 혈액을 뇌에 공급한다. 외부의 가지는 혈액을 머리의 더 표면에 가까운 구조로 운반한다. 예를 들면 근육, 피부, 뼈. 머리와 목의 중요한 동맥에는 다음과 같은 것이 포함된다. ③ **총경동맥**, ④ **후두엽 동맥**, ⑤ **천측두동맥**, ⑥ **상악동맥** ⑦ **안면동맥**, ⑧ **설동맥**, ⑨ **갑상선 동맥**.

머리와 목의 중요한 정맥에는 다음과 같은 것이 포함된다. ① **중측두정맥**, ② **천측두정맥**, ③ **상악정맥**, ④ **전안면정맥**, ⑤ **총안면정맥**, ⑥ **내경**

과제 2.25

동맥과 정맥의 차이를 나타내는 아래의 표를 채우시오.

	동맥	정맥
벽의 두께	______	______
혈압	______	______
판막을 가지고 있는가?	______	______
산소화된/탈산소화된 혈액을 운반하는가?	______	______
혈액이 심장을 향해/심장에서 멀리 흐르는가?	______	______
혈관을 따라 혈액이 흐르는 방법은 무엇인가?	______	______
깊이 위치하는가 아니면 신체의 표면에 가까운가?	______	______

정맥, ⑦ **외경정맥**, ⑧ **후두엽 정맥**.

혈전증

혈전증이란 동맥이나 정맥의 내부에 머물러 있는 혈액의 덩어리이다. 이것은 혈액의 흐름을 압박하거나 멈추게 하기 때문에 매우 위험하다. 마사지를 하게 되면, 혈액 덩어리가 움직이거나 파손되어 심장, 폐 또는 뇌에 들어가 치명적일 수 있다.

색전증

이것은 혈류 속에 있는 어떤 덩어리 물질로 인해 동맥이 막히는 것이다. 혈전증에서 나온 파편 조각이 원인이 될 수 있다. 이것은 혈관의 어딘가에 박혀서 혈액의 흐름을 막을 때까지 계속 혈류를 타고 순환한다. 이러한 차단은 아주 위험할 수 있다. 혈전증이나 색전증이 있는 고객을 절대 치료하지 않도록 한다. 만약 이러한 병력이 있는 경우에는, 그들의 의사와 상담하는 것이 좋다.

혈 압

혈액이 모세혈관에 닿으면, 산소와 영양이 혈액에서 나와 세포로 들어가야 한다. 체액을 모세혈관 벽을 통해 밀어내는 힘을 혈압이라고 한다. 이 체액에는 산소와 영양이 들어 있어서 세포 속으로 분산된다. 그

과제 2.26

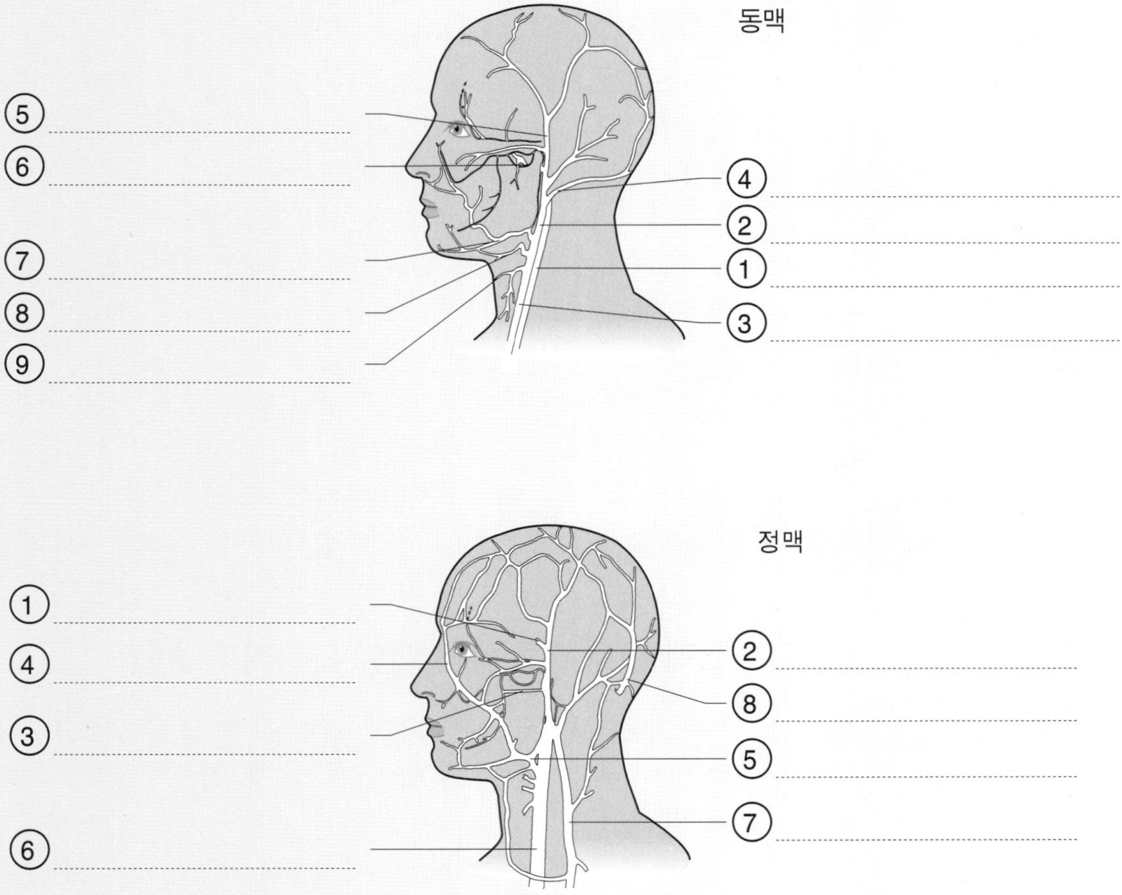

그림 2.13 **머리와 목의 혈관.** A 동맥, B 정맥

표 2.2의 정보를 활용하여 그림 2.13의 표에 이름을 붙이시오.

러므로, 신체에 있어서 올바른 혈압의 수치를 유지하는 것은 중요한 것이다.

고혈압/저혈압

높은 혈압(고혈압)은 혈압이 계속적으로 보통 이상인 경우이다. 심장이 신체를 통해 혈액을 보내기 위해 더 힘들게 내보내야 하기 때문에 고혈압은 심장병이나 심장마비를 일으킬 수 있다. 흡연, 비만, 운동 부족, 소금 과잉 섭취, 스트레스, 과음, 피임약, 임신 그리고 유전적 요소에 의해 고혈압이 발생할 수 있다. 이러한 증상을 겪는 사람들은 마사지와 특정 에센셜 오일을 사용하면 효과를 볼 수는 있으나, 치료 전에 반드시 의사의 승인을 얻어야 한다.

비 고

고혈압(HBP)과 저혈압(LBP) 사이의 차이를 기억하려면, hypo와 low의 'o'를 기억하시오.

낮은 혈압(저혈압)은 상당 기간 동안 혈압이 보통 이하인 경우이다. 신체를 똑 바로 하로 선 상태에서 혈압은 혈액을 뇌로 뿜어 올릴 수 있을 만큼 충분해야 한다. 그렇지 않으면, 어지러운 느낌이 든다. 저혈압인 사람들은 누워있다가 갑자기 일어나 앉으면 어지러울 수 있다.

혈액 순환 시스템에 대한 마사지의 효과

마사지는 혈관을 압박하여 혈액이 전진하게 만든다. 압력이 사라지면, 혈관은 자신의 정상 크기로 돌아오며, 이 때 만들어진 공간을 채우기 위해 혈액이 몰려든다. 그 결과 홍반이라고 하는 피부가 붉어지는 현상이 나타난다. 신선한 산소화된 혈액과 영양이 이 부위로 운반되어 조직에 영양을 주게 되고, 조직의 회복을 돕는다. 노폐물 (신진대사 노폐물)이 제거되고 정맥에 의해서 운반된다. 노폐물이 축적되면 아픔과 뻣뻣함을 느낄 수 있으므로, 마사지를 하여 이러한 증상을 완화시킬 수 있다.

경찰법(때리기)와 같은 마사지 동작은 정맥 속의 혈액이 심장으로 (정맥의 복귀) 돌아가는 것을 돕는다. 이것은 정맥이 흐르는 방향으로 때리기를 실행하기 때문이다.

림프계

당신이 아플 때 어떤 분비기관이 부었다고 느낀 적이 있는가? 목구멍이 감염되어 목에 있는 분비기관에 염증이 생기는 것처럼 말이다. 당신이 느끼게 되는 분비기관이 바로 림프절이다. 림프절, 림프, 림프관 그리고 림프대관은 모두, 혈액 순환과 밀접한 관계가 있는 림프계를 형성한다.

림프는 어디서 나오는가?

혈액은 조직 속으로 들어가지 않고 혈관 내부에 남아 있는다. 그러나 혈액의 원형질은 모세혈관 벽을 통해 스며들어 조직 사이의 공간으로 들어갈 수 있다. 이 체액은 세포에 영양과 산소를 공급한다. 이제 이것은 체액이 되었고, **간질액**이라고 불린다. 혈액으로 돌아가는 간질액보다 모세혈관에서 나오는 간질액이 더 많다. 남은 조직액은 림프 모세관으로 들어가며, 이것이 **림프**가 된다. 림프는 혈액의 원형질과 비슷하지만, 더 많은 흰색 혈액 세포를 포함하고 있다(맞은 편 페이지의 그림 2.23).

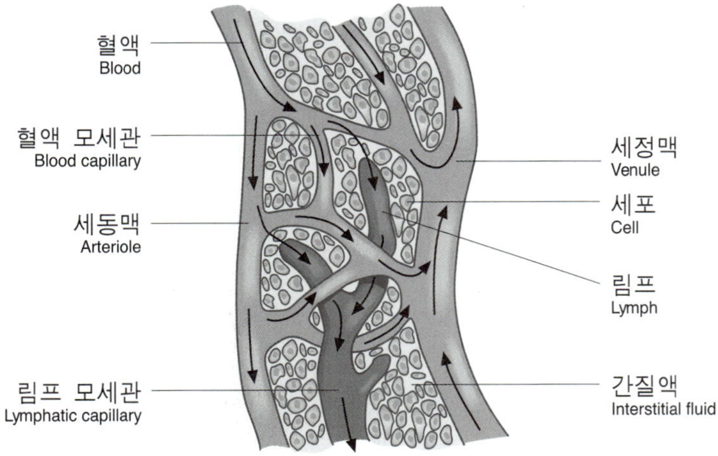

그림 2.23 **혈액과 림프 사이의 관계**

림프계의 기능

- **감염과의 싸움을 돕는다** — 림프계에 의한 림프구와 항체의 생성은 면역 체계에 있어서 중요한 역할을 한다. 림프구(흰색 혈액 세포)는 유해한 물질을 알아 보고 파괴시킨다.
- **신체에 체액을 분배한다** — 림프관은 매일 조직 공간으로부터 나온 잉여 조직액을 약 3리터씩 배출한다.
- **지방의 이동** — 탄수화물과 단백질은 소장에서 나와 직접 혈류 속으로 들어간다. 그러나 지방은 저장에서 나와, 혈류 속으로 들어

가기 전에, 유미관이라는 림프관으로 들어간다. 지방이 림프계를 통해 흡수되는 이유는 확실치 않다.

림프절

우리의 몸 전체에 걸쳐 약 600개의 콩처럼 생긴 림프절이 흩어져 있다. 주로 서혜부, 가슴, 겨드랑이 주위에 림프절이 뭉쳐 있으며, 복부와 가슴의 주요 혈관 근처에도 많이 있다.

림프란 물과 같은, 무색의 액체로서 림프절을 통과한다. 림프절은 림프로부터, 박테라아와 같은 유해 물질을 걸러내는데, 이러한 유해 물질은 인체에 감염을 일으킬 수 있다. 림프절에는 림프구와 단핵세포라고 하는 특수화된 흰색 혈액 세포가 포함된다. 단핵세포는 유해 물질은 섭취함(먹음)으로써 파괴한다. 림프구는 박테리아의 성장을 중지시키고 그 유해한 활동을 방지하는 항체를 생성한다. 감염이 되면 박테리아가 더 많이 때문에 림프절은 더 많은 림프구를 생성하여 그들을 파괴한다. 이로 인하여 림프절이 커지게 되고, 이것이 바로 분비기관이 감염과 싸우기 위해 분투하고 있음을 알리는 신호이다.

머리에 있는 중요한 림프절 그룹은 ① **후두림프선**, ② **악하림프선**, ③

과제 2.27

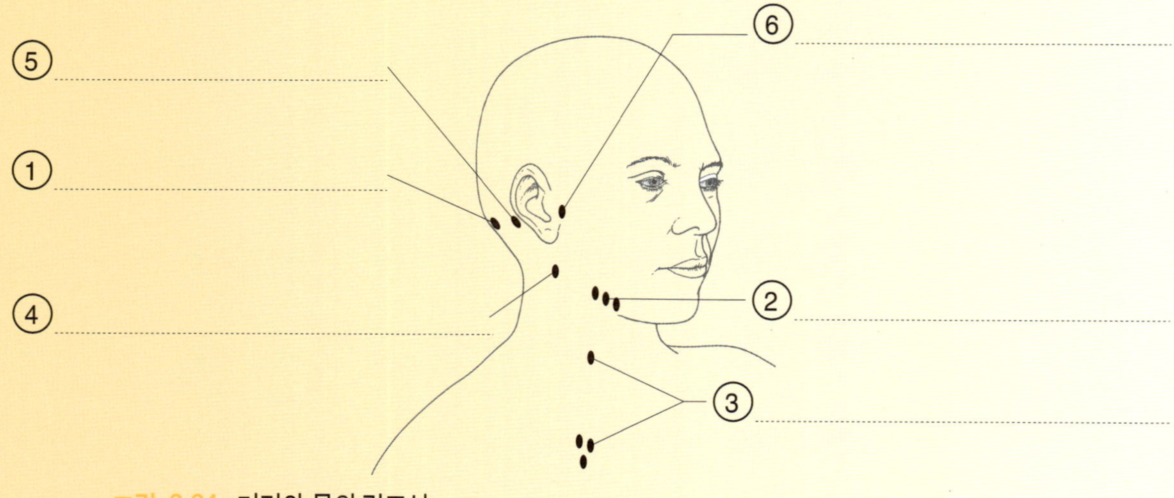

그림 2.24 머리와 목의 림프선

아래의 정보를 활용하여 그림 2.24의 표에 이름을 붙이시오.

심경림프선, ④ **천경림프선**, ⑤ **이하림프선**, ⑥ **전이개림프선**이다.

림프세관

림프는 신체 주위를 이동하는데, 꼭 한 방향으로만, 심장을 향하는 방향으로만 이동한다. 림프는 림프 모세관으로 시작하는 관을 타고 이동한다. 림프 모세관은 끝이 막힌 관으로서, 세포와 세포 사이에 위치하며 몸 전체에 걸쳐 나타난다. 림프 모세관의 벽은 조직액이 그 안으로는 들어가지만 나올 수는 없도록 구조가 되어 있다.

림프 모세관은 합쳐져서 림프관이라는 더 넓은 관이 된다. 림프관은 일반적으로 정맥과 나란히 간다. 이것은 판막을 가지고 있다는 면에서는 정맥과 비슷하지만, 정맥 보다 더 얇은 벽을 가지고 있는 것이 일반적이다(그림 2.25). 림프는 림프관을 통해 몸 전체를 흐르며 수많은 림프절을 거치며 여과된다. 결국 림프는 림프대관으로 들어가게 된다.

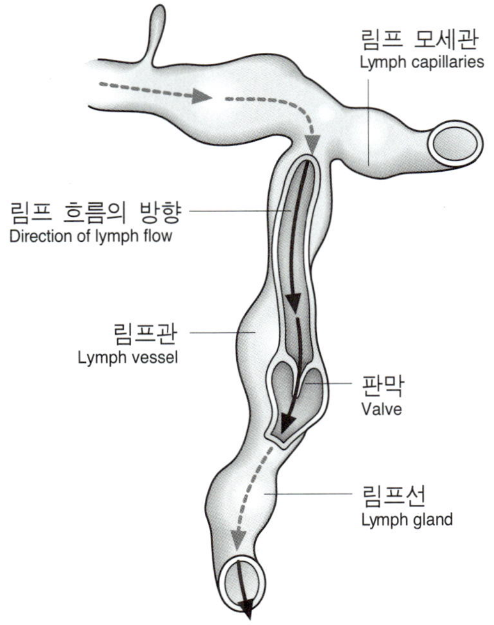

그림 2.25 림프관을 지나는 림프의 흐름

림프대관

림프대관은 **흉관**과 **우림프관**으로 알려져 있다. 흉관의 길이는 약 40 cm이다. 하반신으로부터의 림프관이 합쳐져서 **유미조**라는 큰 림프관을 형성하는데, 이것은 흉관으로 연결된다. 유미조는 위에서 두 개의 요추의 앞에 위치한다. 흉관은 림프계의 주요 수집관이다. 이것은 머리, 목 그리고 가슴의 왼쪽, 왼쪽 팔 그리고 갈비뼈 아래의 몸 전체로부터의 림프를 받는다. 흉관은 림프를 왼쪽 쇄골하정맥으로 직접 배출하여, 혈액 순환으로 되돌아 오게 한다(그림 2.26).

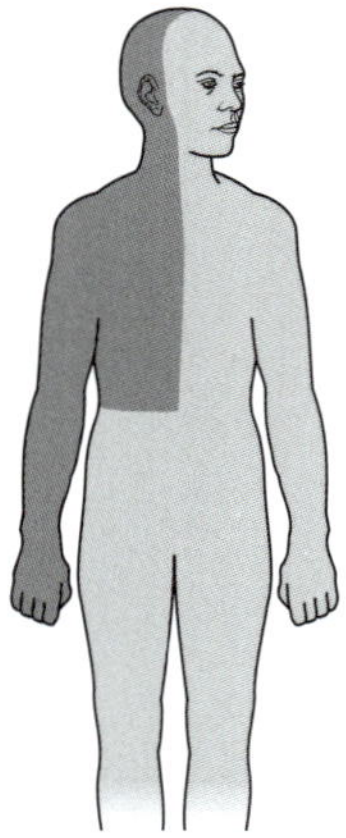

그림 2.26 **림프 배출**

> **비 고**
>
> 마사지는 림프의 흐름을 자극하는 것을 돕고, 스트로크하는 마사지 동작은 가장 가까운 림프절을 향해야 한다. 마사지는 잉여 체액을 배출하는 것을 도와, 체액 정체(부종)를 방지하는 것을 돕는다.

우림프관의 길이는 약 1.25 cm이며 신체의 상반신의 오른쪽으로부터의 림프를 배출한다. 림프는 오른쪽 쇄골하정맥으로 들어와서, 정맥혈과 합쳐져 다시 한번 혈액순환의 일부를 이루게 된다.

림프계는 심장과 같은 펌프를 가지고 있지는 않지만, 정맥과 같이 신체의 움직임과 골격근의 수축에 의해 이동한다. 근육이 밀어내는 행동을 통하여 림프를 림프관을 통하여 이동하게 한다. 호흡과 심장박동과 같은 불수의 행동 또한 림프가 림프관을 따라 흐르는 것을 돕는다.

과제 2.28

아래에 설명한 상황의 순서를 결정하고, 각 네모 칸 안에 올바른 알파벳을 기입하시오.

A. 조직액이 림프 모세관으로 들어간다.
B. 원형질은 이제 조직액이 된다.
C. 조직액은 이제 림프가 된다.
D. 조직액은 세포에 영양과 산소를 공급한다.
E. 혈액 속의 원형질이 모세혈관 벽을 통해 스며든다.

1	2	3	4	5

신경계

신경계는 뇌, 척수 그리고 온 몸에 퍼져 있는 신경으로 구성된다.

수백만 개의 신경 자극 (메시지)는 계속해서 피부와 같은 수용기관으로부터 뇌로 도착한다. 많은 자극이 뇌를 떠나 근육을 자극하여 움직이게 하고, 기관을 자극하여 그 기능을 수행하게 한다. 신체에서는 메시지가 전기 자극의 형태를 띠는데, 이것은 **뉴런**(신경 세포)에서 뉴런으로 전해진다. 체내에는 수십억 개의 뉴런이 있는데 그 기능은 신경 자극을 전달하는 것이다.

비 고

신경계는 전화 네트워크와 비슷하여, 메시지가 계속해서 전선을 타고 전달된다.

머리, 목 그리고 어깨에 신경 공급

두개골의 내부에 있는 뇌에서 발생하는 뇌신경은 12 쌍이 있다. 이들은 근육과 감각 기관 (눈, 머리와 목의 피부)에 신경을 공급한다.

3차 신경이라 불리는, 제 5 번 뇌신경이 가장 크다. 이 신경은 얼굴, 치아 그리고 두피의 일부에 있는 감각신경으로부터의 메시지를 뇌로 보낸다. 이것은 세 개의 가지를 가지고 있다. **안신경** ①, **상악신경** ②, **하악신경** ③.

안면 신경이라 불리는, 제7번 뇌신경은 관자놀이 뼈를 통과하여 귀 뒤로 들어간다. 이것은 혀, 입천장 그리고 얼굴의 근육에 신경을 공급한다. 이 신경에서 나온 가지들은 ④ **경신경**, ⑤ **볼신경**이다.

머리, 목 그리고 어깨에 신경을 공급하는 다른 신경에는 ⑥ **전두신경**, ⑦ **누선신경**, ⑧ **안하신경**, ⑨ **설신경**, ⑩ **쇄골상신경**이 있다.

후각기관

후각 기관은 우리에게 후각이라고 하는, 냄새를 맡을 수 있는 감각을 제공한다. 뇌는 심경계의 도움으로 약 20,000개의 다른 냄새를 구별할 수 있다. 코에 있는 수백만 개의 후각 수용기관이 메시지를 신경 자극의 형태로 뇌에 전달한다.

비 고

전문 조향사는 100,000개의 서로 다른 향기를 구분해낼 수 있다.

과제 2.29

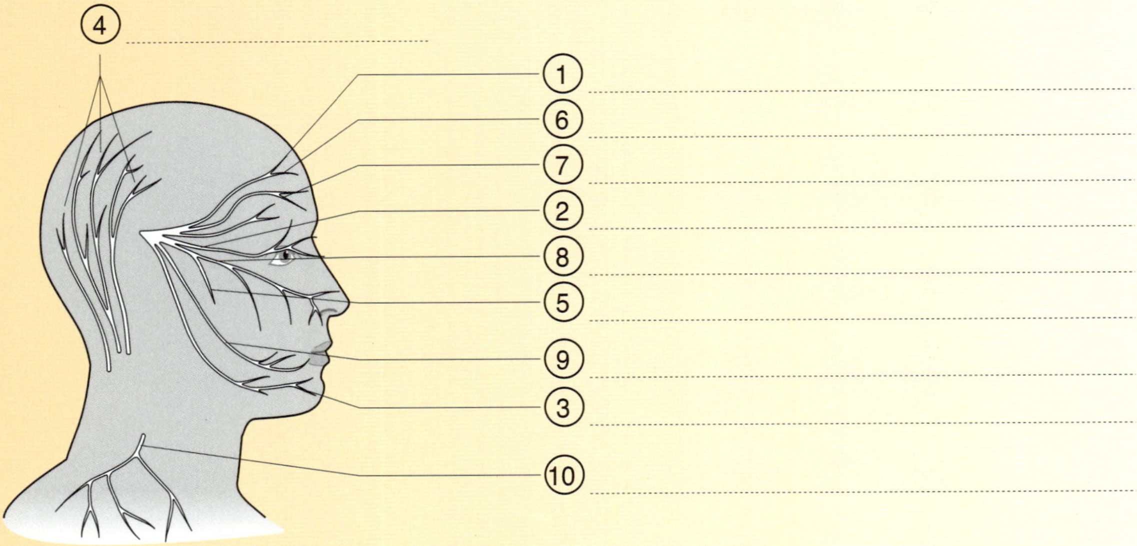

그림 2.27 머리의 주요한 신경

위의 정보를 활용하여 그림 2.27의 표에 이름을 붙이시오.

어떻게 냄새를 인식하는가?

에센셜 오일(아로마테라피에 사용되는 오일)과 같은 물질은 ① **냄새가 나는 기체 입자**를 발산한다. 이 입자들은 우리가 숨을 들이 마실 때 코로 들어가서, 비강의 수분 점막의 윗부분으로 분산된다.

② **점막**은 ④ **후각 세포**의 바닥으로부터 돌출된 ③ **섬모**라는 작은 체모를 감싼다. 기체 입자는 섬모에 이르러 신경 자극을 자극하여 ⑤ **신경세포**의 신경돌기를 따라 이동하면서, 두개골의 뼈를 통하여 두 개의 ⑥ **후각멍울**로 들어간다.

그 다음 후각멍울로부터의 신경은 신경 자극을 뇌에 전달한다. 뇌의 ⑦ **변연계**는 후각멍울에서 받은 냄새 정보를 해석하여, 우리가 인식하게 한다.

변연계는 또한 고통, 분노, 즐거움, 매력 그리고 기억과 같은 감정을 관장하기도 한다. 이것은 냄새와 다른 감정적 반응을 불러 일으키고 과거를 기억해내게 하는 이유이다.

적 응

우리는 냄새에 적응할 수 있다. 향수를 뿌리면 곧 그 냄새를 인식하지 못하게 된다. 왜냐하면 수백만 개나 되는 후각 수용기관이 새로운 냄새를 맡기 전까지는 자극을 받지 않기 때문이다.

과제 2.30

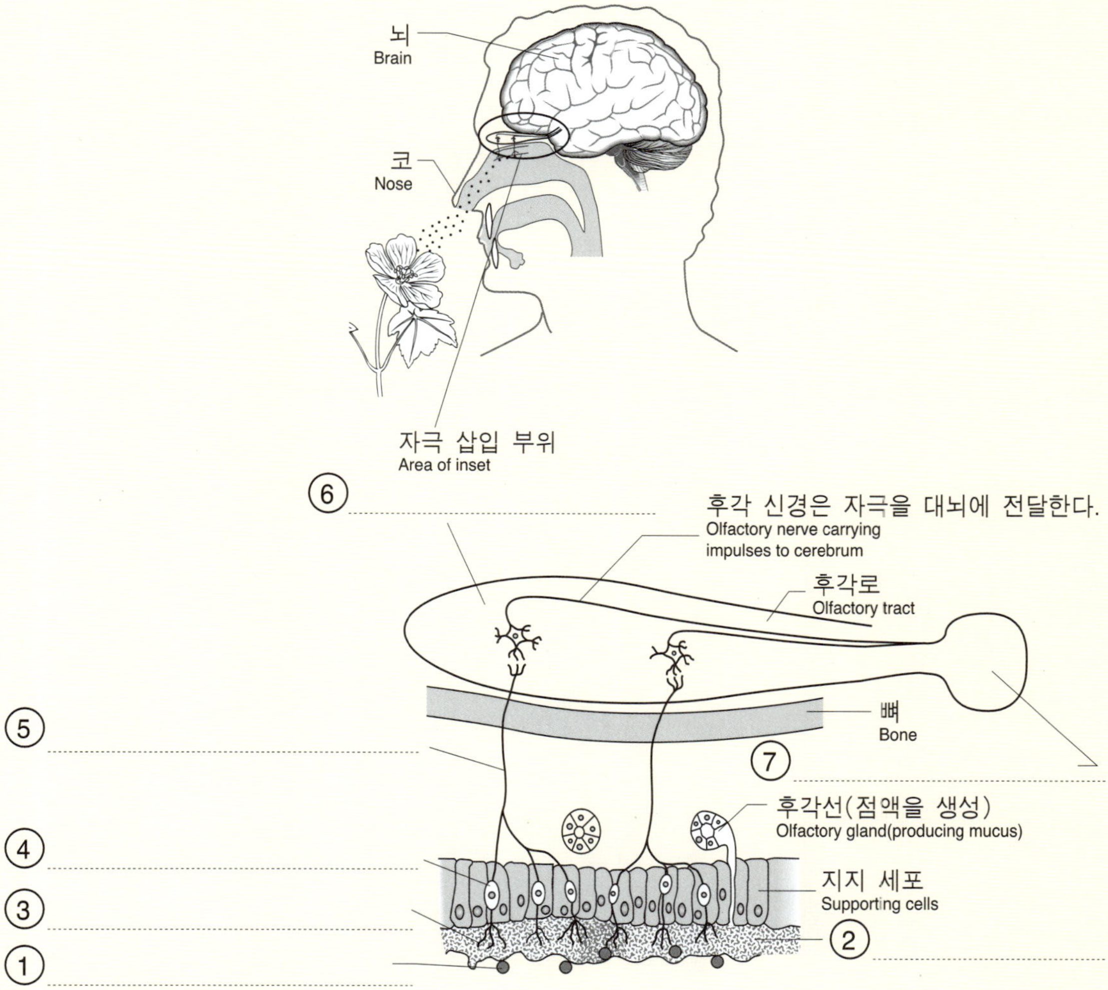

그림 2.28 후각기관

페이지 87의 문장에 있는 번호가 매겨진 용어와 위의 번호를 짝지어서 그림 2.28을 완성하시오.

호흡기 계통

① 코

공기는 코를 통해 안으로 들어가서 축축해지고 따뜻해진다. 거친 체모가 큰 먼지 입자를 걸러 낸다. 비강에는 미세한, 머리카락 같은 **섬모**라는 구조가 있다. **점액**이라는 끈적거리는 물질이 배상세포에 의해 만들어져서, 먼지 입자를 잡아내는 데 도움을 준다. 섬모는 잡혀진 먼지 입자와 함께 점액을 인두(목구멍) 쪽으로 이동시켜서, 이 곳에서 삼켜지고 위 속의 산에 의해 파괴되게 한다.

공동이란 두개골 뼈 속의 움푹 패인 공간으로서 비강으로 열려 있다. 이 공간은 공기로 차 있으며, 점막으로 안이 싸여 있다. 감염이나 알러지는 이 막을 부어 오르게 하고, 점액이 과잉 생산되게 함으로써 수양성 비류를 유발시킨다.

비 고

부비강염은 공동의 안을 싸고 있는 막에 염증이 생긴 것이다. 감기로 발생하는 경우가 많다. 코 뒤와 뺨이 아프게 뛰는 것을 느낄 수 있다.

과제 2.31

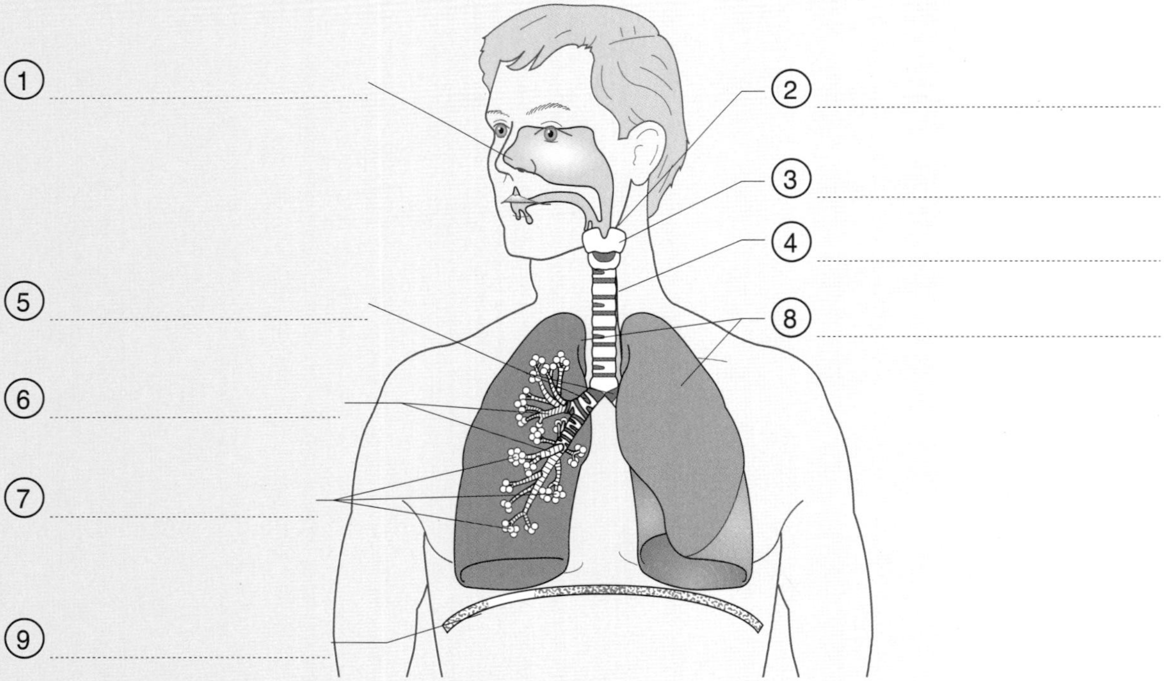

그림 2.29 호흡기관

페이지 88~91의 문장에 있는 번호가 매겨진 용어와 위의 번호를 짝지어서 그림 2.29를 완성하시오.

② 목구멍(인두)

인두는 공기와 음식의 통로 역할을 하는 관이다. 이것은 공기가 후두로 들어가게 하고 음식이 식도로 들어가게 한다. 후두는 식도 앞에 있다. 편도선은 인두의 뒤에 있다. 편도선은 림프 조직으로 구성되어 있으며 그 기능은 림프절과 같은 방법으로 박테리아를 여과하는 것이다.

③ 후두

후두는 소리상자로서, 인두와 호흡관을 잇는 짧은 경로이다. 이것은 연골로 구성되어 있다. 가장 큰 것은 후골을 형성한다. 삼키는 동작을 할 때 인두와 후두는 올라간다. 뚜껑처럼 생긴 연골 조각은 후두개라고 하는데, 후두의 입구를 덮는 뚜껑 역할을 한다.

비 고

삼키는 동작을 하는 동안 후두개가 닫히기 때문에 (대부분의 시간에) 음식이 호흡관이 아닌 식도로 들어가게 된다. 그렇지 않으면 질식할 것이다.

④ 호흡관(기관)

기관 또는 호흡관은 공기의 통로 역할을 하는 관이다. 이것은 20개의 C모양 연골 링에 의해 열려있어서, 기관은 약간의 경직성을 가지게 되기 때문에 공기흐름의 장애가 없게 된다. 기관은 흉부(흉강)으로 연결되고 가지를 뻗어 기관지를 형성한다.

⑤ 기관지

기관지(역주 : bronchi 복수) 는 두 개의 관인데, 각각을 기관지(역주:bronchus 단수)라고 하며 공기를 폐로 운반한다. 기관과 마찬가지로, 이들은 연골 링을 포함하고 있어서 관이 상당히 경직되어 적절한 공기흐름을 가능하게 한다.

기관과 기관지는 점액을 생성하는 섬모와 세포를 가지고 있다. 점액과 섬모는 먼지와 기타 유해 물질을 잡아 낸다. 섬모는 앞 뒤로 가볍게 날리며 점액과 먼지를 목구멍으로 운반하여, 여기에서 삼켜진 후 위산에 의해서 처리되게 한다.

비 고

알러지와 천식은 기관지의 수축을 야기시켜서, 호흡을 더 힘들게 한다.

비 고

운동 중에는 교감신경계의 활동이 증가하고 부신이 아드레날린(에피네프린)을 생성하여, 기관지 내의 근육이 이완되어, 공기 통로가 확장되게 한다. 이것은 공기가 더 빨리 허파꽈리로 공급되게 한다.

비 고

기관지염은 기관지의 관에 염증이 생기는 것이다.

⑥ 세기관지

기관지는 세기관지라는 가지로 나뉘어 진다. 세기관지는 점점 더 작아져서 허파꽈리로 결합될 때까지 분화된다.

비 고

각 폐는 약 3억 개의 허파꽈리를 가지고 있다.

⑦ 허파꽈리

허파꽈리는 둥근 주머니 모양의 구조로서 그 모양으로 인해 가스 교환을 위한 넓은 표면적을 확보할 수 있게 된다. 허파꽈리는 매우 얇은 벽을 가지고 있고, 각 허파꽈리는 모세혈관의 네트워크로 둘러싸여 있다. 이것을 통하여 산소와 이산화탄소의 효율적인 교환이 일어날 수 있다.

⑧ 폐

폐는 흉강의 양 쪽에 위치한 커다란 기관으로서 심장에 의해 나뉘어져 있다. 각 각은 늑막으로 감싸있는데, 이 늑막은 두 개의 층으로 구성된다. 이 두 층의 사이에, 체액을 함유하는 흉막강이라는 공간이 있다. 체액이 있기 때문에 호흡 주에 늑막이 서로 미끄러져 마찰하지 않게 된다.

⑨ 횡경막

횡경막은 커다란 둥근 지붕 모양의 근육으로 폐 바로 밑에 있다. 이것은 흉강에 의해 복강으로부터 분리된다. 횡경막은 호흡에서 중요한 역할을 하고, 흉강이 공기고 가득 차게 한다.

폐에서의 가스 교환

비 고

아로마테라피에 사용되는 에센셜 오일 또한 호흡기 계통을 통하여 혈류 속으로 통과할 수 있다.

공기는 숨을 들이 마실 때 폐로 들어가고, 여기에서 산소가 허파꽈리의 벽을 통해 혈액 속으로 분산된다. 붉은 혈액 세포가 산소를 잡아내어 온 몸을 다니며 체세포에 공급한다. 세포는 이산화탄소를 생산하는데, 이것은 몸 밖으로 제거되어야 한다. 이산화탄소는 세포로부터 주위의 모세혈관으로 분산된다. 이것이 허파꽈리를 감싸고 있는 모세혈관에 다다르면, 허파꽈리 벽을 통과하여 숨을 내쉴 때 빠져나간다. 탈산소화된 혈액은 다시 한번 산소화된 혈액이 된다. 이것이 생명에 필수적이며, 지속적으로 발생하는 과정이다(그림 2.30).

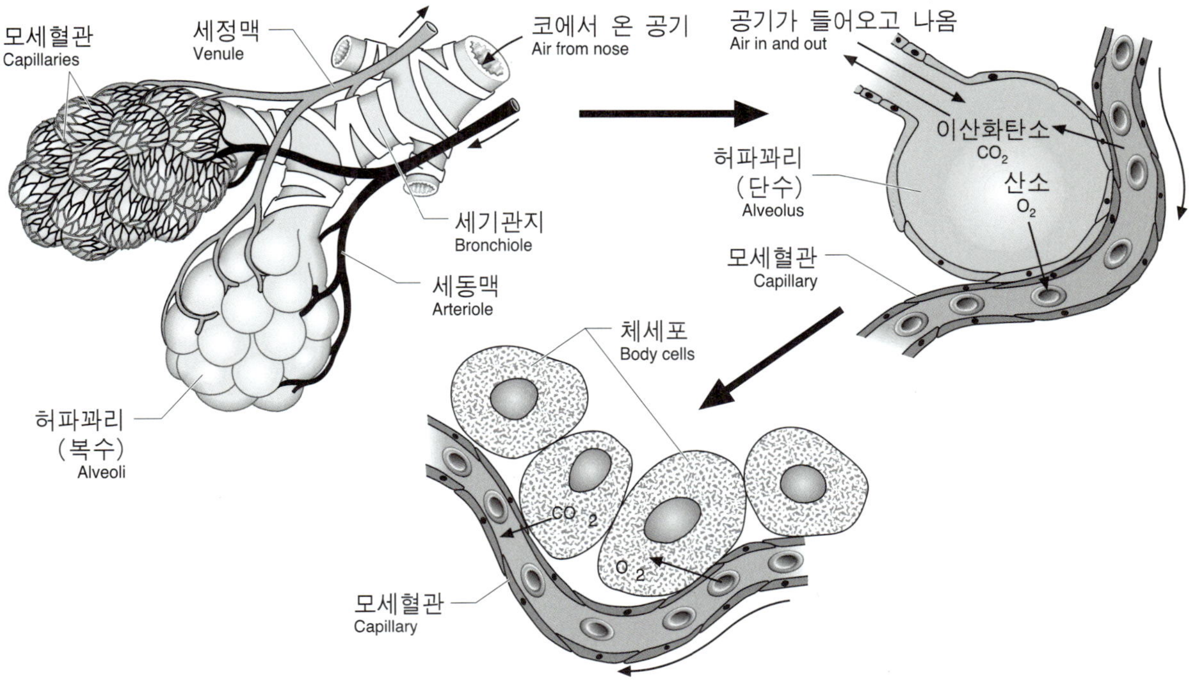

그림 2.30 폐와 세체포에서의 가스 교환

호흡의 메커니즘

숨을 들이마시는 동안, 갈비뼈 사이의 늑간근이 수축되어 갈비뼈가 위 아래로 움직이다. 횡경막 근육 또한 수축되어 둥근 지붕 모양이 납작하게 된다. 이것은 폐 내부의 공간을 증가시켜서 공기가 자동적으로 폐로 들어오게 한다.

숨을 내쉬는 동안, 늑간근이 이완되고 갈비뼈가 제자리로 돌아온다. 횡경막이 이완되어 원래의 둥근 지붕 모양이 된다. 이것은 폐 내부의 공간을 더 작게 하여 공기가 밖으로 빠져 나가게 한다.

비 고

이 과정은 당신의 손을 풍선에 붙여서 (이것은 흉벽에 붙은 폐를 나타낸다) 당김으로써 풍선 안의 공간을 증가시키는 것과 같다.

고객 상담

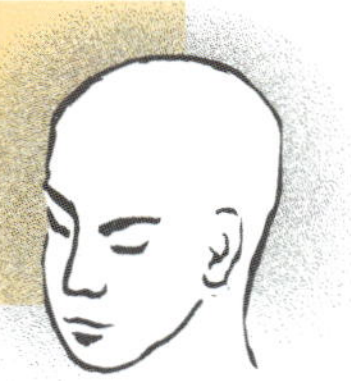

3

상담 절차

상담은 인디안 헤드 마사지 치료에 중요한 역할을 하며 일반적으로 약 15분이 소요된다. 고객을 맞이하고 자리에 앉도록 부탁하면서 상담이 시작된다. 고객의 정보를 받아 적을 상담 양식이 필요하다. 모든 정보는 기밀이며 그 세보사항은 안전하게 저장될 것임을 고객에게 알린다. 고객의 기밀성을 확신시켜 주는 것은 고객과 시술자 간에 신뢰감 있는 전문적 관계를 형성하는데 도움을 준다.

당신은 또한 고객의 비언어적 의사소통을 관찰해야 한다 — 그들은 긴장하고 있는가? — 그러나 가장 중요한 것은 당신이 고객이 하는 말을 주의 깊게 경청하는 것이다.

상담이 필수적인 이유는 다음과 같다.

- 고객에 대해 알게 되어 고객과 좋은 관계를 발전시킬 수 있다.
- 고객에게 치료를 진행해서는 안될 의료적 이유(금기사항)가 있는지를 확인하기 위해 고객의 의료 세부사항을 알아 낼 수 있게 한다.
- 치료 중에 오일이 필요한지와 어떤 오일을 사용해야 하는지를 결정할 수 있다.
- 치료에 대한 고객의 기대를 확실히 함으로써 긴장하고 있는 고객을 다시 한번 안심시킬 수 있다.
- 상담은 고객의 목적이 무엇인지를 당신이 알도록 해준다 — 아마도 업무에 필요한 어깨에 지속적인 통증이 있을 수도 있고, 또는 단지 이완을 원할 수도 있다.
- 고객의 라이프 스타일에 대해 알 수 있기 대문에, 고객에게 전인적인 치료를 할 수 있다. 아마도 감정적인 요소가 지속적인 두통을 일으키고 있을 것이다. 어쩌면 고객의 직업상 고개를 많이 숙이고 있어야 하기 때문에 목이 아플 수도 있으며, 또는 무거운 것을 들기 때문에 어깨에 통증이 있을 수도 있다. 고객에게 운동을 더 하게 하여 근육을 강화함으로써 혈액 공급을 늘릴 수도 있다.

비 고

상담 중에, 열린 질문을 하도록 명심한다 — '무엇'이나 '어떻게'와 같은 단어를 사용한다.
그러면 당신은 고객으로부터 훨씬 더 많은 정보를 얻을 수 있다.

비 고

콘트라는 '반대의'를 뜻하는 라틴어이다. 인디케이션은 '표시'를 뜻한다.

비 고

고객이 관심 있게 얘기한 요점을 기록해 둔다. 예로, 시험, 휴가, 결혼 등. 그러면 다음 만날 때 어떻게 그런 일들을 했는지 물어볼 수 있다.

고객이 계속해서 피곤함을 느낀다면, 그 원인은 스트레스인 경우가 자주 있다. 이 때에는 이완 기술을 가르칠 수 있다.

그림 3.1(다음 페이지)는 인디안 헤드 마사지 상담 양식의 예이다. 당신은 향후에 사용할 수 있도록 당신 자신의 양식을 디자인 할 수 있다.

최초의 인디안 헤드 마사지 치료에는 전반적인 상담이 포함되지만, 고객이 당신을 찾아올 때 마다 상담 양식을 작성해야 하는 것은 아니다. 그러나 마지막 치료 이후로 어떤 식으로든 고객의 환경에 변화가 있었는지, 특히 의료적이 면에서, 알아내어 양식에 기록 할 필요는 있다.

인디안 헤드 마사지는 전인적인 치료이다. 이것은 우리가 정신, 신체 그리고 영혼을 모두 고려하여 개인의 건강을 향상시킨다는 의미이다. 상담 시에 취미와 스트레스 수위를 비롯한 생활 양식을 묻는 이유가 바로 이것이다. 우리가 고객에게 스트레스 해소와 운동이 필요하다고 느낀다면, 요가와 타이치 같은 활동을 추천해 줄 수 있다. 이완 운동과 호흡 기술 또한 고객을 이완시키고 스트레스를 해소하는데 도움을 줄 수 있다.

비 고

고객이 고객 선언을 읽고 상담 양식에 서명할 것을 항상 명심한다.

금기 사항

인디안 헤드 마사지는 매우 안전한 치료이다. 그러나 시술자가 치료를 피하거나 의사의 조언이 필요한 특정 상태가 있다.

인디안 헤드 마사지에 대한 금기사항은 아래와 같다:

- 최근에 머리나 목에 부상
- 치료 부위에 심한 타박상, 자상 또는 찰과상
- 간질
- 최근의 출혈
- 고혈압
- 저혈압
- 편두통
- 혈전증이나 색전증의 병력
- 당뇨병
- 경련성 이상
- 신경계의 이상

고객 상담

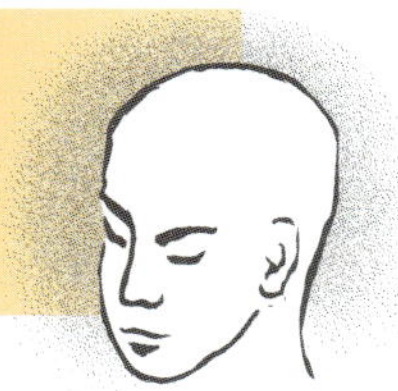

3

상담 절차

상담은 인디안 헤드 마사지 치료에 중요한 역할을 하며 일반적으로 약 15분이 소요된다. 고객을 맞이하고 자리에 앉도록 부탁하면서 상담이 시작된다. 고객의 정보를 받아 적을 상담 양식이 필요하다. 모든 정보는 기밀이며 그 세보사항은 안전하게 저장될 것임을 고객에게 알린다. 고객의 기밀성을 확신시켜 주는 것은 고객과 시술자 간에 신뢰감 있는 전문적 관계를 형성하는데 도움을 준다.

당신은 또한 고객의 비언어적 의사소통을 관찰해야 한다 — 그들은 긴장하고 있는가? — 그러나 가장 중요한 것은 당신이 고객이 하는 말을 주의 깊게 경청하는 것이다.

상담이 필수적인 이유는 다음과 같다.

- 고객에 대해 알게 되어 고객과 좋은 관계를 발전시킬 수 있다.
- 고객에게 치료를 진행해서는 안될 의료적 이유(금기사항)가 있는지를 확인하기 위해 고객의 의료 세부사항을 알아 낼 수 있게 한다.
- 치료 중에 오일이 필요한지와 어떤 오일을 사용해야 하는지를 결정할 수 있다.
- 치료에 대한 고객의 기대를 확실히 함으로써 긴장하고 있는 고객을 다시 한번 안심시킬 수 있다.
- 상담은 고객의 목적이 무엇인지를 당신이 알도록 해준다 — 아마도 업무에 필요한 어깨에 지속적인 통증이 있을 수도 있고, 또는 단지 이완을 원할 수도 있다.
- 고객의 라이프 스타일에 대해 알 수 있기 대문에, 고객에게 전인적인 치료를 할 수 있다. 아마도 감정적인 요소가 지속적인 두통을 일으키고 있을 것이다. 어쩌면 고객의 직업상 고개를 많이 숙이고 있어야 하기 때문에 목이 아플 수도 있으며, 또는 무거운 것을 들기 때문에 어깨에 통증이 있을 수도 있다. 고객에게 운동을 더 하게 하여 근육을 강화함으로써 혈액 공급을 늘릴 수도 있다.

비 고

상담 중에, 열린 질문을 하도록 명심한다 — '무엇' 이나 '어떻게' 와 같은 단어를 사용한다.
그러면 당신은 고객으로부터 훨씬 더 많은 정보를 얻을 수 있다.

비 고

콘트라는 '반대의' 를 뜻하는 라틴어이다. 인디케이션은 '표시' 를 뜻한다.

비 고

고객이 관심 있게 얘기한 요점을 기록해 둔다. 예로, 시험, 휴가, 결혼 등. 그러면 다음 만날 때 어떻게 그런 일들을 했는지 물어볼 수 있다.

고객이 계속해서 피곤함을 느낀다면, 그 원인은 스트레스인 경우가 자주 있다. 이 때에는 이완 기술을 가르칠 수 있다.

그림 3.1(다음 페이지)는 인디안 헤드 마사지 상담 양식의 예이다. 당신은 향후에 사용할 수 있도록 당신 자신의 양식을 디자인 할 수 있다.

최초의 인디안 헤드 마사지 치료에는 전반적인 상담이 포함되지만, 고객이 당신을 찾아올 때 마다 상담 양식을 작성해야 하는 것은 아니다. 그러나 마지막 치료 이후로 어떤 식으로든 고객의 환경에 변화가 있었는지, 특히 의료적이 면에서, 알아내어 양식에 기록 할 필요는 있다.

인디안 헤드 마사지는 전인적인 치료이다. 이것은 우리가 정신, 신체 그리고 영혼을 모두 고려하여 개인의 건강을 향상시킨다는 의미이다. 상담 시에 취미와 스트레스 수위를 비롯한 생활 양식을 묻는 이유가 바로 이것이다. 우리가 고객에게 스트레스 해소와 운동이 필요하다고 느낀다면, 요가와 타이치 같은 활동을 추천해 줄 수 있다. 이완 운동과 호흡 기술 또한 고객을 이완시키고 스트레스를 해소하는데 도움을 줄 수 있다.

비 고

고객이 고객 선언을 읽고 상담 양식에 서명할 것을 항상 명심한다.

금기 사항

인디안 헤드 마사지는 매우 안전한 치료이다. 그러나 시술자가 치료를 피하거나 의사의 조언이 필요한 특정 상태가 있다.

인디안 헤드 마사지에 대한 금기사항은 아래와 같다:

- 최근에 머리나 목에 부상
- 치료 부위에 심한 타박상, 자상 또는 찰과상
- 간질
- 최근의 출혈
- 고혈압
- 저혈압
- 편두통
- 혈전증이나 색전증의 병력
- 당뇨병
- 경련성 이상
- 신경계의 이상

인디안 헤드 마사지 상담 양식

이 름: **전화 번호:**
주 소:

이메일 주소:
생 일: **직 업:**

의료적 질문
현재 혹은 과거에 아래와 같은 증상을 겪은 적이 있는가?
최근에 머리나 목에 부상을 입었는가?
치료될 부위에 심한 타박상이 있는가?
간질?
최근의 출혈?
고혈압 또는 저혈압?
편두통?
혈전증 또는 색전증?
당뇨병?
경련성 이상?
신경계의 이상?
피부 질환?
두피 감염?
치료될 부위에 자상이나 찰과상?
최근의 수술?

임신 중인가?
최근에 약을 복용하고 있는가?
GP 추천이 필요한가? 예/아니오
의사의 이름
병원 주소 전화번호

라이프스타일

술을 마시는가? 만약 그렇다면, 얼마나 자주 마시는가?
흡연을 하는가? 만약 그렇다면, 하루에 얼마나 많이 피우는가?
당신의 스트레스 정도는 어느 정도 인가? 높다/평균/낮다
만약 스트레스 정도가 높다면, 상세하게 서술하시오.
당신의 에너지 수준은 어떠한가? 높다/평균/낮다.
취미는 무엇인가? 어떻게 긴장을 푸는가?

왜 당신은 인디안 헤드 마사지 치료를 받으려 하는가?

추가 사항:

고객 선언
나의 의료적 세부사항에 대해 내가 제공한 정보는 정확하다. 나는 향후에 나의 건강에 어떠한 변화가 생기면 시술자에게 즉시 알릴 것이다.

고객 서명 : 날짜:

날짜 :
사용된 오일 :
긴장 부위 :
코멘트 :

그림 3.1 인디안 헤드 마사지 상담 양식

- 피부 질환/두피 감염
- 최근의 수술

이들은 아래에서 좀 더 자세히 논의된다.

비 고

격렬한 운동은 근섬유가 약간 파괴될 수도 있으며, 이후 12~48시간 동안 근육이 쓰리고 뻣뻣해지는 주요 원인이 된다고 여겨진다.

최근에 머리나 목에 부상

고객이 뇌진탕을 겪었거나 골절상과 같은 목의 부상을 입은 경우에는, 치료는 하지 않는 것이 낫다. 왜냐하면 고객이 불편하게 느낄 것 뿐만 아니라, 당신이 증상을 악화시킬 수도 있기 때문이다.

목이나 어깨가 삔 것 같은 가벼운 부상인 경우에는, 부드러운 마사지가 고객에게 도움을 줄 수 있다.

비 고

당신이 수술용 장갑을 끼지 않는 한, 혈액이 묻은 것을 어떤 것도 만지지 말아야 한다. 수술용 장갑은 플라스틱 가방에 넣고 위 부분을 묶어서 고정시킨다. 안전하게 폐기할 것을 명심한다.

치료 부위에 심한 타박상, 자상 또는 찰과상

타박상, 자상 또는 찰과상은 국부적인 금기사항이다. 그 주위에 마사지를 실시할 수는 있지만 타박상이나 자상이 심한 경우에는 그 부위가 치유된 후에 다시 오도록 고객에게 부탁하는 것이 낫다. 약간의 출혈이 있는 경우에는 그 부위에 반창고를 붙이고 그 부위를 만지지 않아야 상호 감염을 방지 할 수 있음을 명심한다.

간 질

간질이란 뇌의 이상으로, 환자는 큰 흥분 (발작)을 일으킨다. 발작의 원인은 뇌의 전기 시스템에 급격한 과잉 활동이 나타나는 것이다. 일반적으로 분명한 이유는 알 수 없다. ; 그러나 어떤 경우에는 수술이나 부상 때문에 뇌에 입은 흉터에 기인한다. 어떤 환자의 경우에는 깜빡이는 형광등 이나 텔레비전 화면이 발작을 일으키기도 한다. 마사지 전에 의사의 조언을 구해야 한다.

최근의 출혈

'출혈' 이란 과다하게 피가 나오는 것을 말하는 용어로서, 내부적 또는 외부적 출혈이 있을 수 있다. 마사지는 출혈을 심하게 할 수 있으므로, 최근에 출혈이 있었던 사람에게는 마사지를 하지 않는 것이 낫다.

고혈압

높은 혈압(고혈압)은 혈압이 지속적으로 정상보다 높은 것을 말한다.

심장이 신체를 통해 혈액을 보내기 위해 더 힘들게 내보내야 하기 때문에 고혈압은 심장병이나 심장마비를 일으킬 수 있다. 흡연, 비만, 운동부족, 소금 과잉 섭취, 스트레스, 과음, 피임약, 임신 그리고 유전적 요소에 의해 고혈압이 발생할 수 있다.

마사지는 혈액 순환을 증가시키기 대문에 혈압을 높일 수도 있지만, 혈관확장(혈관이 넓어짐)도 일어날 수 있기 때문에, 특히 마사지 후 잠시 동안, 혈압을 내리는 마사지 효과가 나타날 수도 있다. 마사지 치료는 이완효과도 있기 때문에 스트레스로 인한 고혈압을 겪는 사람들에게 도움을 줄 수 있다. 그러나 비정상적인 혈압은 중요한 금기사항이므로 고객의 의사에게 조언을 구하는 것이 바람직하다.

> **비 고**
>
> 고열압 치료를 위해서 혈압강하제를 복용중인 고객은 자세에 따라 저혈압(낮은 혈압)을 느낄 수도 있다. 그러므로 고객이 치료 후에 일어설 때, 현기증이 나고 어지러울 수 있다.

> **비 고**
>
> 고혈압이나 저혈압을 겪는 고객에게는 치료 후에 천천히 일어서도록 해야 한다. 고혈압인 고객에게는 때기는 동작을 많이 사용하여 치료가 이완효과를 갖도록 할 것을 명심한다.

저혈압

낮은 혈압(저혈압)은 상당 기간 동안 혈압이 보통 이하인 경우이다. 신체를 똑 바로 하로 선 상태에서 혈압은 혈액을 뇌로 뿜어 올릴 수 있을 만큼 충분해야 한다. 그렇지 않으면, 어지러운 느낌이 든다. 저혈압인 사람들은 누워있다가 갑자기 일어나 앉으면 어지러울 수 있다. 저혈압이 있는 사람을 치료하기 전에 의사의 조언을 구하는 것이 바람직하다.

편두통(Migraine)

편두통은 심한 두통으로, 두 시간에서 이틀까지 지속된다. 두통은 머리의 한 쪽에만 나타나는 경우가 많고 다른 증상으로는 멀미, 구토 그리고 빛에 대한 민감성 등이 있다.

편두통의 원인은 정확히 알 수 없지만, 공격을 받으면 뇌의 혈관이 확장된다. 스트레스나 치즈나 초콜릿 같은 특정 음식이 편두통을 유발할 수도 있다.

편두통을 겪고 있는 사람에게 인디안 헤드 마사지를 하는 것은 극히 드문 일이다.

> **비 고**
>
> 편두통이 스트레스로 생긴 것이라면, 마사지 치료를 통해 더 심해지는 것을 막을 수 있다.

혈전증이나 색전증의 병력

혈전증이란 동맥이나 정맥의 내부에 머물러 있는 혈액의 덩어리이다. 이것은 혈액의 흐름을 압박하거나 멈추게 하기 때문에 매우 위험하다. 마사지를 하게 되면, 혈액 덩어리가 움직이거나 파손되어 심장, 폐 또는 뇌에 들어가 치명적일 수 있다.

이것은 혈류 속에 있는 어떤 덩어리 물질로 인해 동맥이 막히는 것이다. 공기, 지방, 골수 또는 혈전증에서 나온 파편 조각을 포함한 많은 것이 덩어리의 원인이 될 수 있다. 이것은 혈관의 어딘가에 박혀서 혈액의 흐름을 막을 때까지 계속 혈류를 타고 순환한다. 이러한 차단은 아주 위험할 수 있다. 혈전증이나 색전증이 있는 고객을 절대 치료하지 않도록 한다. 만약 이러한 병력이 있는 경우에는, 의사의 조언을 구하도록 한다.

당뇨병

당뇨병이란 췌장이라는 분비기관에서 인슐린을 너무 적게 분비하기 때문에 생기는 병이다. 인슐린은 글루코스(설탕)가 체세포로 들어가도록 하기 위해 필요하고, 신체는 글루코스를 에너지로 만든다. 인슐린이 부족하면 그 대신 설탕이 혈액에 축적된다. 당뇨병을 나타내는 증상에는 피로, 체중감소, 과도한 목마름 그리고 과다한 소변 등이 있다.

당뇨병을 적절히 조절하지 못하는 사람은 고혈압, 동맥경화, 마비와 같이 사지의 감각이 둔화됨, 시력 저하, 그리고 피부 치유가 잘 안 되며, 피부가 너무 얇아지는 것 같이 조직이 기능을 발휘하지 못하는 등의 관련 증상을 겪을 수도 있다. 치료하기 전에 의사의 조언을 구하는 것이 바람직하다.

경련성 이상

근육에 경련이 일어나면 — 수축 상태 — 마사지를 하면 고객이 불편해 할 수도 있다.

신경계의 이상

신경계 이상에는 다발성 경화증, 뇌성 마비, 파킨슨병 그리고 운동신경원 질환 등이 포함된다. 치료하기 전에 의사의 조언을 구하는 것이 바람직하다.

피부 질환/두피 감염

피부 질환이나 두피 감염이 감염성이 없고, 출혈이나 고름이 없고 마사지를 할 때 불편함을 느끼지 않으면, 마사지를 할 수 있다. 그렇지 않으면, 고객은 완전히 치유된 후에 다시 와야 한다. 피부 질환에 대한 상세한 정보는 2장의 28-45 페이지를 보시오.

최근의 수술

당신이 시술하려는 부위에 고객이 최근에 수술을 받았다면, 특히 최근 6 개월 이내에, 마사지 치료를 하지 않는 것이 낫다. 수술이 가벼운 것이라면, 의사의 조언을 구할 수 있다.

비 고

치료를 하는 것이 안전한지 정말 확신할 수 없다면, 고객에 대해 의사와 상의하시오.

과제 3.1

인디안 헤드 마사지에 대한 금기사항을 모두 나열하시오.

의사 추천서

인디안 헤드 마사지 치료를 받으려는 고객이 금기사항에 해당된다면 그들은 자신의 상태와 치료에 대한 적합성에 대하여 의사의 조언을 얻는 것이 바람직하다. 기본 추천서를 마련하여 고객이 의사에게 직접 가져가거나, 우표가 붙어 있고 수취인 주소가 적힌 봉투를 동봉하여 우편으로 발송하는 것은 좋은 아이디어이다. 환자에게 치료를 받아서는 안 되는 의료적 이유를 조언하기 위해 의사가 해야 할 일은 자신의 이름을 서명하는 것뿐이다. 샘플 추천서가 그림 3.2 에 나와 있다.

의사가 인디안 헤드 마사지 치료의 효과를 잘 모르기 때문에 치료를 진행하도록 승인할 수없는 경우가 있으므로, 자신의 환자에게 마사지가 좋을지 아닌지에 대해서만 말해 줄 수 있다. 의사의 보험은 전인적 치료 요법에 대해 허가나 승인을 하는 것은 커버해 주지 않는다.

비 고

의사가 인디안 헤드 마사지가 무엇인지도 모를 수 있기 때문에, 치료를 설명하는 간단한 소개서를 함께 동봉하여 보내는 것이 좋다.

전문가로부터 받은 참고 자료 처리

건강관리 전문가, 의사, 반사요법 전문가이든 고객이 당신에게 인디

치료실의 주소

날 짜

의사의 주소

(의사의 이름) 박사 귀하,
당신의 환자, (고객의 주소)의 (환자의 이름)가 우리에게 자신에 (고혈압, 당뇨병 등)을 앓고 있다고 알려 왔습니다.

선생님이 보기에, 인디안 헤드 마사지 치료를 받아서는 안 될 이유가 있는지를 우리에게 알려 주십시오.

감사합니다.

Yours sincerely,

(당신의 서명)

(인쇄된 당신의 이름)

의사의 조언
나는 (고객의 이름)이 인디안 헤드 마사지 치료 적합하다/하지 않다고 생각한다.

의사의 서명 ______________________ 날짜 ____________

그림 3.2 고객의 GP에게 보내는 조언서 샘플

안 헤드 마사지를 의뢰한다면, 그들에게 고객의 진전 상황을 지속적으로 알리는 것이 좋다. 진전 상황 보고서는 다음과 같은 정보를 포함한다:

- 고객의 이름, 누가 추천했는지 그리고 인디안 헤드 마사지 치료를 받으러 온 이유
- 고객의 진전 상황
- 향후 치료 계획

고객의 진전 상황을 알리는 간단한 편지가 아래 그림 3.3의 예와 같이 작성될 수 있다.

비 고

고객의 생일 2주 전에 그 배우자에게 편지를 보내서 인디안 헤드 마사지 치료를 받을 수 있는 상품권을 사도록 권유하는 것은 어떤가?

스미스 박사
셀데어 외과
브래들리 스토크
브리스톨

날짜

스미스 박사 귀하
브래들리 스토크, 11번 가 피터스 워크의 에드워드 여사가 인디안 헤드 마사지를 받으러 우리를 찾게 추천해 주어 감사합니다. 에드워드 여사의 진전 상황을 당신에게 알리고자 이렇게 편지를 씁니다.

그녀는 지난 달에 매주 정기적으로 치료를 받았습니다. 근육 긴장은 이제 많이 개선되었으며 그 동안 앓아 왔던 두통도 줄었습니다.

2주간 더 치료를 지속하고자 합니다. 그런 다음에는 한 달에 한번 치료를 받으면 될 것입니다.

정보가 더 필요하시다면, 언제든지 연락주십시오.

Yours sincerely,

매리언 윌레트

Mrs M. Willets IIHHT,ITEC

그림 3.3 고객의 GP에게 보내는 진전 상황 보고서의 예

비 고

진전 상황 보고서를 의사에게 보내는 것에 대해 고객의 동의를 받아야 한다.

치료 계획 준비

치료 계획은 당신과 고객이 목표에 다다를 수 있게 하는 행동 계획을 당신이 갖고 있다는 것을 보여준다. 계획에는 치료에 대한 고객의 기대치도 포함하여 고객의 만족을 이끌어 내도록 한다.

어느 때라도 당신과 고객에 맞도록 치료 계획을 변경할 수 있다. 또한 어떤 방식으로든 변화가 필요한지를 알아보기 위해 진행 상황을 모니터할 수도 있다.

비 고

6번의 치료를 한꺼번에 예약하면 고객에게 할인 가격을 제시할 수도 있다.

얼마나 자주 고객이 치료를 받으러 와야 하는가?

얼마나 자주 치료를 받아야 하는지를 고객과 논의해야 한다. 이것은 그들의 자금 상황, 낼 수 있는 시간, 그리고 치료 받는 이유에 따라 다르다. 이완을 위해서 오는 경우에는 아마도 2주에 한 번이면 될 것이다. 치료를 요하는 특정 이상이 있는 경우에는 6주 동안 한 주에 한 번씩 오

치료 계획

고객의 이름 *Mrs M. Willets* **치료 날짜** *7월 14일*

행해진 치료 *인디안 헤드 마사지*

치료에 대한 고객의 기대치는 무엇인가?

* 이완
* 고객이 자주 겪는 두통의 치료
* 기분을 좋게 하고 스트레스를 해소

치료 목적은 무엇인가?

* 어깨와 목 부위의 근육 긴장을 완화시킨다.
* 고객이 자주 겪는 긴장성 두통을 방지하고 치료한다.
* 경찰법과 유연법을 많이 하고, 고타법은 과다하게 사용하지 않고 고객을 이완시킨다.
* 림프 배출을 돕기 위한 마사지 동작을 사용하여, 두통의 원인이 되는 독소 배출을 돕는다.

필요하다면, 어떤 오일을 사용하는가?

* 스위트 아몬드
* 근육 긴장과 두통을 돕기 위한 라벤더와 페퍼민트를 미리 혼합해 놓은 아로마테라피 오일.

특별한 요구 사항이 있는가?

예를 들면, 임산부인 경우에는 의자에 앉는 것이 좋을 수 있고, 아마도 특별한 작업 구역이 필요할 것이다. 그렇지 않으면 마사지를 피해야 하는 경우도 있다.

권장되는 치료 횟수

6주 동안 매주 치료 받음(이것은 나중에 변할 수 있다).

추가 사항 :

치료가 진행 됨에 따라, 어떤 마사지 동작을 고객이 좋아하는지 싫어하는지, 또는 어떤 문제가 있는지에 대해 여기에 기록할 수 있다. 당신이 고객에게 또 다른 건강 전문가를 추천해 주었는지 여부와, 고객의 상태가 좋아졌는지 나빠졌는지 등을 기록할 수 있다.

그림 3.4 **치료 계획의 예**

는 것이 좋다. 장기적인 효과를 위해서는 정기적인 치료가 중요함을 고객에게 강조해야 한다.

그림 3.4는 치료 계획의 예를 보여 준다.

자가 검진 질문

다음의 자가 검진 질문에 대해 스스로 묻고 대답한다.

1. 시술자가 고객에 대해 전문적인 태도를 갖는 것이 왜 중요한가?
2. 고객을 치료할 때 개인적인 그리고 일반적인 위생에 특히 주의하는 것이 왜 필요한가?
3. 치료를 할 때 다음에 대한 어떤 요소를 고려해야 하는가?
    - 옷
    - 손
    - 머리카락
    - 보석류
    - 신발
4. 고객을 미소로 맞이하고 정중한 것이 왜 중요한가?
5. 치료를 하는 동안 시술자가 유니폼을 입어야 하는 이유는 무엇인가?
6. 고객 카드가 명확히 기록되고 모든 정보가 정확해야 함이 중요한 이유는 무엇인가?
7. 인디안 헤드 마사지 치료를 하는 동안 모든 직원과 고객이 안전하게 느껴야 하는 것이 왜 중요한가?
8. 다음의 요소에 대해 고객에게 정확한 정보를 주는 것이 왜 중요한가?
    - 당신이 제공할 서비스
    - 가격
    - 치료에 소요되는 시간
    - 판매되는 제품
9. 상담을 하면서 고객이 찾아 온 이유와 그들의 기대치를 명확히 하는 것이 왜 중요한가?
10. 인디안 헤드 마사지 치료에 대해 걱정하는 고객을 어떻게 안심시킬 것인가?
11. Madline은 스트레스를 받는 직업으로 인해 정기적인 긴장적 두통을 앓고 있으며 수면장애가 있다. 책상에 몸을 구부리고 있는 때가 많기 때문에 어깨가 매우 긴장된다. 그녀는 이완을 바라며, 어깨에 긴장을 풀고 오늘밤 푹 자고 싶다. 이 고객을 위해 당신은 어떤 치료 계획을 준비할 것인가?
12. 고객의 바디 랭귀지를 알아차리고 그에 대해 긍정적으로 반응하는 것이 왜 중요한가?
13. 상담 중에 고객이 인디안 헤드 마사지 치료에 대해 금기사항을 가지고 있다고 당신에게 알린다면, 어떤 행동을 취할 것인가?

종이 한 장에 당신의 답을 적어 보시오. 이 책의 뒤에 샘플 답안이 있다.

치료를 위한 준비

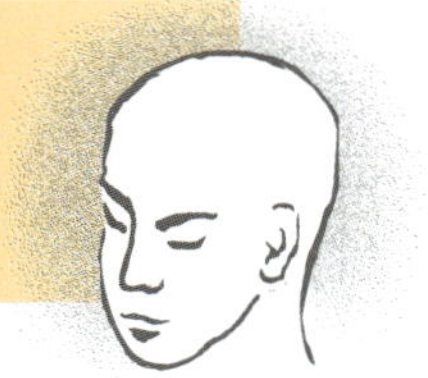

4

마사지 동작과 그 효과

인디안 헤드 마사지를 실행하면서 당신은 다양한 유형의 마사지 동작을 사용하게 될 것이다.

에플러라지(Effleurage)

에플러라지는 항상 각 부위의 마사지 시작과 마무리에 실시한다. 또한 일반적으로 진정효과를 위해 고타법 다음에 실행한다. 에플러라지 동작은 표면으로도(가벼운 압을 사용) 약간 더 깊은 압을 사용하여 깊게도 할 수 있다. 이 동작들은 항상 정맥이 (정맥의 혈액) 심장으로 돌아가는 방향을 따라야 하며, 림프절이 모여 있는 곳을 향해서 림프 배출의 방향을 따라야 한다. 리턴 스트로크 동안에는 손이 신체에 접촉되어 있어야 한다.

비 고

에플러라지란 '쓰다듬기'를 의미하는 프랑스어이다.

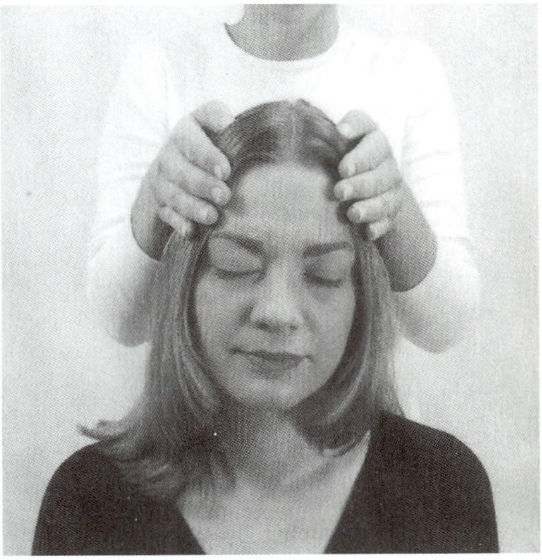

그림 4.1 에플러라지 동작

에플러라지의 사용

- 전체 부위가 윤이 나도록 마사지 매개체를 분산시킨다.
- 시술자의 손을 처음 접촉할 때 사용한다.
- 더 깊은 마사지 동작을 사용할 수 있도록 그 부위를 따뜻하게 한다.
- 마사지 동작을 함께 연결하여 마사지의 흐름을 형성한다.
- 마사지를 받는 사람을 이완시킨다.

경찰법의 효과

- 혈액과 림프의 순환을 개선시킨다.
- 박피(죽은 피부 세포의 제거)를 도와서, 피부가 더 건강해 보이고 더 부드럽게 느껴지게 한다.

비 고

유연법은 '주무르기'를 뜻하는 프랑스어이다.

- 신경 종말을 진정시켜, 이완하게 한다.

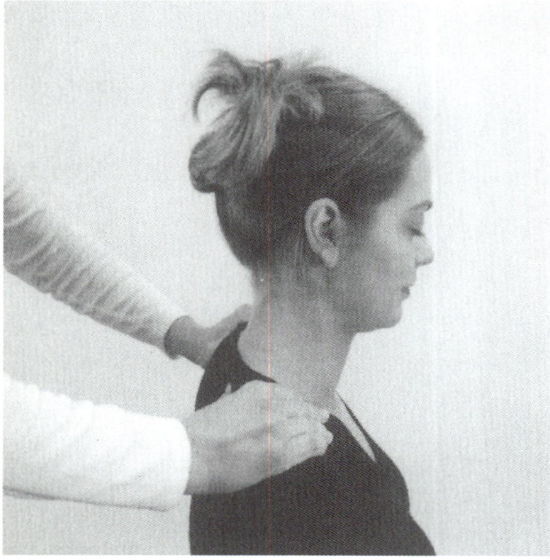

그림 4.2 유연법 동작

유연법(Pétrissage)

유연법 동작은 더 깊은 동작으로서 부드러운 조직을 압박한다. 이 동작은 근육을 뼈 위로 누르거나 뼈에서부터 들어 올린다. 손 전체와 손가락 또는 엄지가 사용된다.

다른 유형의 유연법 동작은 다음과 같다.

- 집어 올리기 — 조직을 집어 올려서 뼈에서부터 들어 올린다. 한 손 또는 두 손이 모두 사용될 수 있다.
- 주무르기 — 고정 시키는 동작을 통에 근육이 뼈 위로 눌린다. 이 동작은 한 손 또는 두 손의 손바닥으로 또는 손가락 전체나 엄지를 사용하여 실행한다.

유연법의 사용

- 좋지 않은 혈액 순환을 자극한다.
- 림프 배출을 돕는다.
- 피부와 모발의 상태를 개선시킨다.
- 근육 긴장을 푼다.

유연법의 효과

- 혈액과 림프 순환이 증가되어 신선한 산소와 영양이 조직에 전달되고 노폐물 제거율이 높아진다.
- 홍반 (붉어짐)이 나타난다.
- 독소의 제거가 가속화된다.
- 피지 분비가 증가되어, 피부와 모발에 수분을 준다.

비 고

대부분의 인디안 헤드마사지 동작은 유연법 동작의 한 유형이다.

고타법(Tapotement)

고타법 동작은 타진 동작으로도 알려져 있다. 모든 고타법 동작은 자극적이어서 일반적으로 이완하는 유형의 마사지에서는 생략된다.

고타법 동작에는 다음이 포함된다:

비 고

고타법이란 '두드리기'라는 뜻의 프랑스어이다.

- **해킹**(Hacking). 이것은 상완에 있는 척골이라는 뼈에 있기 때문에 척골연이라 불리는 손의 옆면을 사용하는

것이다. 손을 교차하여 두드리기 때문에 마사지 부위가 빠르게 쳐진다.

- **참피.** 이것은 해킹과 비슷하지만 손을 기도하는 것처럼 한데 모으는 것에 차이가 있다. 손목을 느슨하게 하고, 손의 새끼 손가락 면으로 마사지 받는 사람의 등을 친다.
- **타블링**(Tabla)(**톡톡 치기**). 두피에 하는 동작으로, 손가락 끝으로 피아노 치듯이 부드럽게 톡톡 치는(tapping) 것이다.

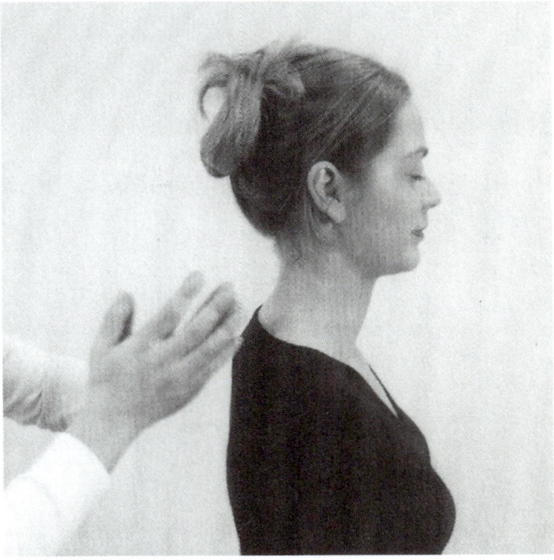

그림 4.3 고타법 동작-챰피(champi)

고타법의 사용

- 마사지 부위의 혈액 순환을 증가시킨다.
- 마사지 부위를 따뜻하게 한다.
- 마사지 받는 사람에게 활력을 준다.
- 근육을 강화시킨다.

고타법의 효과

- 근섬유를 자극하여 근육 강도를 향상시킨다.
- 척추 양 쪽의 감각 신경을 자극하여 활력을 준다.
- 마사지 부위에 순환을 증가시켜 홍반(붉어짐)이 생긴다.

마찰법(Friction)

두 가지 유형의 마사지 동작이 있는데, 마찰법과 지압법이다. 이들은 이름은 비슷하지만 완전히 다른 기술이다. 마찰법은 피부를 빨리 문지르는 것으로 피부를 따뜻하게 한다. 손을 빳빳하게 하고 손바닥과 손가락을 사용하여 피부를 빠르게 문지르는 것이다.

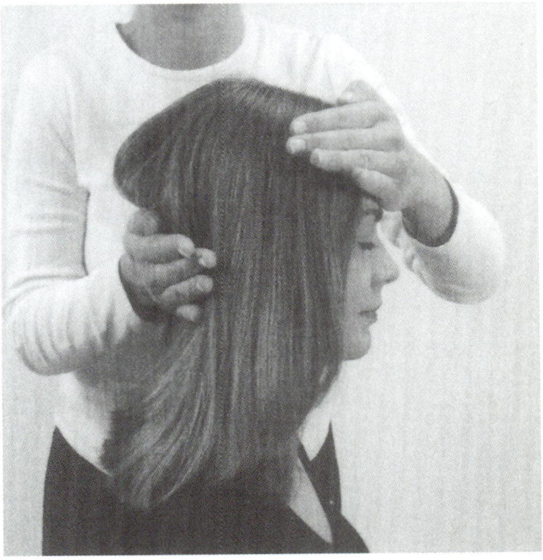

그림 4.4 마찰법 동작

마찰법의 사용

- 혈액 공급을 증가시킨다.
- 더 깊은 마사지를 위해서 마사지 받을 부위를 따뜻하게 한다.
- 마사지 받는 사람에게 활력을 준다.

마찰법의 효과

- 마사지 받을 부위에 산소와 영양을 공급한다.

- 마사지 받을 부위를 따뜻하게 한다.

지압법(Frictions)

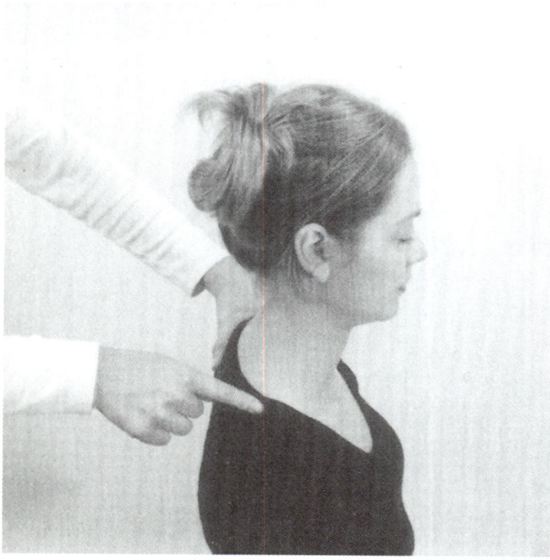

그림 4.5 지압법 동작

지압법은 손가락과 엄지를 사용하여 매우 깊은 압력을 주는 것이다. 손가락/엄지로 특정 부위를 누르면 압력이 점차 증가하게 된다. 손가락/엄지로 둥근 원을 그리는 동작을 하기도 한다. 지압법은 피부 밑의 구조까지 문지르기 때문에 한 층의 조직이 다른 층에 닿아 꾹 눌린다.

지압법의 사용

- 근육의 긴장을 완화시켜 이완시킨다.
- 순환을 증가시켜 치유 효과를 촉진한다.
- 근육의 섬유성 결절(knots)을 분해한다.
- 무기력한 고객을 자극하고 활력을 준다.

지압법의 효과

- 순환을 자극하여 산소와 영양을 마사지 부위에 공급하여 홍반을 만든다.
- 마사지 받을 부위를 따뜻하게 한다.
- 근육의 섬유성 결절(knots)을 분해한다.
- 척추 양 옆에 마사지 하면 고객에게 활력을 줄 수 있다.

진동법(Vibration)

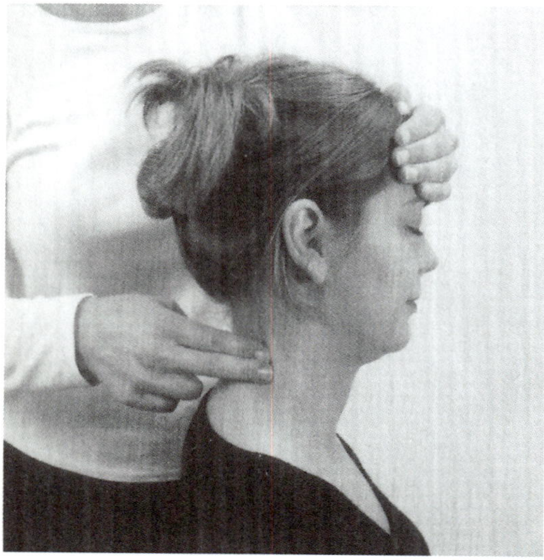

그림 4.6 진동법 동작

양 손이나 한 손의 손가락을 진동하면 조직 내에 미세한 떨림이 생긴다. 떨림은 상완 근육의 수축에 의해 생성된다.

진동법의 사용

- 좋지 않은 림프 배출을 자극한다.
- 긴장을 완화시켜 이완시킨다.

진동법의 효과

- 근육의 이완을 촉진시켜 신경을 진정시킨다.
- 고통과 피로를 완화시킨다.
- 피로와 무기력을 완화시킨다.

인디안 헤드 마사지 치료의 적응

때때로 개인의 요구에 맞춰 인디안 헤드 마사지가 적응해야 한다.

대머리 고객

인디안 헤드 마사지는 대머리 고객에게도 행해질 수 있지만, 모발을 포함하는 특정 마사지 동작은 분명히 빠져야 한다. 너무 많은 오일을 사용하지 않도록 한다.

체구가 큰 고객

이러한 고객에게는 더 강한 압력이 필요할 수 있다. 그러나 고객과 상담을 하는 것이 먼저이다. 이러한 고객에게 마사지 하는데 조금 더 긴 시간이 필요할 수도 있다는 것을 알게 될 것이다.

비 고

이완을 위해 찾아온 고객에게는 고타법의 사용은 제한적이다. 왜냐하면 이 동작은 자극적이기 때문이다. 대신 더 많은 경찰법과 쓰다듬기 동작이 사용되어야 한다.

나이가 들었거나 매우 마른 고객

이러한 고객들은 아마도 더 가벼운 압력 사용을 선호할 것이다. 뼈가 있는 부위 위를 마사지 하면 고객이 불편해 할 수 있기 때문에 각별히 주의해야 한다. 나이 든 고객은 더 쉽게 추위를 느끼기 때문에 방을 충분히 따뜻하게 해야 한다. 의자에 앉을 때 도와야 할 때도 있다.

오일의 사용

인디안 헤드 마사지 치료에는 오일을 사용해도 되고 사용하지 않아도 된다. 인디안 헤드 마사지에 주로 사용되는 오일은 참깨, 겨자, 올리브, 코코넛, 아몬드, 해바라기 그리고 호호바이다. 오일은 모발과 두피에 수분을 공급하여 모발의 성장을 촉진하고 모발이 빠지는 것을 둔화시킬 수 있다. 허브와 향신료를 혼합한 야채 오일을 사용하여 마사지를 실시할 수 있다.

오일은 정제되지 않아야 한다. 왜냐하면 정제 과정이란 오일이 고온에서 추출되는 것을 의미하고 결과적으로 영양이

과제 4.1

마사지 동작의 유형에 따른 사용과 효과를 연구하고 아래의 표를 채우시오.

동작	두 가지 사용	두 가지 효과
에플러라지		
유연법		
고타법		
마찰법		
지압법		
진동법		

파괴되기 때문이다. 오일은 차갑게 또는 따뜻하게 압착되어야 하며, 첨가제가 없는 것이 더 좋다 — 제품 라벨을 살펴 보면 알 수 있다. 어떤 오일은 알러지 테스트를 하는 것이 좋은데, 고객이 민감성 피부인 경우 특히 그러하다.

참기름

참기름은 황금빛 노란색을 띤 걸죽한 액체로서 약간 견과류 같은 향이 있다. 참깨씨는 씨 꼭지에 칼집을 낸 후 말린 줄기를 거꾸로 들어서 흔들어서 추출할 수 있다. 참기름은 씨에서 추출되는데 인도에서 가장 인기있는 기름이며, 특히 여름 철에 많이 사용된다.

참깨씨는 미타민 C와 철, 칼슘 그리고 인과 같은 무기질이 풍부하여, 모발과 피부에 영양을 주고 보호해 준다.

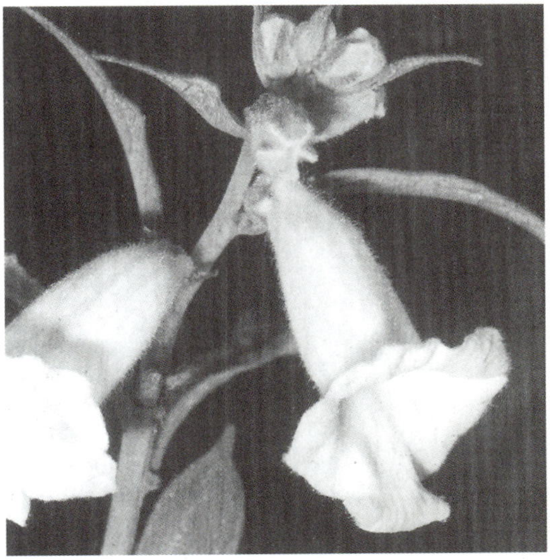

그림 4.7 참깨 나무(참깨)

참기름의 사용

- 근육 통증, 아픔 그리고 뻣뻣함을 완화시킨다.
- 건조한 피부와 모발에 수분을 공급한다.
- 머리가 세는 것을 방지한다고 한다.

비 고

참기름은 옷에 묻었을 때 다른 기름보다 더 잘 지워진다.

참기름은 단독으로 또는 호호바 같은 다른 오일 또는 라벤더 같은 에센셜 오일과 혼합하여사용될 수 있다. 참기름은 민감한 피부를 자극할 수도 있기 때문에 사용 전에 알러지 테스트를 할 필요가 있다. 올리브 오일은 참기름의 대용품으로 아주 좋다.

참기름은 인도의 아유르베다 치료에서 두드러진 역할을 한다. 마르마 포인트라고 하는 100개 이상의 신체의 지점에 중점을 둔 인디안 마사지의 하나인, 안마를 하는 동안에 참기름을 피부 속으로 문지르는 경우가 있다. 안마는 에너지 흐름을 향상시키고 체내의 불순물 제거를 돕는다고 한다.

비 고

알러지 테스트. 고객의 귀 뒤에 오일을 살짝 두 번 톡톡 친다. 이름은 약 24시간 동안 남아 있어야 한다. 때로는 반응이 상당히 빨리 나타나기도 한다. 홍반, 염증 또는 가려움이 나타나면 오일 사용을 하지 않는 것이 낫다.

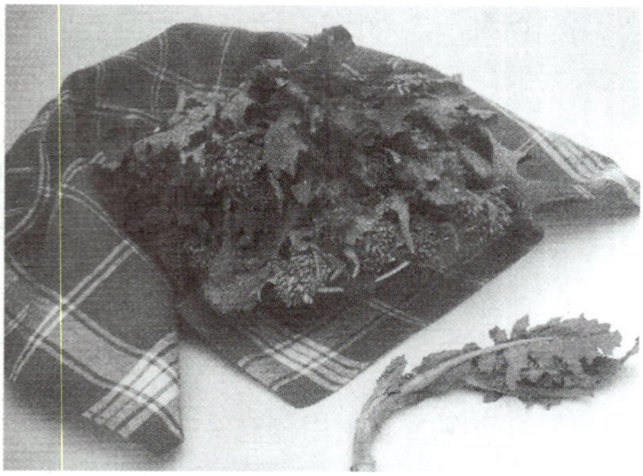

그림 4.8 겨자 나무(겨자)

겨자 기름

겨자 기름은 인도에서 인기 있는 또 하나의 오일이다. 이것은 냄새가 강하고, 걸죽한 노란색 액체이다. 겨자 나무의 씨를 분쇄하여 기름을 추출한다. 인도 북부에는 겨자 나무가 아주 많다. 그러므로, 겨자 기름은 이 지역에서 널리 사용된다.

겨자 기름의 사용

- 근육의 긴장, 고통 그리고 뻣뻣함을 완화한다.
- 건강하고, 윤기 있는 모발의 성장을 촉진한다.
- 두피의 혈액 순환을 자극하여 따뜻하게 한다. 그러므로 겨울철에 이상적이다.

겨자 기름은 그 강한 냄새가 다른 오일들과 잘 섞이지 않기 때문에 단독으로 사용되는 경우가 많다. 피부를 자극한다고 알려져 있으므로 사용 전에 알러지 테스트를 해야 한다.

올리브 오일

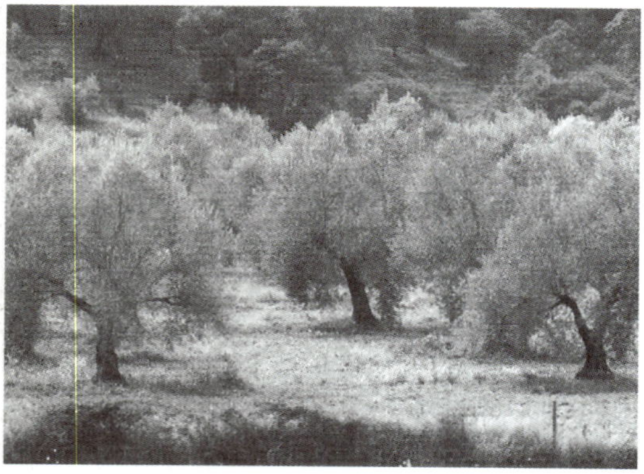

그림 4.9 올리브 나무(감람나무)

올리브 오일은 올리브 과육에서 추출되는 노란 초록색의 기름이다. 이것은 항상 걸죽한 상태이며 냄새가 강하기 때문에 스위트 아몬드와 같은 더 가벼운 오일과 혼합되어 사용된다. 이것은 요리에 주로 사용된다.

올리브 오일의 사용

- 피부와 모발에 수분을 공급하여 건조를 방지한다.
- 근육의 뻣뻣함과 통증을 완화한다.

버진 오일이나 엑스트라 버진 오일을 사용하는 것이 좋다. 올리브 오일은 피부에 안전하기 때문에 자극을 거의 일으키지 않는다. 그러므로 어린이에게 사용하기에 적합하다.

코코넛 오일

코코넛 오일은 말린 코코넛 과육에서 추출되는 크림 색의 기름이다. 이 기름은 가벼우며, 아름다운 향을 가지고 있다. 실온에서 코코넛 오일은 고체이지만, 따뜻해지면 액체가 된다. 기름 용기를 난방기 또는 따뜻한 물에 몇 분간 두면 기름이 액체가 된다.

코코넛은 많이 정제되기 때문에 많은 영양이 정제 과정에서 파괴된다.

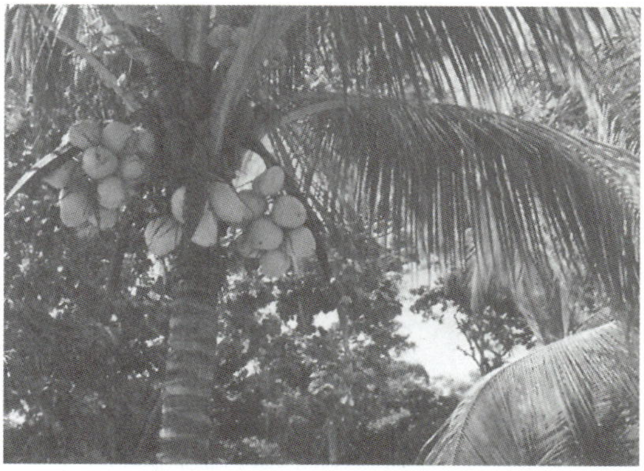

그림 4.10 코코야자(코코넛 나무)

코코넛 오일의 사용

- 모발을 부드럽게 하고 수분을 공급하기 때문에, 건조하고 부서지기 쉬운 모발에 유용하다.
- 건강한 모발 성장을 돕고 염증을 완화시킨다.

코코넛 오일은 단독으로 사용되거나 다른 캐리어 오일과 함께 혼합되어 사용된다. 이것은 민감성 피부를 자극할 수 있기 때문에 알러지 테스트를 해야 한다. 견과류 알러지가 있는 사람에게는 사용하지 않는 것이 좋다.

스위트 아몬드 오일

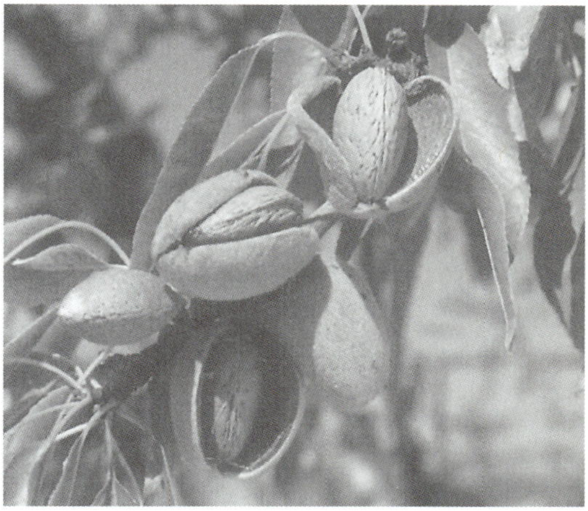

그림 4.11 스위트 아몬드 나무(아몬드)

스위트 아몬드 오일은 스위트 아몬드 나무의 낟알에서 추출된다. 이것은 엷은 노란 색을 띠는 걸죽한 액체로서 대부분의 다른 캐리어 오일이나 에센셜 오일과 잘 혼합된다.

이 오일에는 불포화 지방산, 단백질 그리고 비타민 A, B, D 그리고 E와 같은 영양이 풍부하다.

스위트 아몬드 오일의 사용

- 근육의 긴장, 통증 그리고 뻣뻣함을 완화시킨다.
- 피부와 모발에 탁월한 보습제이다.
- 두피의 혈액 순환을 자극하므로, 건강하고 윤기 있는 모발을 촉진한다.
- 염색이나 퍼머와 같은 화학적 처리로 인해 건조한 모발을 가진 고객에게 사용하면 좋다.

스위트 아몬드 오일은 안전하지만, 견과류 알러지가 있는 사람에게는 사용하지 않는 것이 낫다.

호호바 오일

호호바(ho-ho-ba)오일은 밝은 노란 색을 띤, 왁스 질감의

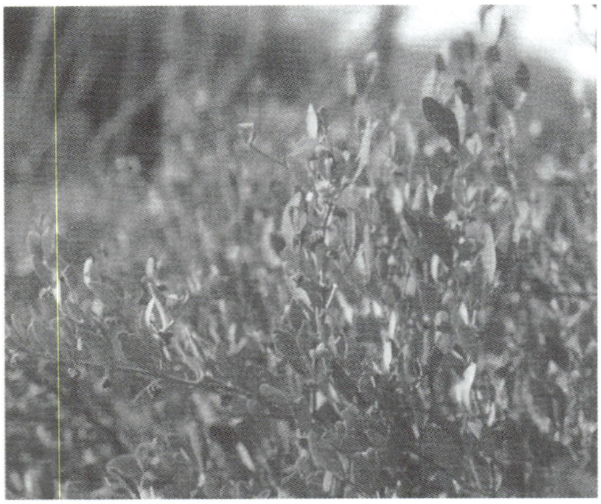
그림 4.12 호호바 나무(호호바)

야채 오일로서, 호호바 나무의 씨를 분쇄하여 추출된다. 상록수인 이 식물은 사막에서 자라며, 원산지는 멕시코, 아리조나 그리고 캘리포니아이다. 호호바 오일의 영양 성분에는 비타민 E, 무기질 그리고 단백질이 포함되어 피부 속으로 흡수된다. 다른 많은 오일들과는 달리, 고온으로 가열할 수 있으며 여전히 영양 성분을 그대로 유지한다.

왁스 상태가 지속되기 때문에 실온에서는 반고체 상태이지만, 냉장고에 넣으면 고체가 된다. 이것은 산화되지 (산소화 결합하지) 않기 때문에 보관이 용이하다. 지성 피부를 포함하여, 모든 모발과 피부 유형에 좋다.

호호바 오일의 사용

- 피부와 모발 보습에 좋다.
- 염증을 완화시키므로 여드름, 습진, 건선 그리고 관절염에 탁월하다.

호호바 오일은 비싸기 때문에 적은 양을 사용하며 스위트 아몬드 같은 다른 캐리어 오일과 혼합하는 것이 좋다. 일반적으로 사용하기에 안전하다.

모발 빗기

두피에 오일 마사지나 보습 치료를 하기 전에, 당신은 고객의 모발을 빗고자 할 수 있다. 특히 헤어 스프레이가 뿌려진 상태일 때. 머리를 빗을 때 고객의 두피에 불편함을 없게 하는 간단한 방법이 있다.

고객의 머리에 헤어 스프레이가 뿌려진 상태라면, 벤트 브러쉬를 이용하여 빗을 수 있다(그림 4.13). 모발의 끝에서부터 시작에서 뿌리까지 올라간다. 긴 머리라면, 모발을 한 묶음 단단히 잡아 쥐고 2인치 정도만 손 밖으로 나오게 한다. 이 손은 항상 고객의 머리에 가까이 있어야 어느 때라도 두피를 잡아 당기게 되지 않는다. 머리를 빗은 다음에 놓고, 다시 반복하되 이번에는 손 밖으로 4인치 정도가 나오게 한다. 이런 식으로 반복하여 뿌리까지 도달할 때까지 한다.

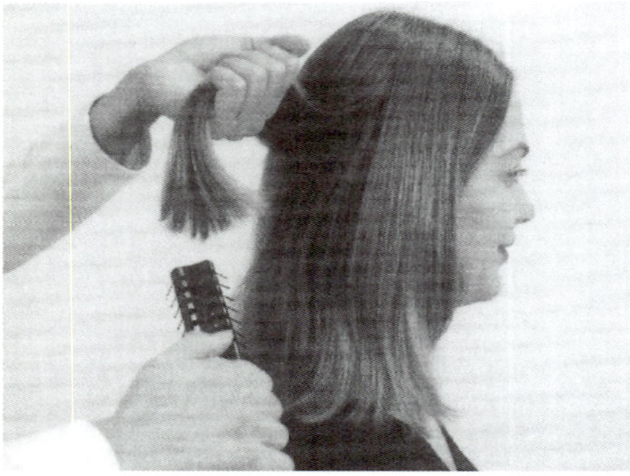
그림 4.13 긴 머리 빗는 방법

과제 4.2

114~17페이지의 정보를 이용하여, 오일을 연구하고 아래의 표를 완성하시오.

오일	간단한 설명	사용	추가 정보
참기름			
겨자 기름			
올리브 오일			
코코넛 오일			
스위트 아몬드 오일			
호호바 오일			

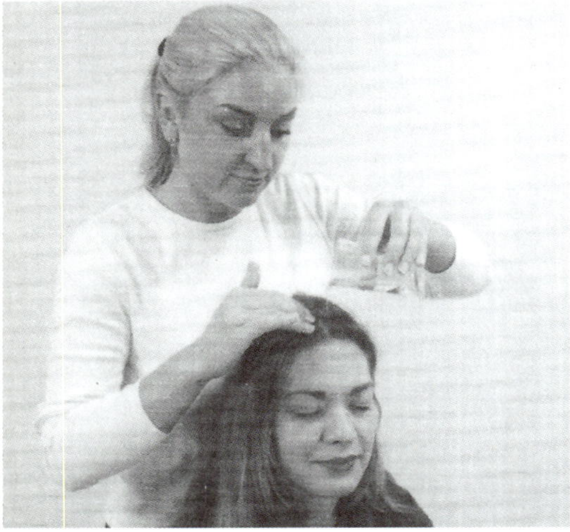

그림 4.14a 헤어라인에 오일 바르기

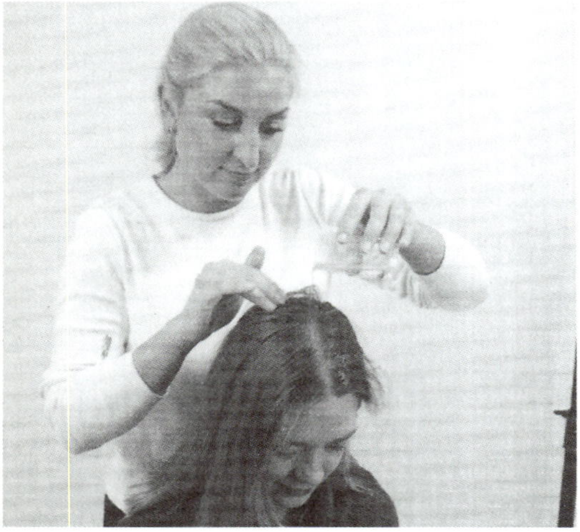

그림 4.14b 정수리에 오일 바르기

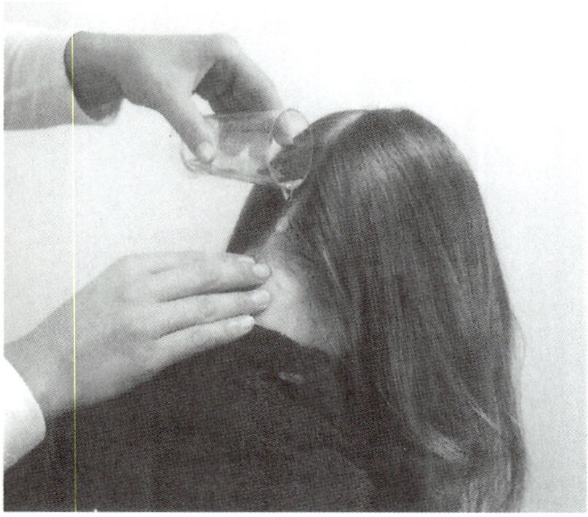

그림 4.14c 후두골의 아래에 오일 바르기

두피 오일 마사지

스위트 아몬드와 같은 오일을 선택하여 작은 용기에 담는다. 따듯하면 더 잘 부어진다. 고객의 어깨와 무릎에 타월을 두어 오일이 옷에 묻지 않게 할 수도 있다. 오일 용기는 당신 옆에 두어 바닥에 엎지르지 않도록 한다.

전통적으로 두피를 세 부분으로 나누어 오일을 바른다.

- 첫 번째 부분은, 머리 앞 쪽의 헤어라인 위로 1인치 정도 올라간 곳이다. 고객에게 고개를 약간 뒤로 젖혀달라고 부탁하여 오일이 눈으로 들어가지 않게 한다. 오일을 부으면서 다른 손의 손가락 끝을 이용하여 원을 그리는 동작을 하면서 두피에 오일을 천천히 문질러 흡수시킨다(그림 14.4a).
- 그 다음 정수리에 모발이 성장하는 둥근 패턴을 따라 오일을 바른다. 정수리에 오일을 천천히 붓는다. 다른 손의 손가락 끝을 사용하여, 모발 속으로 마사지하는데 정수리 부분의 모발이 난 방향을 따라 한다(그림 14.4 b).
- 고객에게 고개를 앞으로 숙여줄 것을 부탁한다. 후두골의 아래에 오일을 바른다(그림 14.4c). 다른 손의 손가락 끝을 이용하여, 원을 그리는 동작을 하며 이 부위에 오일을 펼쳐 바른다. 이제 두피 마사지를 실시할 수 있다. 오일이 두피와 모발에 고르게 펴지도록 한다.

가능한 오래 동안, 되도록 10시간 정도, 오일을 모발에 남겨 두도록 부탁한다.

두피 오일 마사지의 장점

- 혈액 순환을 자극하여 두피에 영양을 공급함으로써, 두피 상태를 개선한다.
- 두피의 근육을 느슨하게 하여 근육의 긴장을 완화한다.
- 건조한 모발과 두피를 윤기 있게 하고 보습한다.

긴 머리 또는 심하게 건조한 두피에 대한 보습 치료

아래와 같은 것이 필요하다:

- 스위트 아몬드와 같은 오일을 담을 용기, 따뜻한 것이 좋다.
- 헤어 브러쉬와 뾰족한 손잡이가 있는 빗.
- 브러쉬는 미용실에서 사용하는 것처럼 색이 있는 것이 좋지만 다른 것을 사용해도 된다.
- 미용실에서 사용하는 것과 같은 섹션 클립, 그러나 헤어 클립이나 헤어 밴드를 대신 사용할 수 있다.
- 바닥에 깔 플라스틱 막
- 미용실에서 사용하는 것과 같은 보호 가운, 그러나 타월을 대신 사용할 수 있다.
- 고객의 머리에 두를 타월.
- 퍼머할 때 사용하는 것과 같이, 고객의 머리 위에 씌울 플라스틱 캡 — 또는 식품포장용 랩을 사용해도 좋다.

플라스틱 막, 보호 가운 그리고 타월로 바닥과 고객의 옷을 모두 보호할 수 있다. 고객에게 이 치료를 위해 헌 옷을 입고 오도록 부탁하는 것도 현명한 방법이다.

비 고

플라스틱 막과 식품포장용 랩을 제외하면, 이 모든 제품은 헤어 및 미용 도매상에서 구매할 수 있다.

우선, 모발의 구획을 나누기 쉽게 하려면 고객의 머리를 브러시할 필요가 있다. 고객의 머리를 '핫 크로스 번' (역주 : 십자가가 그려진 과자빵)으로 구획을 나눈다(그림 4.15). 섹션 클립이나 헤어 밴드를 이용하여 머리를 네 구획으로 나눈다. 클립은 구획이 제 자리에 있도록 잡고 있는 역할을 한다.

다음, 고객의 뒤에 서서 머리 뒤의 구획 중 하나부터 시작한다. 뾰족한 손잡이가 있는 빗의 끝을 사용하여 삼각 부분 즉, 머리의 꼭대기와 가까운 부분을 집는다. 브러쉬를 오일에 담근 후 한 손으로 머리를 잡고 다른 손으로는 오일을 머리에 바르되 아래 방향으로 한다. 머리 끝에 각별히 주의하는데, 특히 건조한 머리에는 더 신경을 쓴다. 그 구획에 머리 전체에 오일이 흘러 떨어지지 않으면서도 완전히 발릴 때까지 계속한다. 머리 뒤의 두 구획을 끝마치면, 앞의 두 구획을 하여 머리 전체가 오일로 덮일 때까지 계속한다.

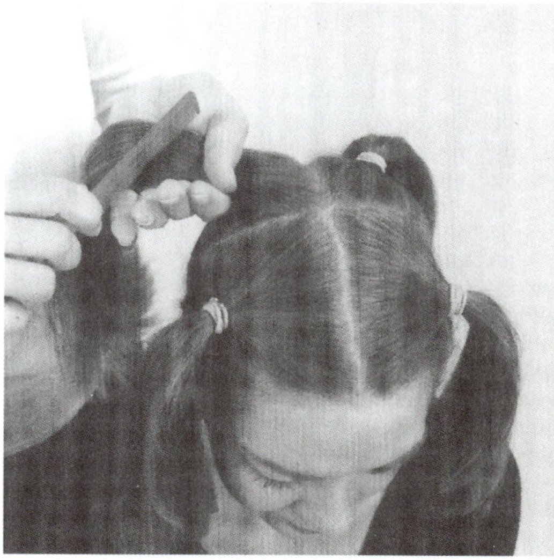

그림 4.15 핫 크로스 번(hot-cross-bun) 구획으로 머리 나누기

당신은 이 절차를 개별 치료로서 고객에게 제공할 수도 있고, 다소 까다로울 수도 있지만,인디안 헤드 마사지 치료에 포함되도록 할 수도 있다. 머리에 오일을 바른 상태에서 머리 마사지를 하고자 한다면, 등과 팔 마사지를 먼저 한 후 오

비 고

머리에 오일을 바르는 방법은 다양하다. 자주 사용되는 한 가지 방법은 고객이 누워있는 상태에서 머리에 오일을 붓는 것이다.

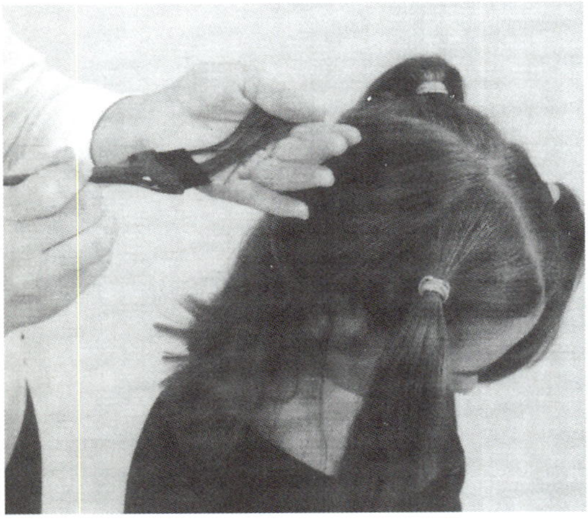

그림 4.16 긴 머리 끝에 브러시로 오일 바르기

일을 바르는 것이 낫다. 그리고 나서, 목, 두피 그리고 얼굴 마사지를 진행할 수 있다(5장을 보시오).

보습 치료를 극대화 하기 위해서는 머리에 플라스틱 캡을 덮어서 따뜻하게 하고 오일이 머리에서 흘러 떨어지지 않게 한다. 그리고 나서 머리 둘레를 타월로 감싼다. 온기는 모포를 열게 하여, 오일이 모발에 더 쉽게 침투할 수 있게 한다. 머리에 타월을 쓴 채로 차까지 걸어 가고 싶지 않을 것이므로, 고객에게 집까지 데려다 줄 것을 약속한다. 이상적인 것은 고객이 밤새 플라스틱 캡을 벗지 않고 있다가 아침에 보통 하듯이 닦는 것이다. 헤어 그립이 밤새 플라스틱 캡을 고정시키는데 사용될 수 있다.

비 고

베개와 막을 사용하면 오일 얼룩을 방지할 수 있다고 고객에게 말해 주어야 한다.

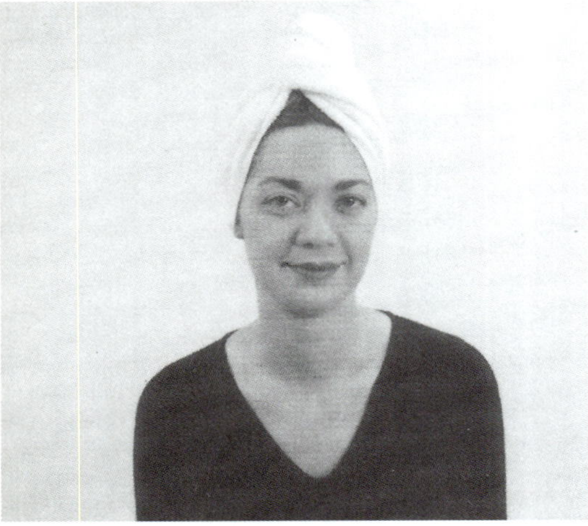

그림 4.17 고객의 머리를 플라스틱 캡과 타월로 덮는다.

에센셜 오일

전통적으로 인도에서는 에센셜 오일을 헤드 마사지 치료 중에 사용하지 않았다. 그러나 서구에서는, 특히 마사지 치료 중에 에센셜 오일의 사용이 매우 인기가 있게 되었다. 야채 오일은 에센셜 오일과 혼합될 수 있따. 엔센셜 오일은 나뭇잎, 꽃잎, 가지, 과일 그리고 식물의 껍질에서 추출된다. 미리 혼합된 오일을 가게나 소매점에서 구입할 수 있다. 당신이 자격을 가진 아로마테라피스트가 아니라면, 혼자 오일을 혼합해서는 안 된다.

미리 혼합된 오일은 6개월 이상 보관하지 않는 것이 가장 좋다. 오일이 뿌옇게 보이지 않는지 정기적으로 점검하고 상하지 않았는지 냄새를 맡아 본다. 오일은 햇빛이 들지 않는 어둡고 시원한 곳에 보관해야 한다.

순수한 에센셜 오일은 20분 이내에 신체로 들어가서 24시간 이상 혈류에 머무를 수 있다. 이것은 체모의 모포와 호흡을 통하여 신체로 들어간다.

다음페이지의 표 4.1은 당신이 고객 개인의 요구에 맞는 에센셜 오일을 선택할 수 있게 도움을 줄 것이다. 당신이 자격을 가진 아로마테라피스트가 아니라면, 표에서 에센셜 오일을 함유했다고 설명된 미리 혼합된 오일을 구입하면 된다.

비 고

당신이 자격을 가진 아로마테라피스트가 아니라면, 에센셜 오일을 캐리어 오일과 섞으면 안된다.

자가 검진 질문

다음의 자가 검진 질문에 스스로 질문하고 답하시오.

1. 머리, 목, 얼굴 그리고 어깨에 대한 마사지의 다섯 가지 효과를 서술하시오.
2. 두피에 순환이 향상되면 피부와 모발에 어떤 영향을 주는가?
3. 두피 오일 마사지의 세 가지 장점을 말하시오.
4. 두피 오일 마사지를 하면서 고려해야 할 것은 무엇인가?
5. 인디안 헤드 마사지에서 사용되는 네 가지의 다른 오일을 열거하고 각 오일에 대해 간단히 설명하시오.
6. 당신이 인디안 헤드 마사지를 하는 동안 사용한 네 가지 유형의 마사지 동작을 말하시오.

종이 한 장에 당신의 답을 적어 보시오. 이 책의 뒤에 모범 답안이 있다.

표 4.1 에션셜 오일의 사용

에센셜 오일	사용	특이 사항
레몬	두통 고혈압 인후염 실핏줄 지성피부와 지성모발	광독성—피부에 화상을 입을 수 있으므로 고객이 햇빛을 피하도록 한다.
로즈마리	근육 뻣뻣함 저혈압 순환이 좋지 않음	고혈압과 간질인 사람에게는 사용하지 않는다.
일랑일랑	숨이 찬 것과 심박수를 늦춘다. 고혈압을 낮추는 데 도움을 준다. 건성과 지성 피부 우울증치료제와 진정제	일랑일랑을 너무 고농도로 사용하면 구역질 그리고/또는 두통을 일으킬 수 있다.
샌달우드	피지 생성의 균형을 맞춰주기 때문에 기름기 많거나 건성 모발에 좋다. 지성과 여드름 피부에 좋다. 우울증치료제와 진정제	
라벤더	비듬치료제 두통 구역질 고통과 통증 여드름 건선 습진/피부병 성숙한 피부 고혈압	
카모마일	고통과 통증 여드름 민감성 피부 건선 습진/피부병	
후추	고통과 통증 순환이 좋지 않을 때 치통	과량을 사용하면 신장을 지나치게 자극할 수 있다. 고농도로 사용하면 피부를 자극할 수 있다.

인디안 헤드 마사지 순서

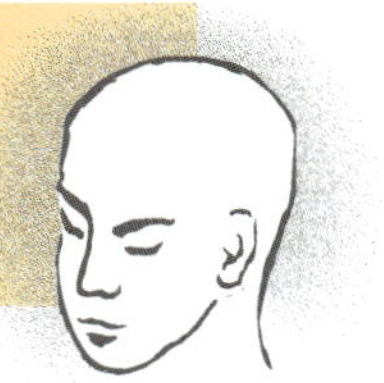

5

시작하기 전에

시술자

인디안 헤드 마사지를 실행할 때 시술자가 전문적인 외모와 매너를 갖추는 것이 중요하다. 흰색의 꼭 맞는 상의를 입고 흰색 또는 검정색 바지를 입는 것이 가장 좋다. 신발은 깨끗하고 굽이 낮아야 한다. 긴 머리는 뒤로 묶고 손톱은 짧게 잘라야 한다. 장신구는 최소한만 지녀야 한다. 시술자가 나쁜 첫 인상을 준다면, 고객은 다시 오지 않을 것이다.

인디안 헤드 마사지를 실행할 때 올바른 자세를 취하는 것이 중요하다. 항상 등을 똑 바로 하고 어깨의 긴장을 푼다. 등에 마사지를 할 때에는, 허리를 구부리는 것 보다는 무릎을 구부려야 한다. 이것은 당신의 등을 긴장시켜 부상을 입을 수도 있다.

비 고

항상 미소 지을 것을 기억하시오.

고 객

마사지 전에 고객은 목걸이나 귀걸이 같은 장신구를 벗어 놓아야 한다. 이렇게 하면 우연히 장신구가 파손되는 것을 방지하며 마사지 흐름을 방해하지 않을 수 있다.

얼굴 마사지를 하려고 한다면, 화장을 지워야 한다 — 아마 당신은 고객이 여기에 오기 전에 화장을 지울 것을 부탁할 것이다. 클렌저와 적셔진 화장솜으로 당신이 화장을 지울 수도 있다. 그 클린징 제품에 고객이 알러지 반응이 없는지 확인한다.

치료는 얼마나 걸리는가?

인디안 헤드 마사지는 약 30분이 소요된다. 만약 고객이

비 고

상담을 포함하면, 전체 인디안 헤드 마사지는 약 45분 걸린다. 치료 시간이 얼마나 걸릴지에 대해 고객에게 확실히 한다.

어깨에 통증이 있다면 이것은 특별한 주의를 필요로 하는데, 그 부위에 다른 곳 보다 더 많을 시간을 할애할 것이다. 한 특정 부위에 (고객의 요구로) 너무 많은 시간을 할애했다면, 얼굴 마사지에는 원래보다 시간을 더 짧게 할애해야 한다. 그렇지 않으면 시간이 지체되어 다음 고객이 늦게 된다.

치료 중에 오일 사용

마사지를 할 때 에센셜 오일의 사용여부 또는 어떤 유형의 오일을 사용할 것인가에 대한 결정은 당신과 당신의 고객에게 달렸다. 마사지 후에 회사로 돌아가야 하는 고객이라면 기름기 있어 보이는 머리는 원치 않을 것이다. 또한 치료 중에 고객의 옷에 오일이 묻지 않게 하는 것도 중요하다. 고객에게 낡은 티셔츠 같은 버려도 되는 옷을 입고 오도록 부탁해도 좋다. 옷을 보호하기 위해 타월을 사용해도 된다. 고객이 옷을 벗고 마사지 받기를 원하면 고객의 몸을 타월로 두르게 하고 피부에 직접 마사지할 수 있다.

마사지 순서

고객은 등받이가 낮은 의자에 똑 바로 앉아야 한다. 의자의 등받이가 고객의 어깨 뼈(견갑골) 밑보다 더 높아서는 안 된다. 마사지를 시작하기 전에, 베개 받침이나 얼굴 마사지를 수행할 때 필요한 말아 놓은 타월을 비롯한 모든 것이 당신 가까이에 있는지를 확인한다. 운반대를 사용한다면 모든 재료를 그 위에 정돈하고 모든 것이 깔끔하도록 한다.

- 우선 상담을 실시하여 고객이 상담 양식에 서명하도록 한다.
- 고객으로 하여금 치료 중에 일어날 일을 확실히 알도록 하여, 고객을 안심시킨다.
- 고객이 따뜻하고 편안한 상태임을 확인한다. 고객은 다리에 담요를 덮고 싶어하거나 무릎에 베개를 얹어 손을 놓고 싶어할 수 있다.
- 고객의 발이 바닥에 딱 닿게 한다. 신발을 벗는 것이 더 낫다.

비 고

치료 전 과정을 통해서 최대한 많이 신체 접촉을 유지하도록 한다—고객의 몸에서 너무 자주 당신의 손을 떼지 않는다. 대신 마사지 동작을 연결하기 위해서 쓰다듬기 동작을 사용한다.

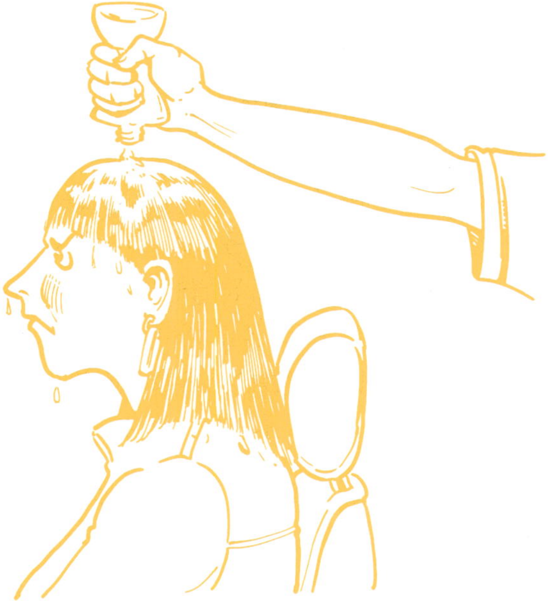

고객에게 오일이 묻지 않게 덮개를 하는 것이 중요하다.

- 당신의 손을 닦는다. 고객이 당신이 손을 닦는 것을 보게 하는 것이 가장 좋다.
- 고객의 어깨에 당신의 두 손을 놓으면서 마사지를 시작한다.
- 당신 자신을 준비시키기 위해 몇 초간 멈춘 후, 고객과 보조를 맞춰 호흡하려고 노력한다.

어 깨

1. 아이언 다운(Iron down)

- 손을 편평하게 하여 고객의 목 밑에 가까운 어깨에 놓는다.
- 고객의 어깨 모양에 맞게 손 모양을 만든다.
- 어깨 맨 위를 따라 아래로 상완까지 손을 단단히 하고 미끄러뜨린다.
- 팔 뒤의 위 쪽을 손으로 천천히 쓸어올려 다시 고객의 목 밑에 가까운 어깨로 돌아온다.

(이 동작을 2번 반복한다.)

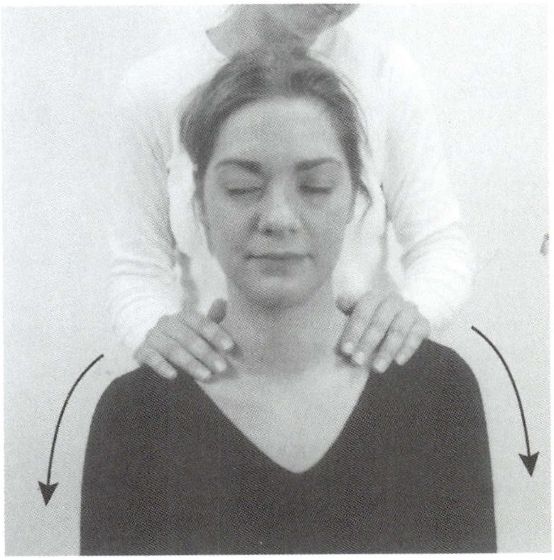

그림 5.1 아이언 다운(Iron down)

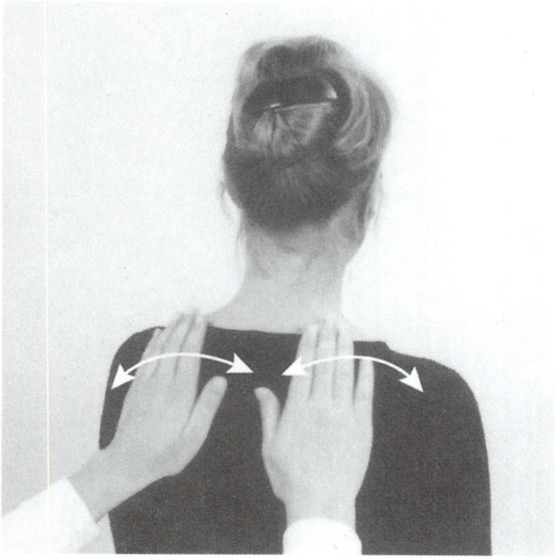

그림 5.2 어깨에 대한 마찰법
(Frictions to shoulders)

비 고

어깨에 대한 마찰법은 부드럽고 진정효과가 있다. 어깨 긴장을 완화시키는데 좋다.

2. 어깨에 대한 마찰법

- 손을 평평하게 하여 고객의 어깨에 놓는다.
- 양손의 손가락을 이용하여 빠르고 가벼운 동작으로, 손을 양 옆으로 왔다 갔다 움직이면서 각 어깨를 부드럽게 문지른다.
- 손을 가슴의 위 부분까지 미끄러뜨리고, 양 옆으로 왔다 갔다 한 후, 다시 고객의 목 밑에 가까운 어깨로 돌아온다.

(이 동작을 3번 반복한다.)

3. 엄지손가락으로 견갑골 주위 쓸기

- 당신의 엄지손가락을 견갑골(어깨뼈)의 밑 에 둔다.
- 양 엄지손가락을 이용하여 견갑골 주위와 어깨를 거쳐서 쓸어 낸다(한번에 한 손만 사용하고 싶다면, 다른 한 손은 고객의 어깨를 받치고 있는다).
- 엄지손가락이 어깨에 닿으면 손을 들어 올려 떼어 내고, 다시 견갑골의 밑에 둔다.

(이 동작을 4번 반복한다.)

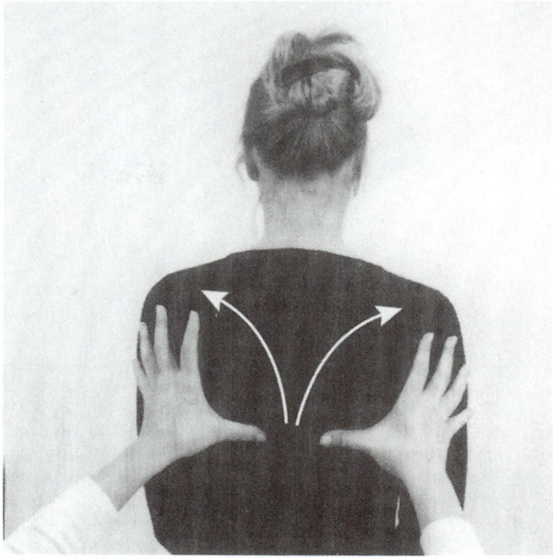

그림 5.3 엄지손가락으로 견갑골 주위 쓸기 (Thumb sweep around scapulae)

4. 손가락으로 견갑골 주위 주무르기

- 고객의 왼쪽으로 선다.
- 당신의 왼손을 고객의 왼쪽 어깨에 둔다(손가락은 고객의 등 쪽을 향한다).
- 당신의 오른 손가락 전체를 고객의 오른쪽 견갑골 밑에 둔다.
- 손가락 전체로 시계 방향으로 원을 그린다. 견갑골 주위에서 어깨까지 시행한다.
- 당신의 손으로 견갑골 밑으로 쓸면서 돌아간다. 이 동작을 4번 반복한다.
- 오른쪽으로 서서 오른손으로 고객의 어깨를 지탱하고 왼손으로 위와 같은 원을 그리는 동작을 왼쪽 견갑골에 대해 시행한다. 이 동작을 4번 반복한다.

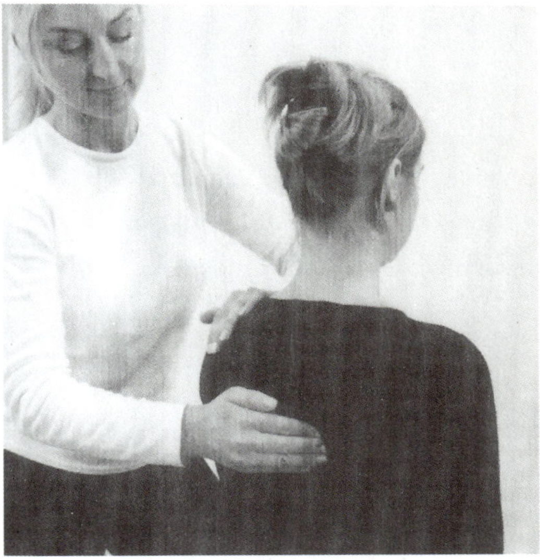

그림 5.4 손가락으로 견갑골 주위 주무르기 (Finger kneading around scapulae)

비 고

뼈가 있는 부위는 직접 마사지하면 고객이 불편해하므로 피한다.

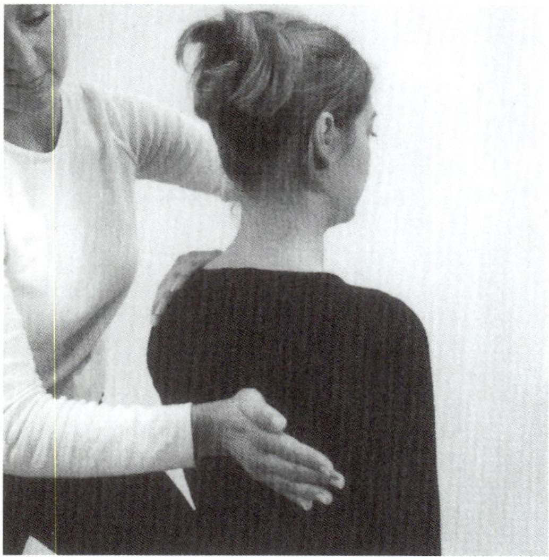

그림 5.5 수근으로 견갑골 주위 주무르기
(Heel of hand knead around scapulae)

5. 수근으로 견갑골 주위 주무르기

- 고객의 오른쪽에 서서 당신의 오른 손을 고객의 오른쪽 어깨에 놓되 손가락 끝은 등을 향하도록 한다.
- 다른 손의 손바닥을 고객의 왼쪽 견갑골 밑에 둔다.
- 작은 원 동작을 하며 (꽤 깊은 압으로) 위로 올라가 견갑골 주위에 실시하는데, 근육에만 하고 뼈에는 하지 않는다.
- 손을 떼어 내고 다시 견갑골 밑에 놓고, 3번 반복한다.
- 방향을 바꿔 서서 이 동작을 고객의 오른쪽 견갑골에 당신의 오른손 수근(heel of hand)을 이용하여 반복한다.

비 고

손가락 전체를 이용하면 깊은 압을 줄 수 있다. 압을 증가시키려면, 팔의 근육을 사용하는 것보다는 당신의 체중을 효과적으로 사용하도록 한다.

비 고

마사지를 하고 있는 근육 내의 섬유성 결절이나 긴장을 느낄 수 있는가? 때로 작은 알갱이 같은 것을 느낄 수 있는데, 이것은 근육 내에 긴장이 있음을 나타내는 것이다. 마사지 함에 따라 그것들이 풀어지는 것이 느껴질 것이다.

6. 손 옆으로 마찰하기(톱질하듯이)

- 양 손의 새끼 손가락 쪽을 아래로 하여 손을 세워 등의 위 부분 어디에든 놓는다.
- 손으로 톱질을 하듯이 앞 뒤로 두 손을 교차한다.
- 등 위쪽과 어깨 전체에 실시한다.

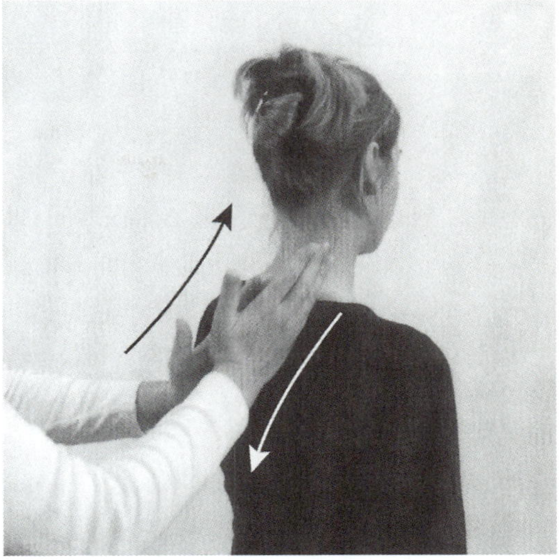

그림 5.6 손 옆으로 마찰하기(Side of hands friction)

7. 등 위쪽 두드리기

- 양 손의 새끼 손가락 쪽을 아래로 하여 손을 세워 등 위쪽, 승모근의 어느 부위에나 놓는다.
- 손가락은 완전히 곧게 펴지 말고 컵을 살짝 쥔 모양처럼 한다.
- 손목에 힘을 빼고 손을 교대로 두드리되, 압을 너무 심하게 하지 않도록 한다(뼈가 있는 부위에는 부드럽게 한다).
- 등 위쪽과 어깨 부위에 실시한다.

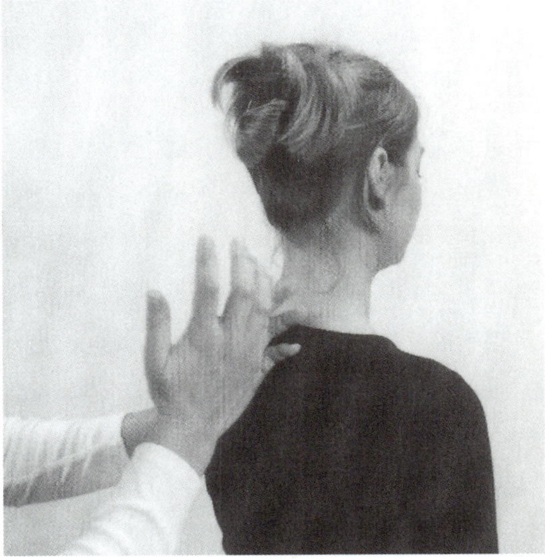

그림 5.7 등 위쪽 두드리기(Hacking to upper back)

비 고

쿠션을 대고 이 동작을 연습하시오.

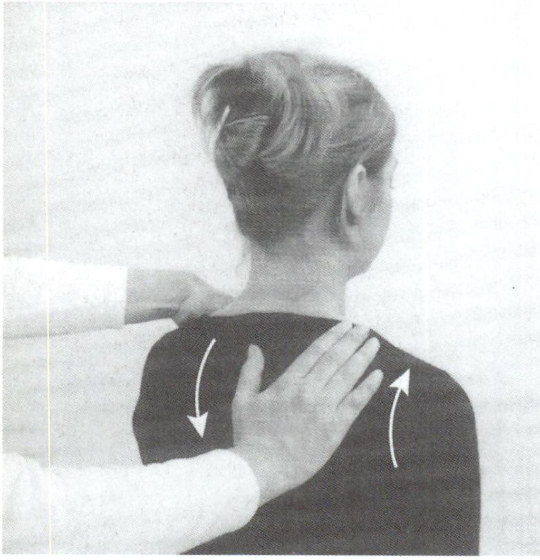

그림 5.8 어깨 한 쪽씩 밀고 당기기
(Push and pull alternate shoulders)

8. 어깨 한 쪽씩 밀고 당기기

- 두 손을 고객의 어깨에 놓는다.
- 오른손을 앞으로 미끄러 뜨려 고객의 가슴 오른쪽 위 부분에 붙게 한다.
- 왼손을 뒤로 미끄러 뜨려 고객의 왼쪽 등 위 부분에 붙게 한다.
- 두 손을 한꺼번에 부드럽게 밀어서 왼쪽 어깨는 앞으로, 오른쪽 어깨는 뒤로 움직이게 하여 부드러운 스트레칭 효과를 얻게 한다. 3번 반복한다.
- 오른손을 뒤로 미끄러뜨려 고객의 등에 붙게 하고, 왼손을 앞으로 미끄러뜨려 고객의 가슴 위 부분에 붙게 한다. 양 손을 한꺼번에 밀어서 스트레칭 효과를 반복한다. 3번 반복한다.

비 고

이 스트레칭은 등 근육의 긴장을 푸는데 유용하다.

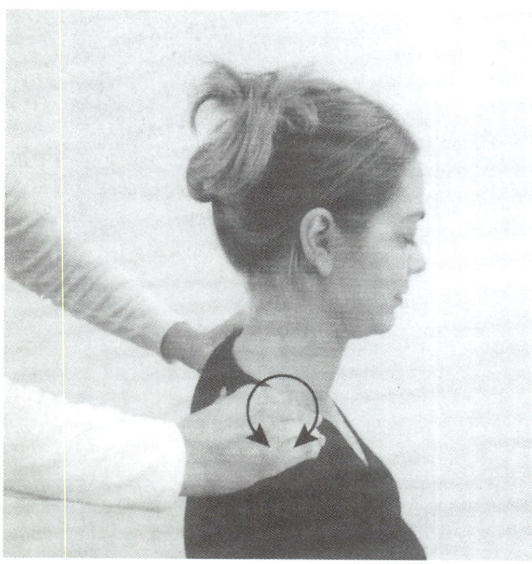

그림 5.9 어깨 잡아 꽉 쥐기
(Shoulder pick-up and squeeze)

9. 어깨 잡아 꽉 쥐기

- 당신의 손을 고객의 목 아래에 가까운 어깨에 두고 손가락은 앞을 향하게 하고 엄지손가락은 등을 보게 한다.
- 엄지손가락을 다른 손가락들을 향해 누른다. 당신의 엄지와 다른 손가락 사이의 근육을 잡아 꽉 쥐고 나서 풀어 놓는다.
- 목에서 어깨를 거쳐서 바깥 쪽으로 이 동작을 네 번 반복한다.

(전체 순서를 3번 반복한다.)

10. 수근으로 어깨 누르기

- 컵을 잡은 듯한 모양으로 손을 하여, 고객의 목 아래에 가까운 어깨 위에 놓는다.
- 수근으로 어깨를 누르고, 풀어 놓는다. 더 깊은 동작을 위해서 당신의 체중을 이용한다.
- 목 아래부터 어깨를 거쳐서 바깥 쪽으로 실시한 다음, 다시 손을 원 상태로 놓는다.

(이 동작을 3번 반복한다.)

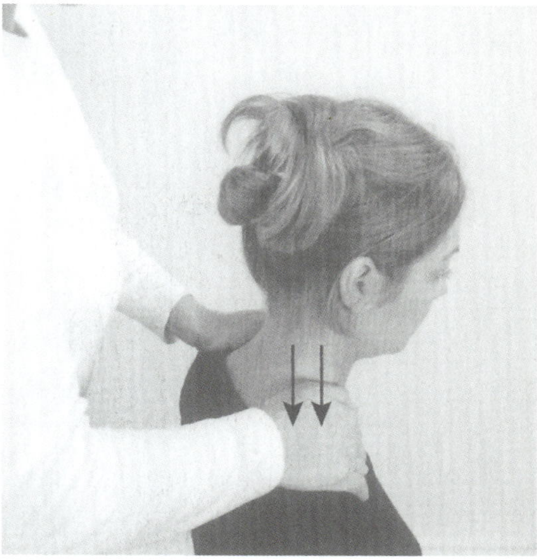

그림 5.10 수근으로 어깨 누르기
(Heel push to shoulders)

11. 어깨에 수근을 대고 둥글게 돌리기

- 두 손을 고객의 어깨에 둔다. 오른쪽 손은 목 아래에 가깝게 두어야 한다.
- 오른손 수근을 이용하여 원운동을 하며 어깨의 맨 위로 간다.
- 목 아래에서 시작해서 어깨를 거쳐서 바깥으로 갔다가 다시 목 아래로 돌아온다.
- 왼 손으로 고객의 왼쪽 어깨에 이 동작을 반복한다.

(각 어깨에 3번씩 반복한다.)

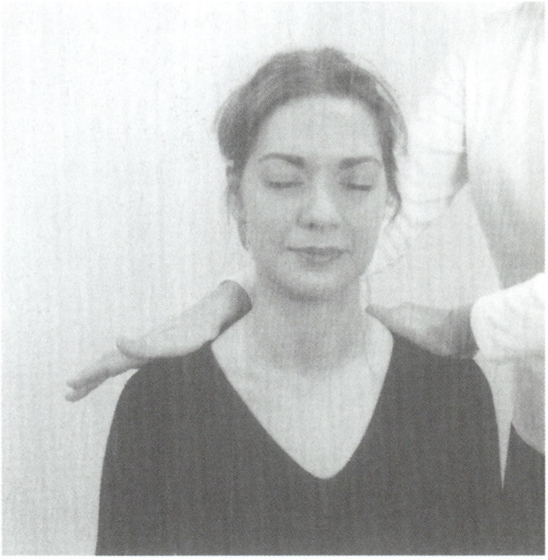

그림 5.11 어깨에 수근을 대고 둥글게 돌리기
(Circular heel of hand roll to shoulder)

비 고

섬유성 결절을 느끼게 되면, 진동법 마사지 동작을 사용한다(당신의 상완 근육이 수축되고, 첫째와 두 번째 손가락 전체를 이용하여 작은 떨림이 만들어 진다). 이것을 통해 섬유성 결절이 분산된다(페이지 110을 보시오).

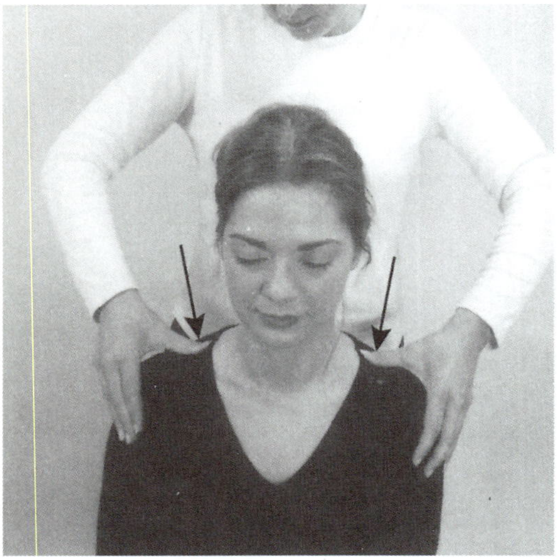

그림 5.12 엄지로 어깨 누르기
(Thumb push to shoulders)

12. 엄지로 어깨 누르기

- 당신의 엄지손가락 전체를 고객의 어깨 바깥쪽 끝에 둔다.
- 엄지손가락 전체를 이용하여 어깨 근육으로 누른다. 압박을 풀고 목 아래를 향해 2 cm 정도 움직인다. 다시 누르고 나서 푼다. 목 부위에 닿을 때까지 이 동작을 반복한다.
- 엄지손가락을 어깨 바깥 끝을 향해 미끄러뜨려 놓되, 지난 번보다 등 쪽으로 2cm 더 뒤로 간 곳에 위치하게 한다. 목 부위에 닿을 때까지 누르고 풀고를 반복한다.
- 어깨 위쪽 전체에 실시될 때까지 이 동작을 반복한다.

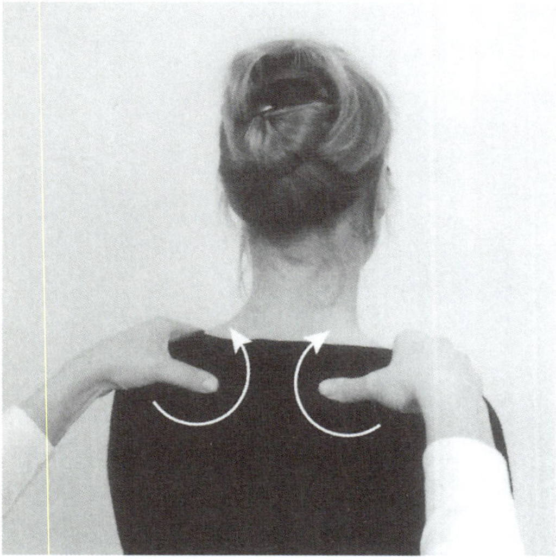

그림 5.13 어깨에 엄지로 둥글게 주무르기
(Circular thumb knead to shoulders)

13. 어깨에 엄지로 둥글게 주무르기

- 목 밑에 가까운 어깨에 두 손을 각 각 놓는다.
- 엄지손가락 전체를 이용하여 천천히 시계방향의 원운동을 한다.
- 목 밑에서부터 시작에서 어깨를 거쳐서 바깥으로 향한다. 등 위쪽과 어깨의 근육에 마사지 될 때까지 이 동작을 반복한다.

비 고

당신의 손톱은 짧게 유지해야 함을 잊지 않는다.

비 고

승모근 전체에 실시하도록 한다. 섬유성 결절을 느낄 수 있는가?

14. 아이언 다운

- 손을 편평하게 하여 고객의 목 밑에 가까운 어깨에 놓는다.
- 어깨 맨 위를 따라 아래로 상완까지 손을 단단히 하고 미끄러뜨린다.
- 고객의 팔꿈치에서 당신의 손을 들어 올려 떼고 다시 반복한다.

(이 동작을 3번 반복한다.)

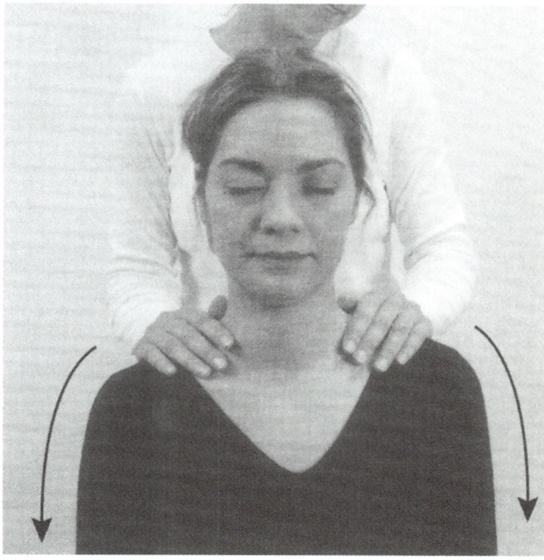

그림 5.14 아이언 다운(Iron down)

팔 마사지

15. 상완을 잡아 꽉 쥐기

- 고객의 상완 맨 위에 당신의 손을 각 각 놓는다.
- 손으로 꽉 쥐고 나서 풀어 놓는다.
- 손을 팔 아래로 미끄러 뜨려 내리면서 꽉 잡기와 풀기를 교대로 한다.
- 팔꿈치까지 닿으면, 위로 다시 올라온다.

(이 동작을 2번 반복한다.)

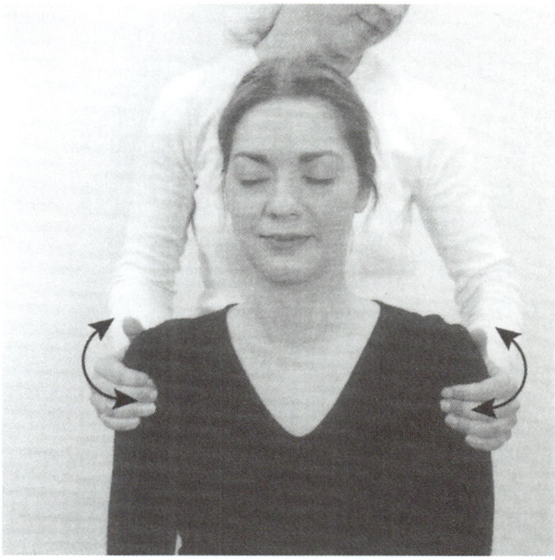

그림 5.15 상완을 잡아 꽉 쥐기 (Pick-up and squeeze to upper arms)

비 고

고객에게 압이 어떻게 느껴지는지 묻는다 — 너무 약한지 아니면 너무 깊은지?

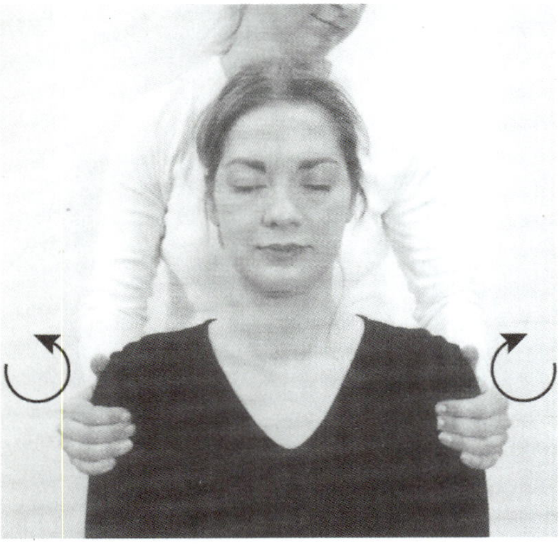

그림 5.16 수근으로 상완에 둥글게 마사지 하기
(Heel of hand circles to upper arms)

16. 수근으로 상완에 둥글게 마사지하기

- 고객의 팔 맨 위에 당신의 손을 놓고 손가락은 앞을 향하도록 한다.
- 수근을 이용하여 원 운동을 한다.
- 팔 아래로 내려가면서 실시하고, 다시 위로 올라 온다.
- 상완 전체(이두근과 삼두근)가 마사지 되도록 한다.

(이 동작을 2번 반복한다.)

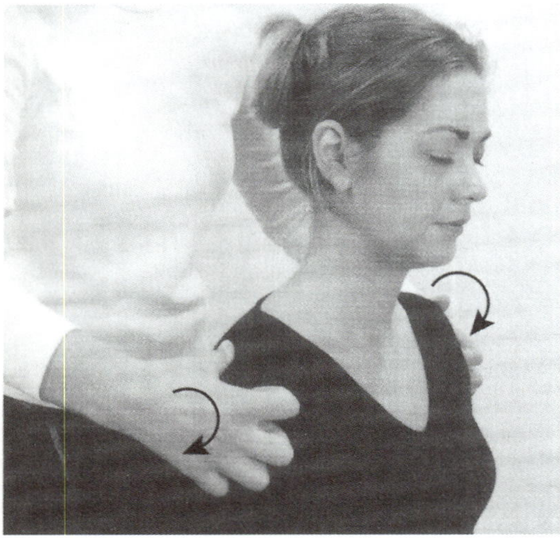

그림 5.17 상완에 손가락 마디로 마사지하기
(Knuckling to upper arms)

17. 상완에 손가락 마디로 마사지하기

- 당신의 손을 고객의 팔 맨 위에 각 각 놓는다.
- 각 손을 가볍게 주먹 쥐고, 손가락과 손가락 마디(knuck)를 살짝 벌린다.
- 주먹을 원 운동을 하는데, 이 때 마사지를 하기 위해서 손톱에서 약 2.5 cm 떨어진 손가락 부위를 사용하며, 손목은 느슨하게 유지한다.
- 상완의 전체에 실시하되, 특히 이두근과 삼두근에 집중한다.

비 고

상완은 상당히 민감한 부위이므로 마사지 할 때 너무 많은 압을 사용하지 않도록 유의한다.

18. 어깨 위와 상완에 전완 굴리기

- 고객의 목 밑에 가까운 어깨 위에 당신의 전완의 등을 놓는다. 당신의 손바닥은 위를 보아야 한다.
- 어깨에 걸쳐 당신의 전완을 천천히 미끄러뜨리는 동시에 손을 안쪽으로 굴려서 손이 팔의 맨 위에 도착할 때 손바닥이 아래를 향하도록 한다.
- 전완의 안쪽으로 고객의 팔을 아래로 쓸면서 내려간다.

(이 동작을 3번 반복한다.)

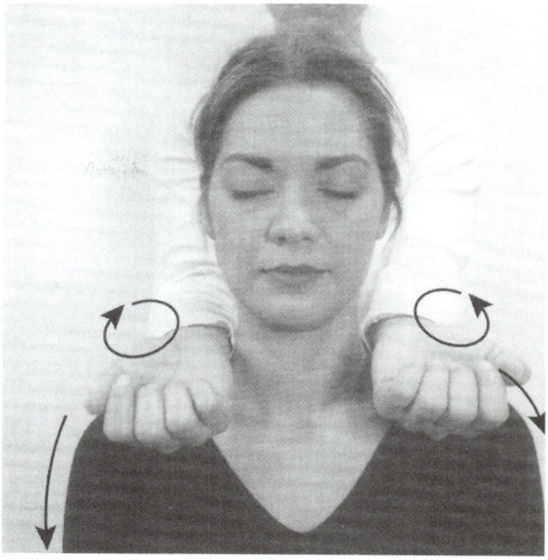

그림 5.18 어깨 위와 상완에 전완 굴리기 (Forearm roll to tops of shoulders and upper arms)

목

목에 대한 모든 마사지 동작은 당신이 고객의 옆에 선 상태에서 실시된다. 목 마사지를 위해 오일을 사용해도 된다.

19. 목쪽으로 손가락과 엄지 미끄러뜨리기

- 당신의 한 손을 고객의 이마에 대고 머리를 지탱한다.
- 다른 손의 손가락과 엄지를 고객의 목 근육 쪽의 척추 양 쪽에 놓는다.
- 후두골 쪽으로 목을 따라 손가락과 엄지를 미끄러뜨려 올린다. 그리고 나서 목 아래로 다시 미끄러져 내려온다. 이 동작을 다른 방향에서 반복할 필요는 없다.

(이 동작을 4번 반복한다.)

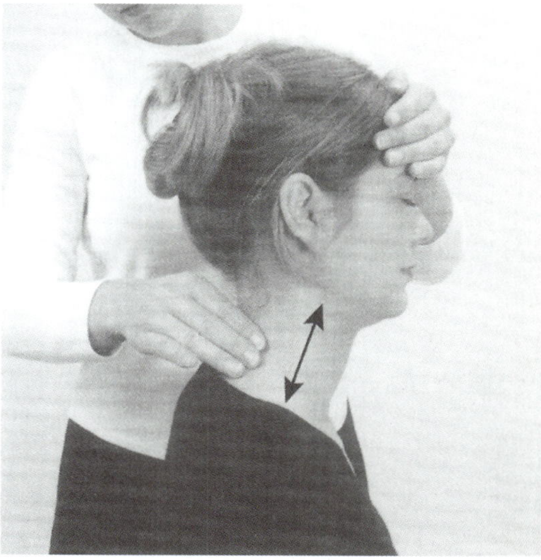

그림 5.19 목쪽으로 손가락과 엄지 미끄러뜨리기 (Fingers-and-thumb slide to neck)

비 고

목 마사지를 할 때, 척추에 바로 하지는 않으면서 척추의 양쪽에 모두 실시하도록 한다.

20. 목 옆을 세 손가락으로 문지르기

- 당신의 한 손을 고객의 이마에 두어 머리를 지탱한다.
- 다른 손의 가운데 세 손가락을 고객의 목 위에 둔다.
- 손가락을 이용하여 목에 작게 위아래로 움직이는 동작을 부드럽게 한다.
- 같은 손을 이용하여, 목의 한 쪽 옆에 위아래로 실시하고, 다른 쪽 옆에 반복한다.

(목의 한 쪽 옆에 이 동작을 2번씩 반복한다.)

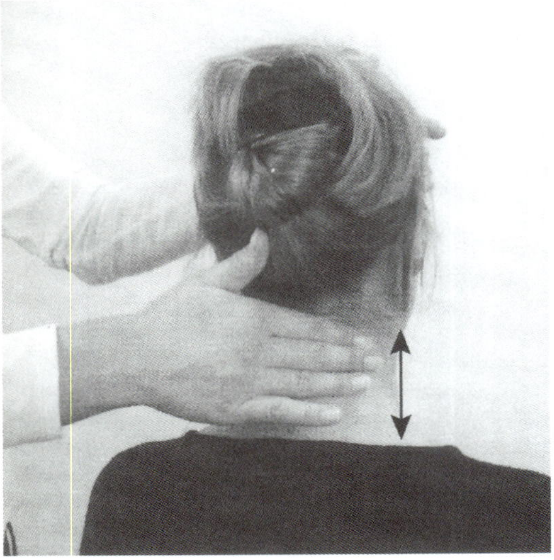

그림 5.20 목 옆을 세 손가락으로 문지르기 (Three-fingers rub to either side of neck)

21. 손가락과 엄지로 목 양 옆에 원 그리기

- 당신의 한 손을 고객의 이마에 두어 머리를 지탱한다.
- 다른 손의 엄지와 손가락을 목 아래 척추의 양 옆에 둔다.
- 엄지와 손가락을 부드럽게 앞으로 미끄러뜨려 작은 원을 천천히 그린 다음, 원래 위치로 되돌아 온다. 엄지와 손가락을 이용한 이 원운동을 반복하되, 후두골을 향해 천천히 올라가고 다시 목 아래로 내려온다.

(이 동작을 4번 반복한다.)

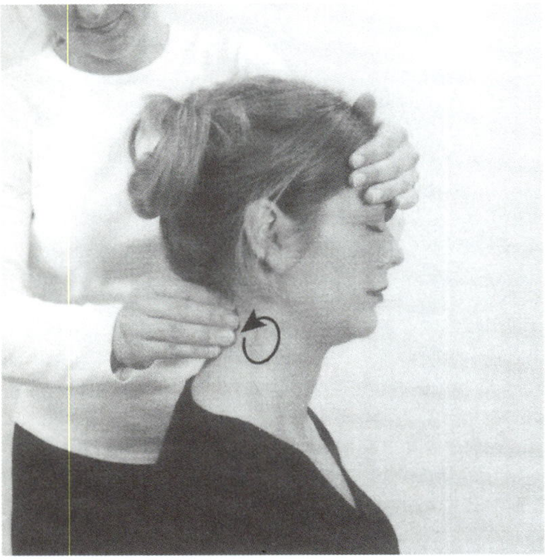

그림 5.21 손가락과 엄지로 목 양 옆에 원 그리기 (Finger-and-thumb circles to either side of neck)

비 고

당신이 오일을 사용하지 않고 있다면, 피부를 끌지 않도록 조심한다.

22. 손가락과 수근으로 목 쥐기

- 당신의 한 손을 고객의 이마에 두어 머리를 지탱한다.
- 다른 손의 수근과 손가락을 컵 모양으로 만들어 목을 잡는다.
- 목 뒤 근육을 꽉 쥐었다 놓기를 한다.
- 이 동작을 반대편에서 반복할 필요는 없다.

(이 동작을 3번 반복한다.)

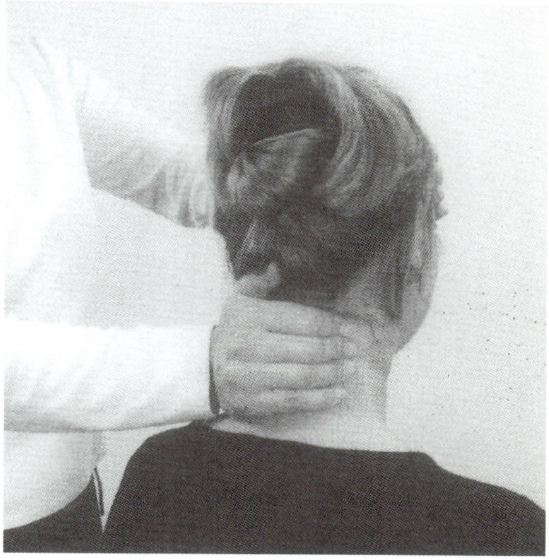

그림 5.22 손가락과 수근으로 목 쥐기
(Finger and heel of hand grasp to neck)

23. 수근으로 목 문지르기

- 당신의 한 손을 고객의 이마에 두어 머리를 지탱한다.
- 다른 손의 손바닥을 고객의 척추 오른편 목 밑에 둔다.
- 수근으로 원을 그리면서 목에 부드러운 압력을 준다. 약 8초간 오른쪽 목을 위 아래로 실시한다.
- 같은 손을 이용하여 이 동작을 왼쪽 목에 반복한다.

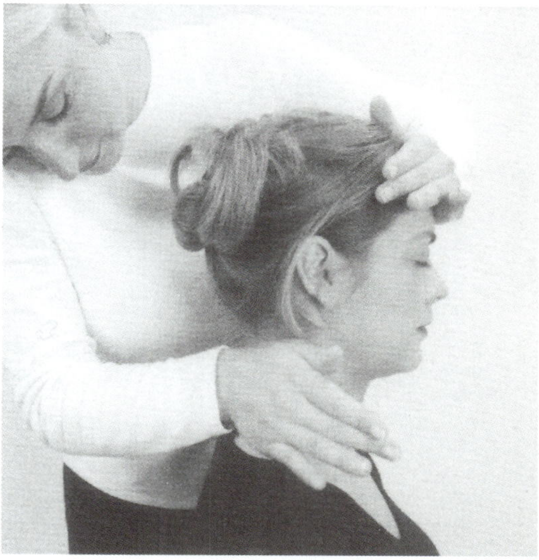

그림 5.23 수근으로 목 문지르기
(Heel of hand knead to neck)

비 고

고객의 목이 짧을 경우에는 대신 당신의 손가락과 엄지손가락을 사용하여 목을 잡는다.

비 고

목 부위에 긴장이 있다면, 진동법 마사지 동작을 이용해도 된다 (p 111 참고).

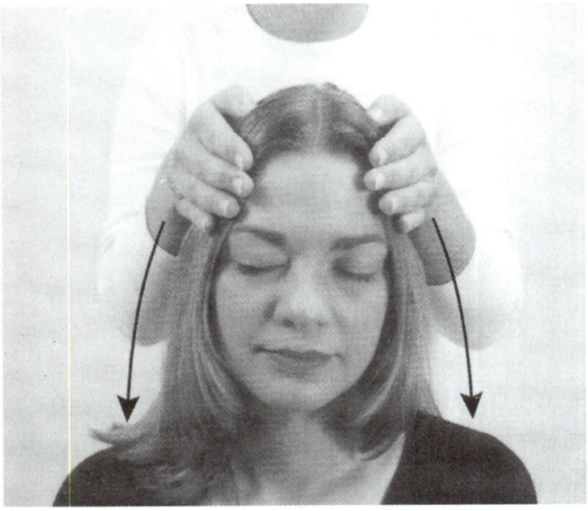

그림 5.24 머리에 대한 에플러라지 (Effleurage to head)

머리 마사지

24. 머리에 대한 에플러라지

- 고객의 뒤에 선다.
- 두 손을 고객의 모리 위에 놓는다.
- 머리 아래 쪽으로 내려가면서 손으로 부드럽게 쓸어 내린다.
- 머리 전체에 시행될 때까지 반복한다.

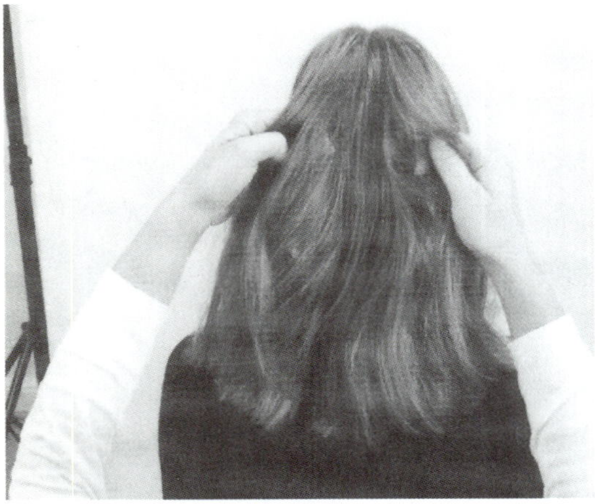

그림 5.25 머리카락 헝클어 뜨리기(Ruffling to hair)

25. 머리카락 헝클어 뜨리기

- 머리 위에 손을 살짝 놓는다.
- 손가락을 펼쳐서 머리카락 사이로 집어 넣는다.
- 물결처럼 손을 움직이며 머리카락의 뿌리에서 끝으로 실시한다.

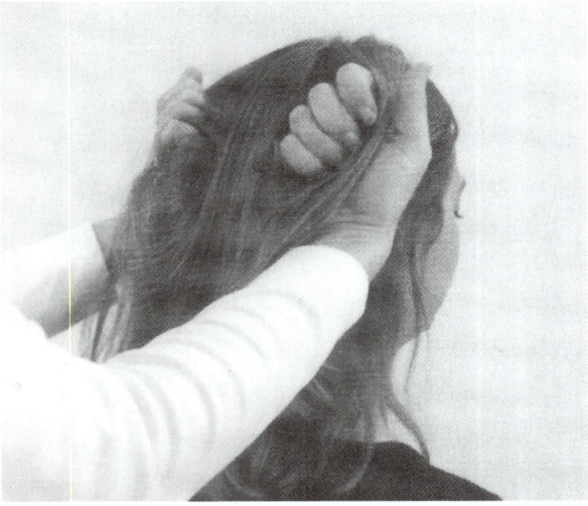

그림 5.26 머리카락 잡아 당기기(Hair tugging)

26. 머리카락 잡아 당기기

- 고객의 뒤에 서서 당신의 양 손을 고객의 양 쪽 머리 위에 놓는다.
- 손을 뒤집어 손바닥이 위를 보게 한다.
- 손가락을 머리카락 속으로 빗처럼 집어 넣는다.
- 손가락을 꽉 쥐어 머리카락이 그 사이게 잡히게 한다.
- 머리카락을 살짝 잡아 당기고 나서 풀어 놓는다.
- 머리 전체에 시행될 때까지 반복한다.

27. 머리에 대한 마찰법

- 고객의 옆으로 서서 한 손으로 이마를 지탱한다.
- 다른 손의 손바닥을 머리 아래 부분 (후두골)에 둔다.
- 손바닥을 이용하여 작고 빠른 동작으로 양 옆으로 손바닥을 움직인다.
- 머리의 아래에서부터 시작에서 이마의 헤어라인까지 실행한다.
- 머리 전체에 시행될 때까지 반복한다.

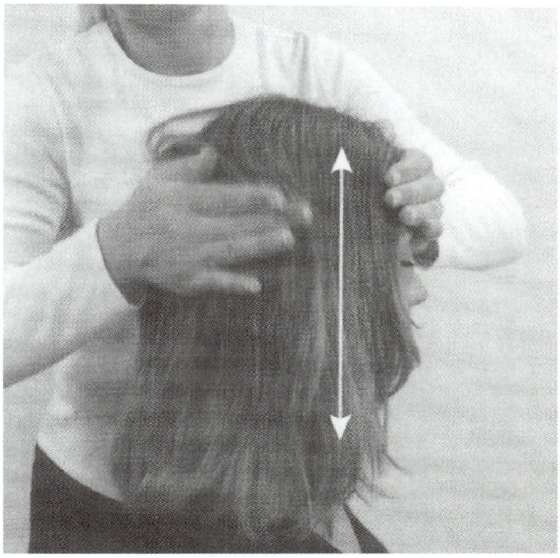

그림 5.27 머리에 대한 마찰법 (Friction to the head)

28. 세 손가락으로 머리 문지르기

- 고객의 옆으로 서서 한 손으로 이마를 지탱한다.
- 다른 손의 손바닥을 후두골에 둔다.
- 가운데 세 손가락을 사용하여 경쾌하게 문지르는 동작으로 양 옆으로 손가락을 움직인다.
- 머리의 아래에서부터 시작에서 이마의 헤어라인까지 실행한다.
- 머리 전체에 시행될 때까지 반복한다.

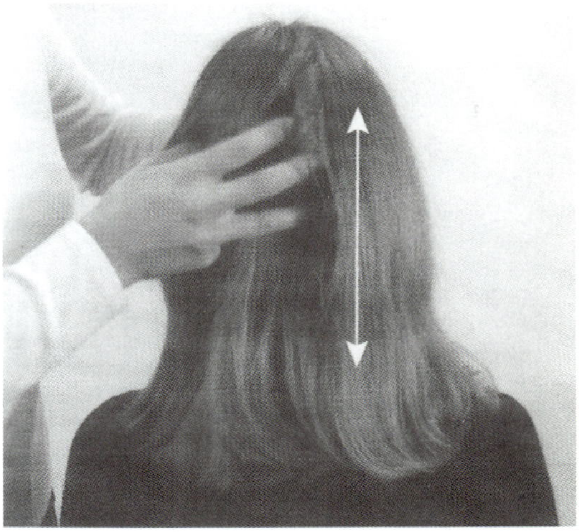

그림 5.28 세 손가락으로 머리 문지르기 (Three-finger rub to the head)

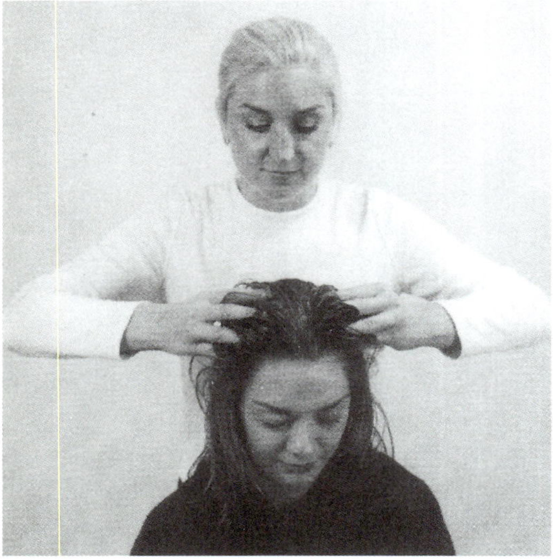

그림 5.29 샴푸(Shampooing to head)

29. 샴 푸

- 당신의 손을 고객의 두피 양 옆에 놓는다.
- 손가락을 쫙 펴서 손가락 전체가 두피에 닿게 하여, 머리카락과 두피에 샴푸하듯이, 작고 경쾌한 움직임으로 원을 그리는 동작을 한다.
- 두피 전체에 시행될 때까지 반복한다.

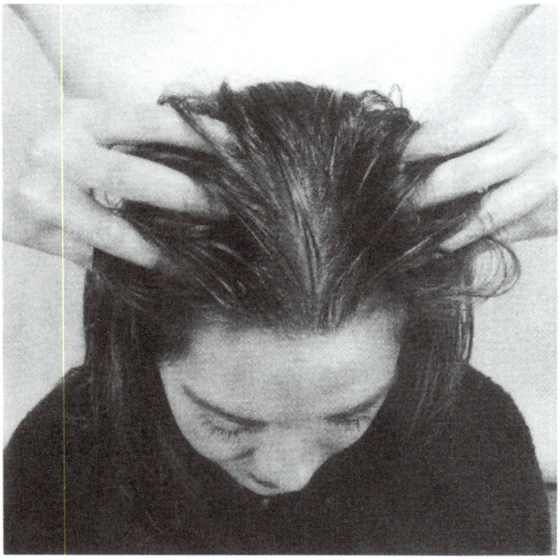

그림 5.30 두피에 대한 유연법(Pétrissage to scalp)

30. 두피에 대한 유연법

- 당신의 손을 고객의 두피 양 옆에 놓는다.
- 손가락을 쫙 펴서 손가락 전체가 두피에 닿게 하여, 작은 원 운동을 한다.
- 손가락을 들어 올려 다른 부위로 옮겨서 같은 동작을 한다. 두피 전체에 시행될 때까지 한다.
- 머리카락을 헝클어 뜨리면서 머리 마사지를 완료한다.

비 고

이것은 두피 근육의 긴장을 푸는데 탁월한 동작이다.

얼 굴

고객의 목을 지탱할 수 있도록 베개 받침이나 타월을 말아서 목 밑에 둔다. 당신은 얼굴 마사지를 실행하기 위해서 계속 고객의 뒤에 서 있는다.

비 고

이 동작은 두통과 긴장을 완화하는데 좋다.

31. 이마에 대한 에플러라지

- 고객의 뒤에 서서 고객의 목 뒤에 있는 타월을 당신의 몸으로 받칠 수 있는 자세로 선다.
- 양 손바닥을 이용하여 교차적으로 고객의 이마를 천천히 쓸어 올린다.
- 이마의 오른쪽부터 시작해서 왼쪽으로 하고, 그 다음 중앙을 하여 이마 전체에 실행될 수 있게 한다.

(이 동작을 16번 반복한다.)

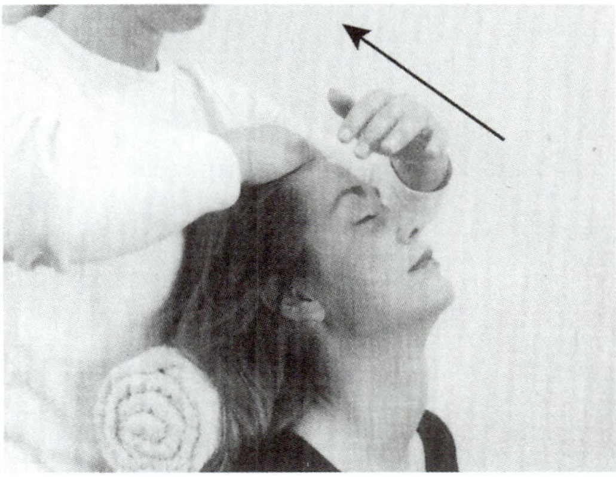

그림 5.31 이마에 대한 에플러라지
(Effleurage to forehead)

32. 이마에 지압점 누르기

- 한 손의 중지를 고객의 콧대 위로 1 cm 올라간 곳에 둔다.
- 다른 손의 중지를 바로 전 중지의 위에 놓아 힘을 강화한다(1번).
- 손가락을 누르고 푼 다음, 위로 1 cm 올라간 곳으로 미끄러져 다시 동작을 반복한다(2번).
- 헤어라인에 닿을 때까지 이 동작을 반복한다(3번).
- 이마 각 양 옆의 중앙선의 맨 위에 당신의 중지 각 각 놓는다(4번). 누른 다음 손가락에 힘을 뺀다.
- 아래로 1 cm 내려 간 곳으로 중지를 이동한다(5번). 누른 다음 손가락에 힘을 뺀다.
- 중지를 아래로 계속 내려서, 각 눈썹 바로 위에 있는 마지막 지압점(6번)에 닿을 때까지 반복한다.

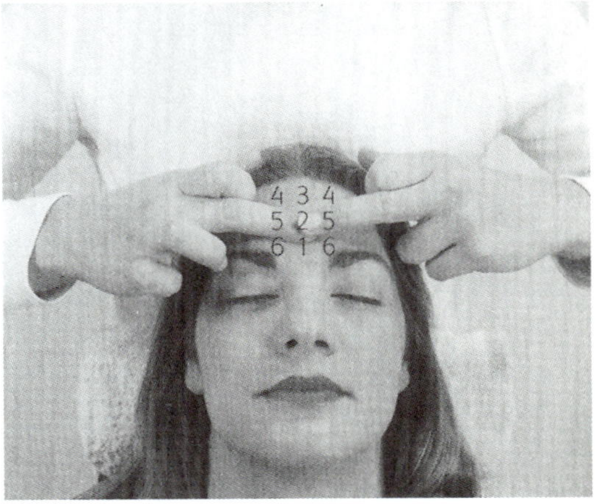

그림 5.32 이마에 지압점 누르기
(Pressure points to forehead)

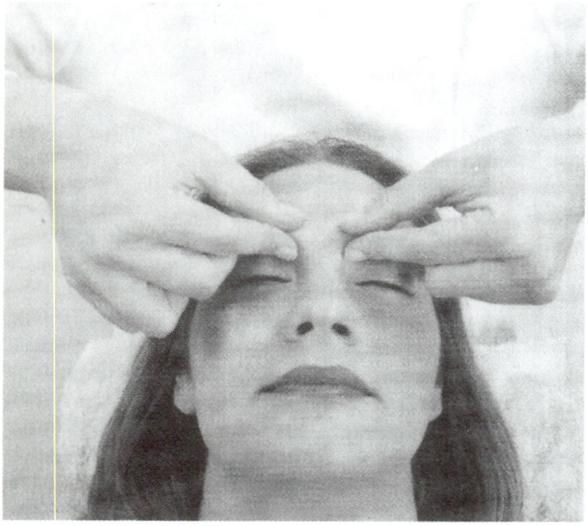

그림 5.33 눈썹 쥐기(Eyebrow squeeze)

33. 눈썹 쥐기

- 얼굴의 중앙에 가까운 부분의 눈썹에서 시작한다.
- 각 손의 검지와 엄지를 사용하여 눈썹의 조직을 부드럽게 쥔다.
- 계속해서 눈썹을 따라가며 쥐고 놓고를 반복한다.

(전체 동작을 3번 반복한다.)

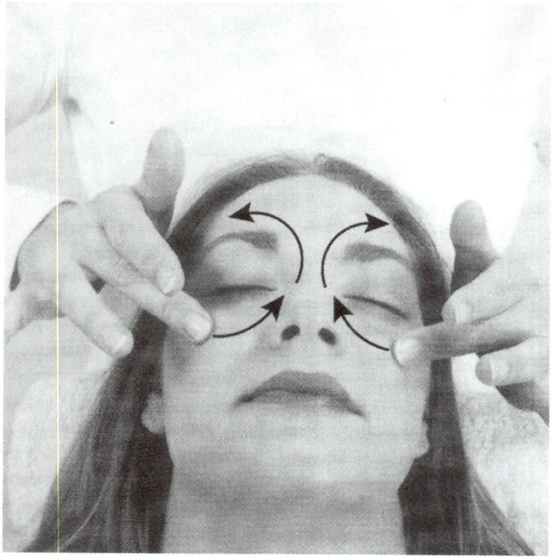

그림 5.34 중지로 눈 둘레 그리기 (Eye circles with middle finger)

34. 중지로 눈 둘레 그리기

- 당신의 중지를 고객의 눈 바깥 쪽 꼬리에 각각 둔다.
- 손가락을 부드럽게 눈 밑으로 내렸다가 콧대 주위로 올린다.
- 손가락을 올려서 눈썹 위로 오게 하여 각 눈 주위로 완전한 원을 그린다.

(3번 반복한다.)

비 고

이 동작은 눈 둘레 근육을 푸는데 도움을 준다.

35. 광대뼈 누르기

- 당신의 중지를 고객의 코 양 옆에 둔다.
- 광대뼈의 초승달 모양을 따라 중지로 눌렀다가 놓는다. 관자놀이에 닿을 때까지 광대뼈 위로 올라가며 실시한다. 다시 코 양 옆으로 손가락을 미끄러뜨린다.
- 광대뼈의 약간 아래 쪽으로 이 동작을 반복하여, 최종적으로 광대뼈 아래 가장자리 뼈를 따라 갈 때까지 한다.

(이 동작은 한 번만 반복한다.)

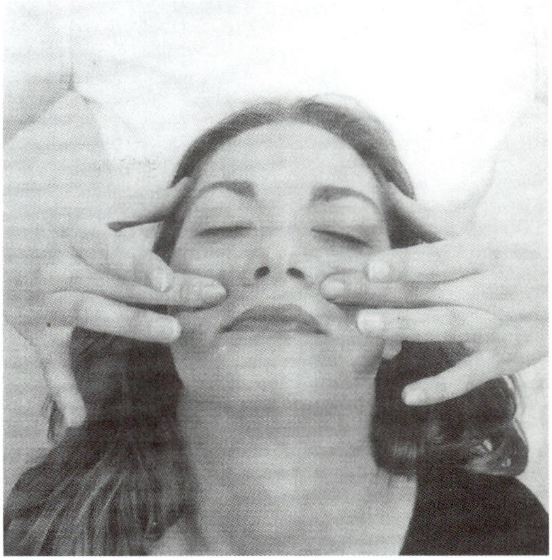

그림 5.35 광대뼈 누르기(Pressure to cheekbones)

36. 손가락과 엄지로 턱뼈를 따라서 쥐기

- 당신의 엄지를 고객의 턱 위에, 검지를 턱 바로 밑에 둔다.
- 압을 가하고 푼다.
- 바깥 쪽으로 1 cm 정도 나가서 이 동작을 반복한다.
- 턱에서 시작해서 턱뼈의 끝까지 실시한다.
- (이 동작을 3번 반복한다.)

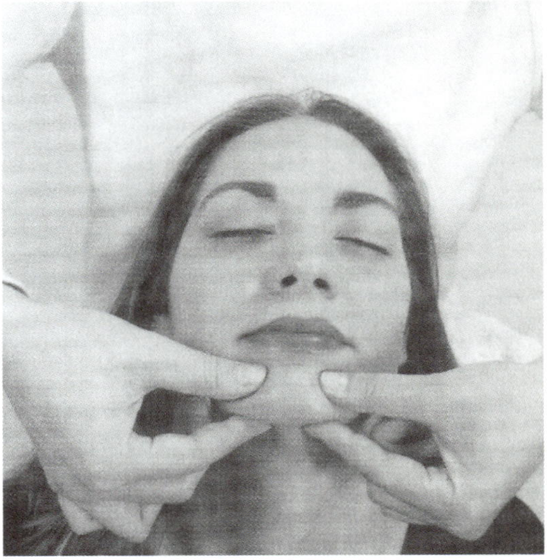

그림 5.36 손가락과 엄지로 턱뼈를 따라서 쥐기 (Finger-and-thumb squeeze along jawbone)

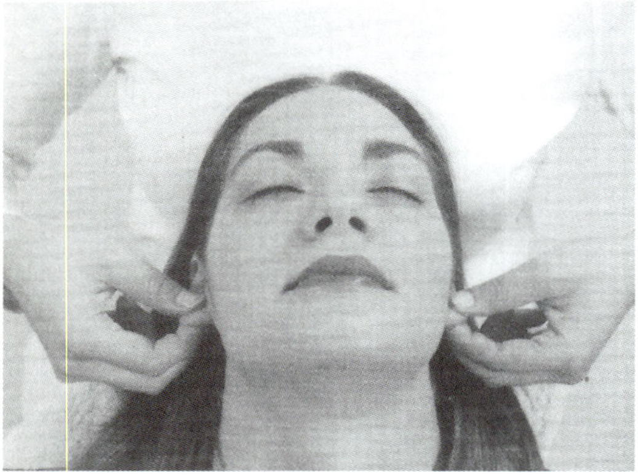

그림 5.37 손가락으로 귀 둥글게 문지르기
(Circular finger kneading to ear)

37. 손가락으로 귀 둥글게 문지르기

- 당신의 엄지로 고객의 귓볼 앞 쪽을, 검지로 귓볼 뒤 쪽을 누른다. 이 때 당신의 오른 손이 고객의 오른 귀를, 왼 손이 오른 귀를 잡도록 한다.
- 엄지와 검지로 작은 원 동작을 만든다. 귀 위로 올라갈수록, 손가락과 엄지의 위치를 바꿔야 한다. 즉, 검지를 귀 앞으로, 엄지를 귀 뒤로 가게 한다.
- 귀 맨 위까지 올라가면 다시 아래로 내려 온다.

(이 동작을 3번 반복한다.)

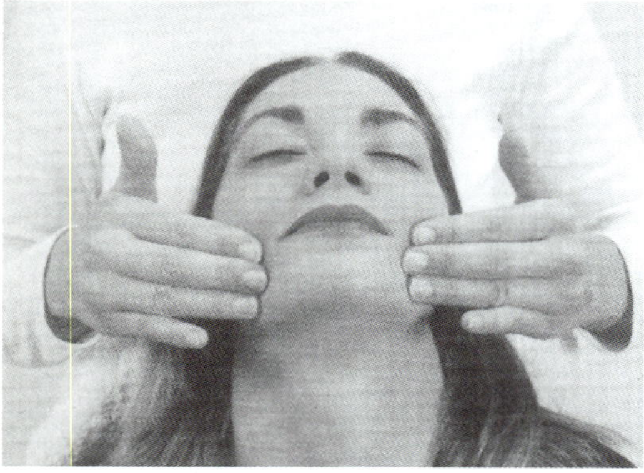

그림 5.38 손가락으로 턱뼈 둥글게 문지르기
(Circular finger kneading to jaw bone)

38. 손가락으로 턱뼈 둥글게 문지르기

- 당신의 손가락을 고객의 턱뼈가 만나는 지점의 양 옆에 둔다.
- 가운데 세 손가락 전체를 이용하여 천천히 작은 원 운동을 한다.

(이 동작을 약 10 초간 반복한다.)

비 고

많은 고객들은 눈을 감은 상태에서도 챠크라가 활동하는 동안에는 자주색과 오렌지색과 같은 활기찬 색을 본다고 전하고 있다. 챠크라에 대해서는 7장의 정보를 참조하시오.

39. 차크라 균형 맞추기

- 양 손의 손가락을 깍지 낀다. 고객의 목에서 약 3 cm 떨어진 곳에 당신의 손을 둔다 — 목에 직접 손을 대지는 않는다(그림 5.39a).
- 이 위치에서 약 10 초간 손을 머문다.
- 깍지를 낀 채로 손을 고객의 이마 위로 움직여 약 10 초간 머문다(그림 5.39b).
- 깍지를 낀 채로 손을 고객의 정수리로 움직여, 이제는 손바닥이 아래를 향하게 된다. 약 10초간 머문다(그림 5.39c).

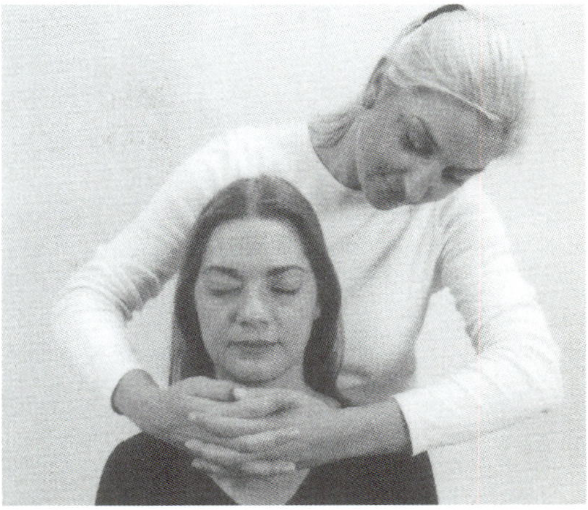

그림 5.39a 챠크라 균형 맞추기—목
(Chakra balancing – throat)

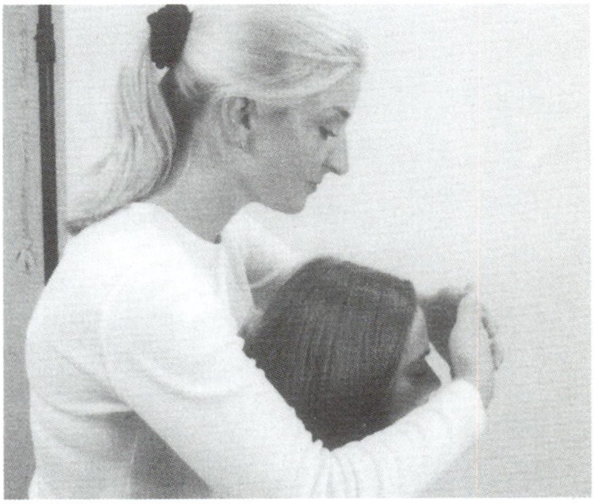

그림 5.39b 챠크라 균형 맞추기—이마
(Chakra balancing – forehead)

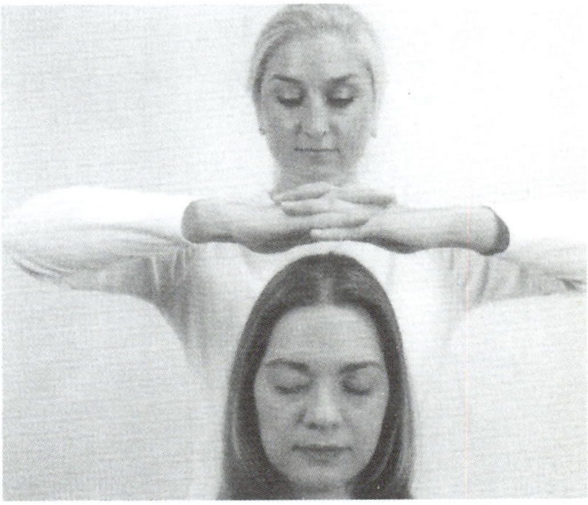

그림 5.39c 챠크라 균형 맞추기—정수리
(Chakra balancing – crown)

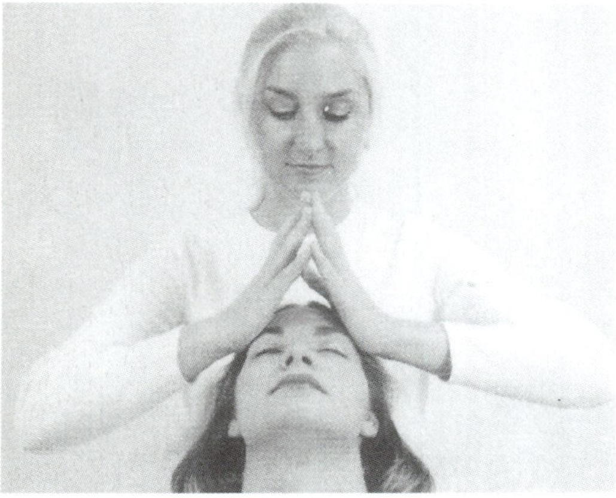

그림 5.40 기도 자세 에플러라지(Prayer effleurage)

40. 기도 자세 에플러라지

- 손을 기도하는 자세로 하고 고객의 이마 중앙에 손바닥의 아래 부분이 닿도록 한다.
- 기도하는 자세의 손을 계속 유지하면서 양 손을 서로 떨어뜨려 아래로 향하게 하여, 각 손이 이마 양 옆을 쓸어 내리게 한다. 손을 위로 다시 끌어 올려 기도하는 자세로 돌아온다. 이 동작을 3번 반복한다.
- 손을 기도하는 자세로 하고 고객의 턱에 손바닥의 아래 부분이 닿도록 한다.
- 양 손을 서로 떨어뜨려 아래로 향하게 하여 귀에 닿을 때까지 한다. 이 동작을 3번 반복한다.

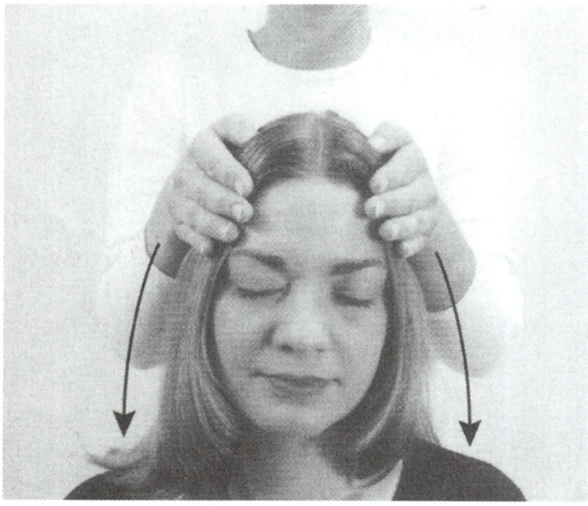

그림 5.41 머리에 대한 에플러라지 (Effleurage to head)

41. 머리에 대한 에플러라지

- 당신의 양 손을 고객의 머리 위에 둔다.
- 손으로 부드럽게 머리를 쓸어 내려 머리카락을 정돈한다.

(이 동작을 2번 반복한다.)

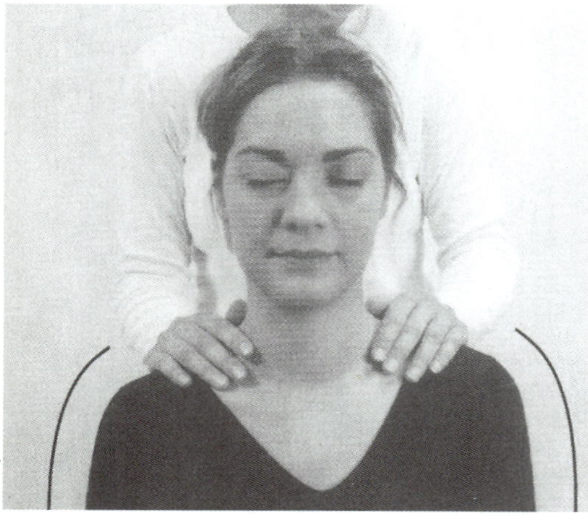

그림 5.42 아이언 다운(Iron down)

42. 아이언 다운

- 손을 평평하게 하여 고객의 목 밑에 가까운 어깨에 놓는다.
- 고객의 어깨 모양에 맞게 손 모양을 만든다.
- 어깨 맨 위를 따라 아래로 상완까지 손을 단단히 하고 미끄러뜨린다.
- 팔 뒤의 위 쪽을 손으로 천천히 쓸어 올려 다시 고객의 목 밑에 가까운 어깨로 돌아온다.

(이 동작을 2번 반복한다.)

몇 초간 당신의 손을 고객의 어깨에 머무르게 한다. 천천히 고객에게서 떨어져 고객을 관찰하고, 어떻게 느꼈는지 묻는다. 물을 마시고 싶어하는지 물어 볼 수도 있다. 고객이 물을 마신 후에 당신은 사후관리 조언을 하고 다음 예약을 잡을 수 있다(사후관리 조언에 대해서 6장을 참조하시오).

과제 5.1

아래의 표를 채우기 위해서, 당신은 인디안 헤드 마사지 절차를 배우고 시술 중에 사용되어야 할 마사지가 에플러라지인지 유연법인지 또는 고타법인지를 결정해야 할 것이다.

인디안 헤드 마사지 요소	마사지 동작의 유형
아이언 다운	에플러라지
손가락으로 견갑골 주위 주무르기	
수근으로 견갑골 주위 주무르기	
등 위쪽 두드리기	
어깨 잡아 꽉 쥐기	
엄지로 어깨 누르기	
어깨에 엄지로 둥글게 주무르기	
상완 잡아 꽉 쥐기	
수근으로 상완에 둥글게 마사지 하기	
상완에 손가락 마디로 비비기	
손가락과 엄지 미끄러뜨리기	
손가락과 손바닥으로 목 쥐기	
중지로 눈 둘레 그리기	
손가락과 엄지로 턱뼈 따라서 잡기	
손가락으로 턱뼈 둥글게 문지르기	

자가 검진 질문

다음의 자가 검진 질문에 스스로 질문하고 답하시오.

1. 치료가 성공적이었는지 여부를 결정하기 위해 고객에게 당신은 어떤 두 개의 질문을 할 것인가?
2. 어떠한 비언어적 피드백을 통하여 고객이 치료에 만족해 한다는 것을 알 수 있는가?
3. 고객의 피드백이 왜 시술자에게 중요한가?
4. 치료가 효과적이었는지를 당신이 판단할 수 있는 두 가지 방법을 말하시오.
5. 전체 인디안 헤드 마사지 치료를 실행하는데 시간은 얼마나 소요되는가?
6. 왜 정해진 시간 동안 인디안 헤드 마사지를 해야 하는가?
7. 인디안 헤드 마사지를 하는 동한 상호 감염을 피하기 위해 당신이 해야 하는 3가지 사전대책을 말하시오.

종이 한 장에 당신의 답을 적어 보시오. 이 책의 뒤에 모범 답안이 있다.

인디안 헤드 마사지 치료 후

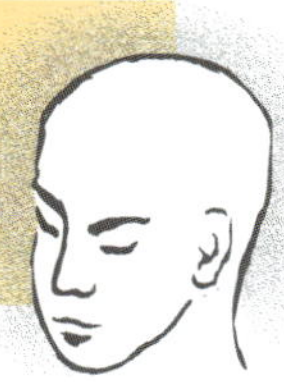

6

사후관리조언

사후관리에 대한 조언은 치료 직후에 해야 한다. 이것은 고객이 사후관리 조언을 따라야 치료의 모든 장점을 얻을 수 있기 때문에 중요하다.

- 고객은 치료 후에 휴식을 취하고 이완해야 한다. 이렇게 해야 신체가 스스로 충분히 치유될 수 있다.
- 고객은 신체의 독소 제거를 가속화하기 위해서 많은 물(미네랄 워터 또는 생수)을 마셔야 한다.
- 커피, 차 그리고 콜라는 카페인을 함유하고 있기 때문에 피해야 한다. 카페인은 자극제이기 때문에 고객이 이완하는데 도움이 되지 않는다.
- 고객은 치료 후 24동안 흡연과 음주를 하지 말아야 한다. 인디안 헤드 마사지는 해독효과가 있는 치료인데, 흡연과 음주는 독소를 몸 속으로 침투시키기 때문이다.
- 치료 후에는 과식을 피해야 한다. 혈액이 소화를 위해 소화기관으로 몰리기 때문이다. 치료 과정에 필요한 에너지가 소화를 위해서 전환된다. 과일과 야채와 같은 가벼운 식사는 간단한 식사로 이상적이다.
- 치료가 끝난 후, 특히 고객이 졸려 하는 경우, 집으로 출발하기 전에 약 10분간 기다리도록 하는 것이 좋다.

모발과 그 관리

인디안 헤드 마사지 후에 고객은 모발 관리에 대해서도 조언을 들을 수 있다. 단 대머리가 아닌 경우!

- 천연 기름(피지)의 분산을 돕고 두피에 혈액 순환을 자극하기 위하여 정기적으로 모발을 브러쉬 해야 한다.

- 모자를 써서 햇볕으로부터 모발을 보호해야 건조를 막을 수 있다. 수영할 때는 수명 모자를 착용하고 항염소성 샴푸를 사용하여 모발을 보호해야 한다.
- 헤어드라이어, 가열식 롤러 또는 고데기는 모발을 건조하게 하여 끝을 갈라지게 하므로 과용하지 않도록 한다.
- 탈색 또는 퍼머와 같은 화학적 처치는 모발을 손상시키고 지나치게 건조하게 하므로 피하도록 한다.
- 정기적으로 모발에 영양을 공급하고 컨디셔닝 트리트먼트를 사용한다. 케라틴을 함유한 제품이 특히 권장된다. 컨디셔닝 트리트먼트 제품은 매장이나 미용실에서 구입할 수 있다.
- 많은 양의 물, 과일 그리고 야채를 포함한 균형 잡힌 식단을 섭취하는 것이 중요하다. 그래야 건강하고 빛나는, 강한 모발에 필요한 영양을 공급할 수 있다.

비 고

모발을 최고의 상태로 유지하기 위해서 정기적인 인디안 헤드 마사지의 중요성을 강조하시오.

부작용(치유 위기)

인디안 헤드 마사지 후에 고객은 일반적으로 이완되는 것을 느끼며 치료의 장점을 얻을 수 있다 .그러나 간혹 고객이 부작용을 경험할 수도 있다. 부작용이란 마사지 치료 중에 또는 그 후에 일어날 수 있는 반응을 말한다.

치료 중

- 고객은 근육에 통증이나 고통을 느낄 수 있다 — 이것은 독소가 빠져나가고, 신체의 신경이 깊은 마사지 작업에 반응하기 때문이다.
- 독소가 빠져나가면서 피로가 느껴질 수도 있다. 신체가 자신의 치유 에너지를 효과적으로 작동시키기 위해서는 휴식이 필요하다. 피로가 사라지고 나면 고객은 상쾌하고 에너지가 넘치는 것을 느낄 수 있다.
- 고객은 감정 상태가 격앙되는 것을 느낄 수 있다.—조금 감정적이고, 아마도 약간 슬픈 느낌일 수 있다. 이것은 챠크라가 다시 균형을 찾음으로 인해 생기는 정신과 감정의 정화 때문이다. 이것은 고객이 긴장을 완화하는데 도움이 된다.

과제 6.1

사후관리 조언으로 해야 할 정보를 연구하여, 다음 표의 질문에 답하도록 하시오.

사후관리 조언 **논의**

치료 후에 왜 과식을 피해야 하는가?

어떠한 음료에 카페인이 들어 있는가? 치료 후에 왜 카페인 섭취를 피해야 하는가?

치료 후에 고객이 마셔야 하는 것은 무엇이며 그 이유는 무엇인가?

치료 후에 고객이 음주나 흡연을 피해야 하는 이유는 무엇인가?

당신은 치료 후에 고객에게 식사에 대해 어떤 조언을 할 것인가?

모발에 좋은 컨디셔닝 트리트먼트 제품에는 무엇이 함유되어야 하는가?

왜 우리는 치료 후에 고객에게 이완하도록 권해야 하는가?

치료 후에

치료 후 24~48시간 이내에 다음과 같은 반응을 겪는 고객도 있다.

- 두통
- 현기증과 구역질
- 수면 패턴의 혼란
- 코나 입 안의 점액 분비 증가

이것은 정상적인 것으로 독소가 몸 밖으로 배출되어 신체가 스스로 균형을 찾고 정화되고 있음을 보여주는 것이다.

사례 연구

교육 과정의 일부로서 당신은 아마도 사례연구를 실행해야 할 것이다. 가능하면 수업 이외의 시간에 다양한 사람들에게 마사지를 실시하고 그 치료에 대해 기록해야 한다. 이것을 통해 많은 것을 배울 수 있다. 사례연구는 교육 과정이 끝날 때 제출해야 하며 점수가 매겨져서, 발표를 해야 한다. 아래의 사항은 당신이 사례연구를 할 때 포함해야 할 가이드라인이다. 뒤에 사례연구에 대한 두 가지의 예가 있다.

고객 프로필

당신은 상담을 실시하고 다음을 포함하도록 상담에 대한 요약을 기록해야 한다:

- 고객의 일반적인 라이프스타일
- 고객이 치료에서 기대하는 것 — 스트레스완화인가, 고통이나 통증의 치료인가, 두통완화인가?
- 치료에 대한 금기사항이나 불안해하는 고객 등 같이 당신이 겪게 될 문제를 명시한다.

인디안 헤드 마사지 치료

- 오일이 사용된다면, 어떤 오일을 선택하였는가? 그 이유는 무엇인가?
- 당신은 인디안 헤드 마사지 전체 과정을 실시하였는가? 또는 몇 가지 동작을 생략하였는가?
- 섬유성 결절이나 긴장이 나타났다던가 하는 이유로 해서, 당신이

더 많이 치료한 특정 근육의 이름을 대시오.

- 긴장이나 섬유성 결절이 있었다면, 그 치료를 위해서 당신은 어떤 마사지 동작을 사용하였는가?
- 당신이 사용했던 특정 마사지 동작을 고객이 좋아했는가? 싫어했는가?
- 당신은 시간을 초과했는가? 미리 끝냈는가?
- 당신에 고객에게 제공한 사후관리 조언을 설명하시오.

치료의 효율성 평가

- 치료가 효과적이었다면, 고객은 어떻게 느꼈는가?
- 혹시 부작용은 없었는가?
- 고객이 잠들었거나 에너지가 충만하여 자리를 박차고 일어났는가?
- 치료 후에 고객이 어떤 긍정적 또는 부정적 코멘트를 하였는가?
- 고객이 치료에 대해 어떻게 느꼈는지를 알 수 있도록 고객에게 피드백 양식 작성을 부탁하시오.

차후 치료

다음 치료를 위해 고객이 방문했을 때, 치료의 효과에 대한 피드백을 기록할 수 있다.

- 고객이 어떻게 느꼈는가? — 고객의 건강이 지난 번 치료 후에 변화되었는가?
- 사후관리를 고객이 따랐는가?
- 부작용이 나타났는가? 그렇다면 긍정적인가 아니면 부정적인가?

치료 계획 변경

다음과 관련하여 변경이 이루어질 수 있다.

- 치료 시간
- 얼마나 자주 치료 해야 하는가
- 사용되는 마사지 동작
- 오일 사용 여부

만약 변경이 이루어진다면, 고객에게 이유를 설명하시오.

최종 치료

당신의 최종 치료를 위한 보고서에는 다음이 포함되어야 한다.

- 지난 번 치료에 대한 세부사항.
- 치료 과정에 대한 요약과 평가
- 치료가 효과적이었는가 그렇지 않은가?
- 변경해야 할 것이 있는가?
- 치료가 고객의 기대에 부응했는가?
- 당신의 목표를 충족시켰는가?

사례연구

앤(Ann)

프로필

앤은 비서로 근무한다. 그녀는 결혼하여 두 아이를 두고 행복하게 살고 있다. 그녀는 스트레스 수치가 낮고 행복하여 긴장이 이완되어 있다. 그녀는 인디안 헤드 마사지에 대한 어떠한 금기사항도 가지고 있지 않다. 그녀는 직업상 타이핑 업무가 많아서 고개를 앞으로 숙이게 되어 목이 뻣뻣해진다. 그녀는 목 부위의 긴장을 완화하길 원하며, 현재 건조한 상태인 모발과 피부 상태를 개선하고 싶어한다. 나는 그녀에게 인디안 헤드 마사지 중에 일어날 일에 대해 얘기했고, 이것은 매우 안전하고 긴장을 풀어주는 치료라고 안심시켰다. 또한 치료 중 내내 이완 음악을 틀기로 결정했다.

치료 1

첫 번째 치료를 하는 동안, 앤의 목과 어깨 부위의 승모근에 특별한 주의를 기울였다. 근육이 단단하고 긴장됨을 느낄 수 있었고, 그녀는 그 근육들이 움직일 때 약간의 불편함을 느꼈다. 그래서 나는 부드러운 마사지를 실시했다. 나는 그녀의 견갑골 바로 위의 오른쪽 어깨에 두 개의 작은 뭉침을 발견했다. 어깨 통증을 치료하기 위해서 엄지로 문지르는 동작을 주로 사용했고, 작은 뭉침을 풀기 위해 지압법을 사용했다. 작은 섬유성 결절은 여전히 남아있었지만 점차 덩어리가 작아졌다. 그녀의 오른 쪽 어깨에 주로 긴장이 발견되었기 때문에, 나는 그녀에게 무거운 가방을 들고 다니는지 물어 보았다. 그녀는 그렇다고 대답했다 — 오른 쪽 어깨에. 나는 그녀에게 무게를 분산시키기 위해서는 가방을 양 어깨에 번갈아 매라고 조언했다. 그녀의 건조한 피부와 모발에 수분을 주기 위해서 나는 스위트 아몬드 오일을 사용하여 치료하였다. 치료 후에 나는 그녀에게 사후관리 조언을 해 주었다.

치료 2

앤은 치료 후에 어깨에 훨씬 나아 졌고, 아직은 약간 목이 뻣뻣하지만 통증은 사라졌다고 말했다. 그녀는 스위트 아몬드 오일 덕분에 모발이 더 부드럽게 느껴지고 그렇게 보인다고 말했다. 그래서 나는 다시 그것을 사용했다.나는 그녀의 목과 어깨 부위에 특별히 주의해서 같은 마사지 동작을 치료에 사용하였다. 이 치료를 하는데 35분이 걸렸다. 지난 번 치료 이후로 나는 자신감이 생겼고 마사지 하는 것을 즐겼다.

치료 3

앤은 지난 주에 상을 당해서 매우 스트레스를 많이 받았기 때문에 실제로 아프고 피곤했다. 나는 그녀가 원할 것이라고 생각하여 이 번 치료에는 시간을 좀 더 많이 할애 했다. 나는 그녀의 양 어깨에 심한 긴장을 발견하였다. 근육이 정말 단단하게 느껴졌다. 섬유성 결절도 있었다 — 나는 엄지로 문지르는 동작을 사용하여 섬유성 결절을 분산시켰다. 나는 긴장 완화를 돕기 위해 스위트 아몬드 오일에 약간의 라벤더를 혼합하였다. 나는 엄지와 손바닥을 이용하며 문지르는 마사지 동작을 많이 했고 그녀도 즐거워했다. 내가 시술하면서 점점 근육이 부드러워 지는 것을 느낄 수 있었다. 나는 그녀가 문제를 상담할 사람이 필요하다면 내가 알고 있는 몇 명의 상담자를 소개해 주겠다고 말했다.

비 고

당신의 고객을 확실히 보증할 수 없는 다른 전문가에게 소개한다면, 혹시 나쁜 일이 생길 것에 대비하여 조치를 취해야 한다. 왜냐하면 당신이 고객을 그들에게 소개했기 때문이다. 더 좋은 것은, 당신은 고객을 도울 수 있는 시술자를 알고 있으며 고객 스스로 연락할 수 있게 제안해 줄 수 있다는 것만을 말하는 것이다.

치료 4

앤은 지난 번 치료 후에 많이 안도감을 느끼게 됐고, 많이 긴장이 풀렸다고 말했다. 그녀는 특히 어깨 마사지에 만족했다. 오늘은 근육에 긴장이 조금밖에 남아 있지 않아서, 나는 치료가 그녀에게 적합했음을 알게 되었다. 편능형 근육인 오른쪽 어깨뼈에 섬유성 결절을 발견했다. 지압법 마사지 동작을 사용하여 마사지를 실시하였다.

요 약

앤은 치료 내내 조용했으며 긴장이 풀어진 것으로 보였다. 그녀는 치료가 자신의 승모근과 목 부위의 근육 긴장에 매우 효과적이어서 이완을 도왔다고 생각했고, 일반적으로 치료를 받으면서 더 많은 에너지를 느끼게 되었다. 앤의 모발과 피부도 치료를 통해 좋아졌다. 그녀의 모발은 더 부드러워 보였고 그렇게 느껴졌다. 전반적으로 치료는 효과적이었으며 고객의 기대에 맞았고, 앤은 치료가 매우 좋다고 느꼈기 때문에 인디안 헤드 마사지를 계속 받고 싶어 한다.

사례연구 앤(Andy)

프로필

앤디의 결혼 생활은 행복하며 자녀는 없다. 그는 목수이기 때문에 직업상 목과 어깨에 통증이 있는 경우가 있다. 스는 일할 때 스트레스를 느끼는데, 그 이유를 불면증이라고 믿고 있다. 그의 건강 상태는 좋으며 일반적으로 건강한 생활양식을 가지고 있다.

치료 1

앤디는 어떠한 치료에도 오일 사용하는 것을 원치 않았다. 그는 나에게 오늘 통증을 느꼈던 어깨에 특별히 주의해 달라고 부탁했다. 나는 얼굴에 대한 시간을 줄이고, 대신 긴장과 섬유성 결절이 느껴지는 목과 어깨 근육에 더 많은 마사지를 할 것을 결심했다. 그는 등에 고타법을 사용하고 머리를 헝클어 뜨리는 것을 좋아했으나, 얼굴 마사지는 좋아하지 않았다. 나는 사후관리 조언을 했으며, 불면증 해소에 효과적인 반사요법 치료나 아로마테라피 마사지 치료를 권장하였다.

치료 2

앤디는 지난 번 치료 후에 두통을 느꼈다고 말했다. 나는 그것이 몸에서 독소가 빠져나가고 자체 정화작용이 일어나는 것 때문이라고 설명하고 사실은 그 반응이 좋은 것이라고 말해 주었다. 어쨌든 앤디는 두통을 종종 느낀다. 나는 그에게 두통이 목과 어깨의 근육 긴장에서 야기될 수도 있으므로, 마사지를 두통을 방지할 수 있다고 말했다.

우리의 목표는 앤디의 어깨 근육 긴장을 풀어서 그가 이완될 수 있게 하는 것이었다. 나는 어깨와 목 부위에 작은 덩어리는 발견하여 그 곳에 마사지를 했다. 두피 근육 또한 매우 긴장되어 있어서 나는 긴장을 풀기 위해서 마사지를 했다. 얼굴 마사지를 앤디가 싫어한다고 했으므로 얼굴에는 적은 시간을 할애했다. 그는 이번 치료로 매우 이완되었다고 말했다.

치료 3

앤디는 지난 번 치료 후에 어떠한 부작용도 없었으며, 치료 후 계속 매우 이완됨을 느꼈고 밤에 잠도 잘 잤다고 했다.

그는 오늘 마사지에서는 등과 어깨에 압을 더 많이 줄 것을 요청했다. 나는 내 몸의 위치를 약간 바꿔서 나의 체중을 좀 더 효과적으로 사용하여 더 많은 압을 이용한 마사지를 할 수 있음을 알게 되었다. 앤디의 어깨는 이 번에는 그다지 긴장되지 않게 느껴졌고, 그도 치료를 즐겼다.

치료 4

앤디는 지난 번 치료 후에 어떠한 부작용도 없었으며 사후관리 조언을 잘 따랐다. 그는 치료를 시작한 이후로 더 잘 자게 되었다고 말했다. 무거운 물건을 들었기 때문에 앤디는 이번에는 어른 쪽 어깨에 통증과 뻣뻣함을 느꼈다. 그는 약간의 불편함을 느끼기는 하지만 참을 만하다고 말했다. 치료를 마치자 그의 어깨 근육은 더 풀어졌고 팔을 회전할 수 있게 되었다.

요 약

앤디는 치료 중에 상당히 말을 많이 했기 때문에, 나는 그가 말하는 것만큼 실제로 그가 이완되었는지 확신할 수 없다. 그는 전에 마사지를 받아본 적이 없었고, 치료를 즐겼다. 그는 치료가 목과 어깨의 근육 긴장에 매우 효과적이라는 것을 알게 되었다. 또한 그는 수면 양상도 향상됨을 경험했다.

나는 전반적으로 앤디에 대한 치료가 효과적이었다고 느꼈다.

자가 검진 질문

다음의 자가 검진 질문에 대해 스스로 답하시오.

1. 인디안 헤드 마사지 후에 나타날 수 있는 부작용은 무엇인가?
2. 치료 후에 고객에게 어떤 사후관리 조언을 하는가?
3. 고객에게 모발관리에 대해 어떤 조언을 하는가?
4. 왜 사후관리 조언을 하는가?

종이 한 장에 당신의 답을 적어 보시오. 이 책의 뒤에 모범 답안이 있다.

챠크라와 아우라

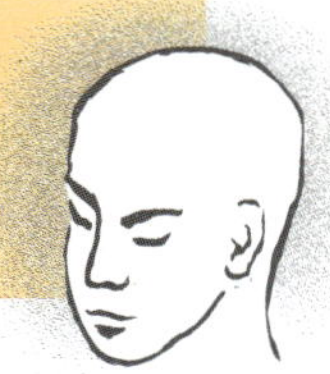

7

챠크라 시스템

인디안 헤드 마사지 절차에는 챠크라의 균형을 맞추는 작업이 포함된다. 인체에는 일곱 개의 주요 챠크라가 있다: ⑦ 정수리 ⑥ 이마(제3의 눈) ⑤ 목구멍 ④ 심장 ③ 명치 ② 하라(천골) ① 기초(뿌리). 인디안 헤드 마사지의 중요한 부분은 상위의 챠크라인, 정수리(사하스라라), 제 3의 눈 그리고 목구멍(비슈다)에 시행하는 것이다. 하위 챠크라는 발과 손바닥 그리고 관절에 나타날 수 있다.

챠크라는 인체로부터 약 1인치 정도 떨어진 곳에 위치하는 에너지의 중심으로서, 원칙적으로는 시계 방향으로 회전한다. 각 챠크라는 꽃을 닮았고, 그 꽃잎은 에너지가 통과하는 에너지 통로를 나타낸다. 각 챠크라는 꽃잎의 개수가 다르다. 챠크라를 위한 에너지(프라나)는 우주로부터 공급된다. 프라나는 '생명을 지탱하는 힘'이라는 의미의 인도어이다. 프라나는 이들 에너지 중심을 통해 인체로 들어간다. 건강을 위해서는 모든 챠크라가 열려 있어, 닫히지 않아야 하며, 서로 균형을 이루어야 한다.

비 고

챠크라는 '빛의 바퀴'라는 의미의 고대 인도어이다.

비 고

어떤 사람들은 챠크라를 볼 수 있는데, 그들은 챠크라를 회전하는 에너지 소용돌이라고 묘사한다.

상위의 챠크라

정수리 챠크라는 최고 챠크라라고 불리며, 나머지 여섯 개의 챠크라를 열고 균형을 이루게 한다. 이 챠크라가 닫히지 않아야 하는 것이 중요한데, 그렇지 않으면 에너지가 다른 모든 챠크라로부터 이 챠크라로 자유롭게 흐를 수 없다.

이 챠크라에 대해 마사지를 시행하면, 에너지가 인체내의 필요한 곳으로 보내짐으로써 치유가 촉진된다. 정수리 챠크라는 우주가 인체로 에너지를 보내는 통로이다.

과제 7.1

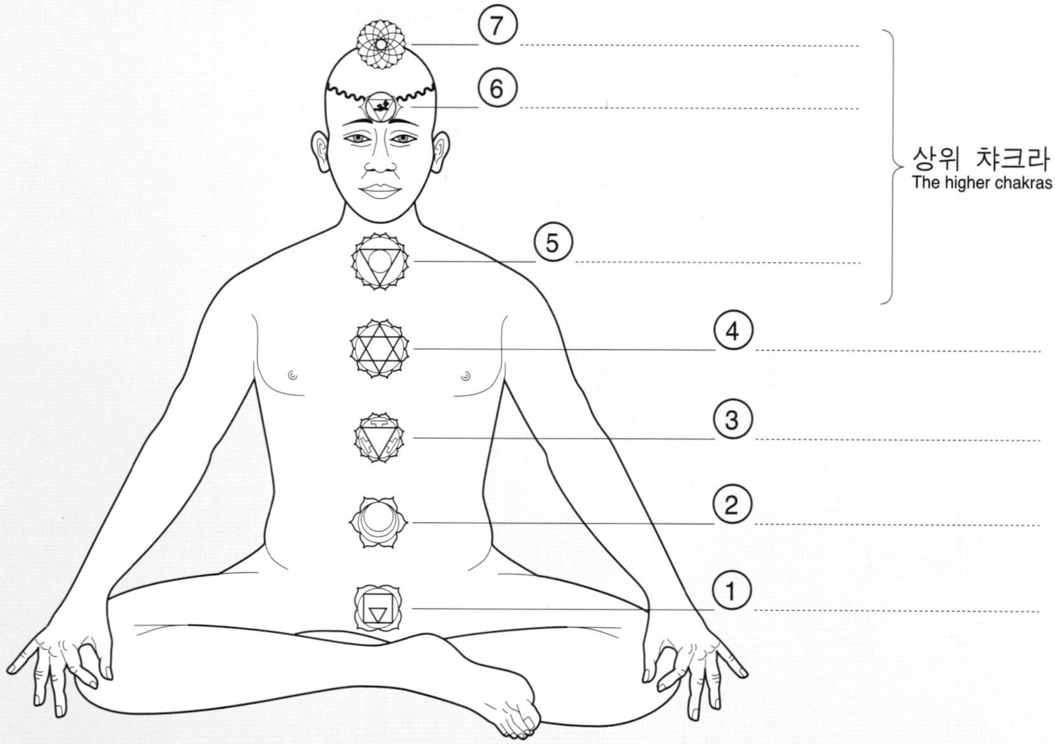

그림 7.1 챠크라

반대편 페이지에 번호 매겨진 용어와 위의 숫자를 연결하여 그림 7.1의 그림을 완성하시오.

비 고

자격 있는 아로마테라피스트만이 에센셜 오일을 혼합할 수 있음을 명심한다. 자격이 없는 아로마테라피스트는 미리 혼합된 오일을 매장이나 도매상에서 구입해야 한다.

정수리 챠크라 — 제7챠크라

챠크라가 있는 곳 — 머리의 맨 위

관련 영역 — 사고와 의사 결정

관련되어 있으며, 이 챠크라가 반응하는 색 — 보라색

관련 내분비선 — 뇌의 송과선

균형 잡히고 열려 있을 때의 효과 — 사람이 사려 깊고, 현명하며, 영적이고 개방적인 마음을 갖게 된다.

균형이 깨어지고 닫혀 있을 때의 효과 — 사람이 냉담하고 생각이 없으며, 삶의 방향이 없고 죽음을 두려워한다.

에센셜 오일 — 쟈스민과 라벤더는 영혼의 성장을 촉진한다. 라벤더는 챠크라는 여는 것을 돕는다.

이마 챠크라 — 제6챠크라

이마 챠크라는 '제3의 눈'이라고도 알려져 있다.

챠크라가 있는 곳 — 이마의 눈썹 사이

관련 영역 — 내적 통찰력

관련되어 있으며, 이 챠크라가 반응하는 색 — 남색

관련 내분비선 — 뇌하수체

균형 잡히고 열려 있을 때의 효과 — 사람이 직관적이며, 기억력이 좋고 통찰력을 갖게 된다.

균형이 깨어지고 닫혀 있을 때의 효과 — 사람이 통찰력이 없고, 악몽과 건망증을 겪게 된다. 이 챠크라가 막히면 두통과 악몽을 일으킨다.

에센셜 오일 — 로즈마리는 챠크라가 막힌 것을 풀어 준다. 이것은 부정적인 생각을 제거하고 정신을 정화하여, 집중력을 돕는다. 클라리 세이지는 내부의 눈을 강화하여 더 분명하게 '볼 수' 있게 해준다. 유칼립투스는 집중력을 돕는다.

목구멍 챠크라 — 제5챠크라

챠크라가 있는 곳 — 목구멍

관련 영역 — 의사 소통과 표현

관련되어 있으며, 이 챠크라가 반응하는 색 — 파란색

관련 내분비선 — 갑상선

균형 잡히고 열려 있을 때의 효과 — 사람이 개방적으로 자신의 느낌을 표현하고 남의 말을 경청하며 창조적이다.

균형이 깨어지고 닫혀 있을 때의 효과 — 사람이 부끄러워하고 남의 말을 잘 듣지 않으며 너무 말이 많다.

에센셜 오일 — 클라리 세이지는 목구멍 챠크라의 긴장을 풀어서 우리가 말하고자 하는 바를 열정적으로 표현할 수 있게 한다. 페퍼민트는 의사소통과 집중력을 돕는다. 유칼립투스는 목구멍 챠크라를 깨끗하고 확장되게 한다.

심장 챠크라—제4챠크라

심장 챠크라는 챠크라 시스템의 중심이다. 심장 챠크라로부터 나오는 에너지는 힘차게 흘러나간다. 이 챠크라가 열려 있으면, 치유 효과가 있거나 다른 사람에 대해 긍정적인 효과를 갖게 된다.

챠크라가 있는 곳 — 가슴의 중앙

관련 영역 — 타인에게 공감하고 동정하는 능력

관련되어 있으며, 이 챠크라가 반응하는 색 — 초록색, 치유, 동정 그리고 조화의 색

관련 내분비선 — 가슴샘

균형 잡히고 열려 있을 때의 효과 — 사람이 성실하고, 주의 깊으며, 애정이 있고 따뜻하다.

균형이 깨어지고 닫혀 있을 때의 효과 — 사람이 의기소침과 질투심을 갖게 되고 차갑고 무정하다.

에센셜 오일 — 장미는 심장 챠크라는 여는 것을 돕는다. 베르가모트는 이 챠크라를 여는 것을 돕고 여기로부터 사랑이 퍼져나가게 한다.

명치 챠크라 — 제3챠크라

챠크라가 있는 곳 — 배꼽 위로 5cm 올라간 곳

관련 영역 — 개성, 느낌 그리고 감정적 강도

관련되어 있으며, 이 챠크라가 반응하는 색 — 노란색

관련 내분비선 — 췌장

균형 잡히고 열려 있을 때의 효과 — 사람이 평화와 내적인 조화가 이루어져, 자신감과 책임감이 있고 자존감이 높다.

균형이 깨어지고 닫혀 있을 때의 효과 — 사람이 자신의 가치를 낮게 평가하고 어두우며, 기질이 좋지 않고, 과다하게 활동적이고, 고집이 세다.

에센셜 오일 — 라벤더는 과다하게 활동하는 제3챠크라를 진정, 이완시키고 균형을 맞춘다. 또한 부정적인 감정의 축적을 해소한다. 로즈마리는 명치 챠크라의 균형을 이루는데 유용하다. 노간주 나무는 의지력을 강화하고 자신의 가치를 높인다. 또한 자신감을 회복시켜 실패에 대한 두려움을 없애 준다.

하라 (천골) 챠크라—제2챠크라

챠크라가 있는 곳 — 배꼽 아래로 5 cm 내려간 곳

관련 영역 — 관계, 특히 반대 성과의 관계

관련되어 있으며, 이 챠크라가 반응하는 색 — 주황색

관련 내분비선 — 생식기관 (여성 : 난소, 남성 : 고환)

균형 잡히고 열려 있을 때의 효과 — 사람이 삶에 대한 열정을 나타내며, 성적인 매력이 느껴진다.

균형이 깨어지고 닫혀 있을 때의 효과 — 사람이 성적인 문제를 겪고 있으며, 자기애가 부족하고 기분이 자주 바뀐다.

에센셜 오일 — 일랑일랑은 잘 알려진 최음제이다. 그 냄새는 당신을 안전하게 느끼도록 하여, 억눌린 감정과 노여움을 풀게 한다. 극동지역 에서는 샌달우드 오일가 성적 에너지를 증가시키기 위해 사용되기도 한다.

비 고

당신은 챠크라의 색들이 무지개의 색과 같다는 것을 알아냈는가?

기초 또는 뿌리 챠크라 — 제1챠크라

챠크라가 있는 곳 — 척추의 기초 부분

관련 영역 — 대지, 건강 그리고 생존과의 관계

관련되어 있으며, 이 챠크라가 반응하는 색 — 빨강색

관련 내분비선 — 부신

균형 잡히고 열려 있을 때의 효과 — 사람이 건강이 좋으며, 삶에 대해 낙천적이고 열정적이어서 안전함과 걱정이 없다.

균형이 깨어지고 닫혀 있을 때의 효과 — 걱정이 많고, 부주의하며, 소유욕이 강하다.

에센셜 오일 — 팔마로사는 안전한 느낌을 북돋운다. 패츌리는 이 챠크라를 여는 것을 돕는다.

균형이 깨진 챠크라

어떤 형태의 부정적인 스트레스도 챠크라가 닫히거나 균형이 깨지게 할 수 있다. 이것은 당황, 충격 또는 두려움에 의해서 나타날 수 있다. 하나의 에너지 중심에서 불균형이 나타나면 다른 에너지 중심에 영향을 줄 수 있다. 특히 가장 가까운 곳에 영향을 준다. 예를 들면, 당신이 당황스러운 경험을 하게 된다면 심창 챠크라가 영향을 받아 당신은 위(천골 챠크라)상태가 안 좋아 질 것이고, 말(목구멍 챠크라)하기가 어려워 질 것이다.

차크라가 다른 챠크라들과 조화롭게 작용할 수 있는 능력을 잃게 되면 균형이 깨진다. 이러한 불균형이나 차단된 상태는 챠크라에 유익한 주파수로 진동하거나 영양을 주는 에너지와 접촉함으로써 풀릴 수도 있고 교정될 수도 있다. 이러한 챠크라들의 균형을 다시 맞추려면, 세 개의 상위 챠크라 위에 손을 놓아서 에너지가 자유롭게 흐를 수 있게 해야 한다. 균형을 잡는다는 것은 챠크라가 적절한 기능을 해내게 되어 너무 열려 있거나 닫혀 있지 않는 것을 말한다. 균형잡힌 상태에서는, 사람은 어떠한 상황에서도 고요함을 유지하고 집중할 수 있다. 균형이 깨지면 사람들은 움츠러들고, 당황하며 또는 감정의 자제를 잃게 된다.

인디안 헤드 마사지와 챠크라

챠크라는 인체의 감정과 육체 사이의 연결 역할을 한다. 이것이 인디안 헤드 마사지 치료 중에 챠크라의 발란스를 맞추면 정신과 육체에 모두 긍정적인 영향을 가져올 수 있게 되는 이유이다.

인디안 헤드 마사지 치료를 할 때는, 우주로부터 라벤더 색을 띤 빛이 뿜어져 나와 당신의 정수리 챠크라를 통해 들어와 당신의 손을 통해 밖으로 나간다고 상상하도록 한다. 당신은 고객에게 치유 에너지를 보내고 있는 것이다.

인디안 헤드 마사지 치료 중에 고객이 정신적으로 피로하게 느끼는 경우, 당신의 한 손은 정수리 챠크라에, 또한 손은 이마 챠크라에 둔다. 이렇게 하면 고객이 다시 에너지를 느끼게 하여 정신적으로 더 민감해지게 된다.

챠크라에 대해 실행할 때는, 당신이 느낄 수 있는 것에 집중한다. 어떤 시술자들은 열을 느끼고, 따끔거림을 느끼기도 하며, 때로는 추위를 느끼거나 자석이 당신의 손을 잡아 당기는 듯이 느낄 수도 있다.

고객이 문제를 축적하고 있고 그 문제에 대해 말하기를 꺼려한다면, 한 손을 정수리 챠크라에 두고, 다른 한 손은 목구멍 챠크라에 둔다. 고

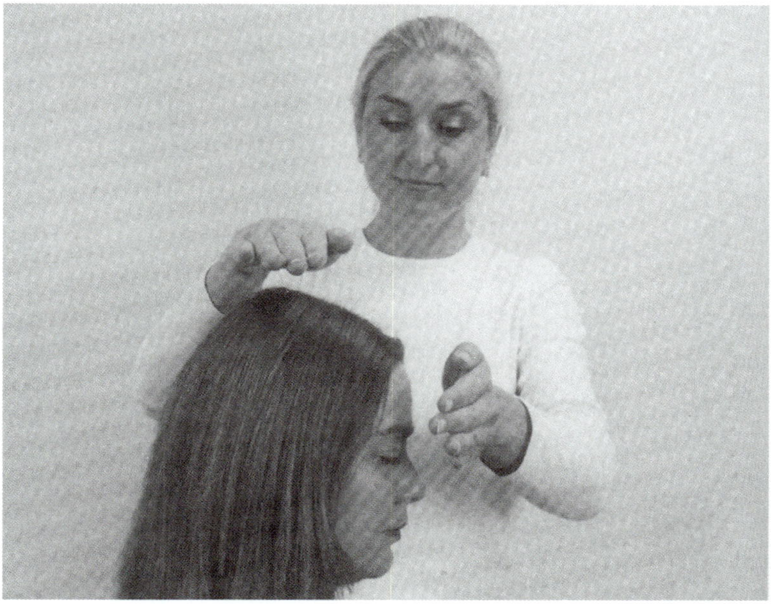

그림 7.2 고객에게 다시 에너지를 불어 넣기 위해서 손을 정수리와 이마 챠크라에 대기

객이 천천히 그리고 깊게 호흡하도록 한다. 이렇게 하면 고객은 감정을 배출하고, 어쩌면 울지도 모른다.

아우라

비 고

과거의 위대한 지도자들은 몇 마일을 퍼져 나가는 아우라를 지니고 있었는데, 이것이 그들의 추종자가 그렇게도 많은 이유이다.

차크라가 발산하는 에너지는 아우라를 생산하는데, 이것은 육체적인 신체를 둘러싸는 에너지 영역이다. 이것은 신비체라고 불리는 에너지 단계들로 구성된다. 건강한 사람에게는 아우라가 몸 전체 주위로 달걀 모양을 하고 있고, 대부분의 사람들은 신체로부터 약 1 미터 까지 아우라가 확장된다. 더 건강한 사람은 아우라가 더 멀리 확장되고, 더 힘차게 고동치며 더 화려한 색을 가지고 있다.

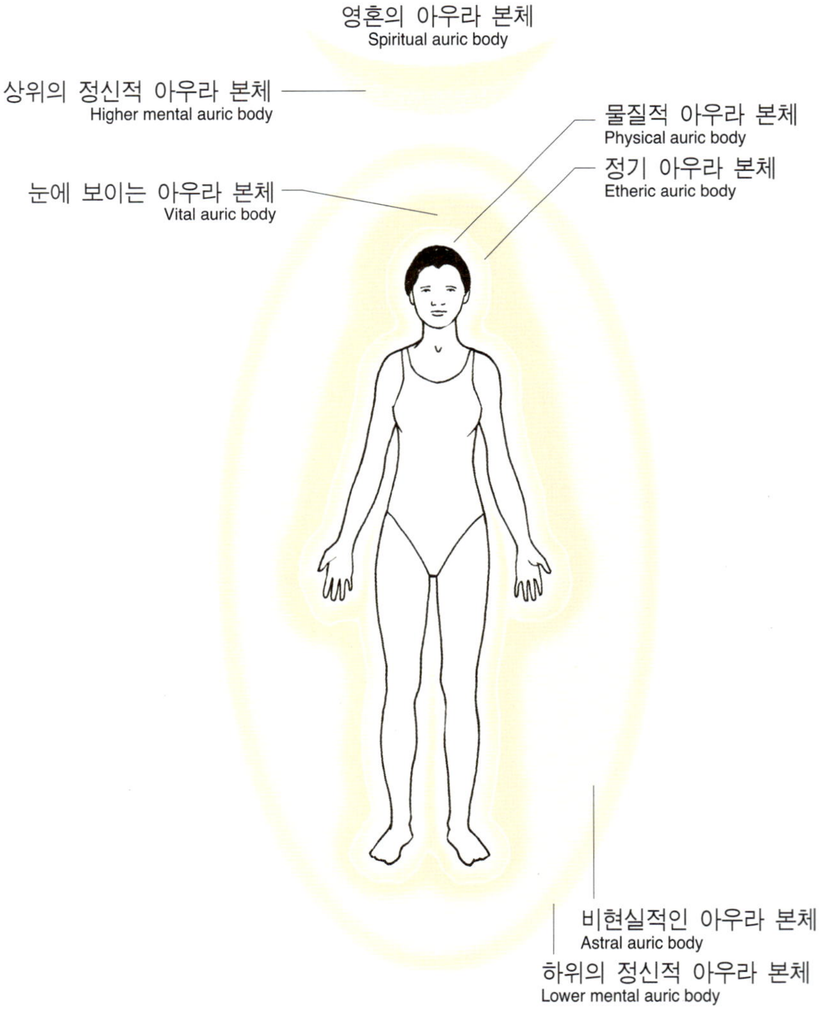

그림 7.3 아우라

과제 7.2

7가지의 주요 챠크라를 연구하여 아래의 표를 채우시오.

챠크라와 위치	**관련영역**	**내분비선**	**관련 색상**
정수리(머리 맨 위)			
이마 (이마 위의 눈썹 사이)			
목구멍(목구멍)			
심장(가슴의 중앙)			
천골(배꼽 2인치 위)			
하라(배꼽 2인치 아래)			
기초(척추의 기초 부분)			

챠크라와 위치	균형이 잡혔을 때의 두 가지 효과	균형이 깨졌을 때의 두 가지 효과	유익한 에센셜 오일
정수리(머리 맨 위)			
이마(이마 위의 눈썹 사이)			
목구멍(목구멍)			
심장(가슴의 중앙)			
천골(배꼽 2인치 위)			
하라(배꼽 2인치 아래)			
기초(척추의 기초 부분)			

신체와 가장 가까운 층이 가장 밀도가 높다. 아우라는 확장되므로 점차 밀도가 낮아진다. 아우라의 내부 층은 건강 관련 문제를 나타낸다. 이곳은 질병이 시작되는 곳이다. 그리고 질병은 아우라의 색상에 영향을 미친다. 아우라의 바깥쪽 층은 사람의 정신적 그리고 감정적 생활에서 일어나는 일과 관련이 있다.

비 고

동물과 식물도 아우라를 가지고 있다.

아우라는 색상으로 구성된다. 색상의 선명함과 아우라의 크기와 모양은 모두 개인의 건강과 감정의 웰빙을 나타낸다. 그 색상과 강도는 하루 중에도 바뀔 수 있다. 키를리안 사진술이라는 과정을 통해서 아우라의 사진을 찍을 수 있다.

비 고

아우라는 부실한 식사, 운동 부족, 스트레스, 휴식 부족, 알코올, 약물 그리고 담배에 의해 약해진다.

인간의 에너지 영역은 식물, 꽃, 나무, 동물의 에너지를 흡수할 수 있으며, 땅의 에너지까지도 흡수한다. 신발을 벗고 직접 땅에 닿을 때의 아우라가 더 강하고 더 크다. 자연으로 둘러싸이면 아우라가 균형을 찾게 되고 정화된다. 버드나무 아래에 약 10분간 앉아 있으면 두통이 해소된다. 소나무는 부정적 감정을 흡수하기 때문에 아우라를 정화하는 효과가 크다.

육체적인 신체의 바깥 쪽에서 바로 나타나는 층은 에테르체라고 불린다. 에테르체는 태양으로부터의 에너지를 천골 챠크라를 통해 끌어당기고, 땅으로부터의 에너지를 기초 챠크라를 통해 끌어 당긴다. 에테르체는 이들 에너지를 저장하고 챠크라를 통하여 계속적인 흐름으로 신체에 에너지를 공급한다. 에너지는 경락이라고 불리는 눈에 보이지 않는 신체의 통로를 통하여 움직인다. 인도에서는 이것을 나디스라고 부른다. 이 경락들은 아우라와 챠크라를 육체적인 신체와 연결한다.

에너지는 경락을 통하여 체세포에 도달하여 신체의 균형(항상성)을 유지하는데 도움을 준다. 신체가 이 에너지를 필요로 하지 않을 때는 챠크라와 피부의 모공을 통하여 발산된다. 발산된 에너지는 에테르체를 형성한다. 챠크라 지점에서 보내온 에너지는 신체의 다른 부위에서 발산된 에너지 보다 더 강하다.

부정적인 생각, 감정적 쇼크, 지속적인 스트레스와 근심, 건강하지 못한 라이프스타일과 과음, 흡연 그리고 약물은 에테르 에너지를 소모시킬 수 있고, 아우라에서 방사되는 에너지를 약화시킨다. 이러한 일이 일어나면, 아우라에 구멍이 생긴다. 이러한 것으로 인하여 아우라의 보호 효과가 감소되기 때문에 부정적 파동과 질병을 일으키는 박테리아 같은 물질이 인체에 침입할 수 있게 된다. 아우라가 약해지면 사람은 피로를 쉽게 느낀다. 육체적인 건강상의 문제가 발생하기 시작할 수 있따.

비 고

아우라는 기쁨과 행복과 같은 긍정적인 생각과 느낌을 통해서 확장되고, 공포와 미움과 같은 부정적인 느낌을 통해서 수축된다.

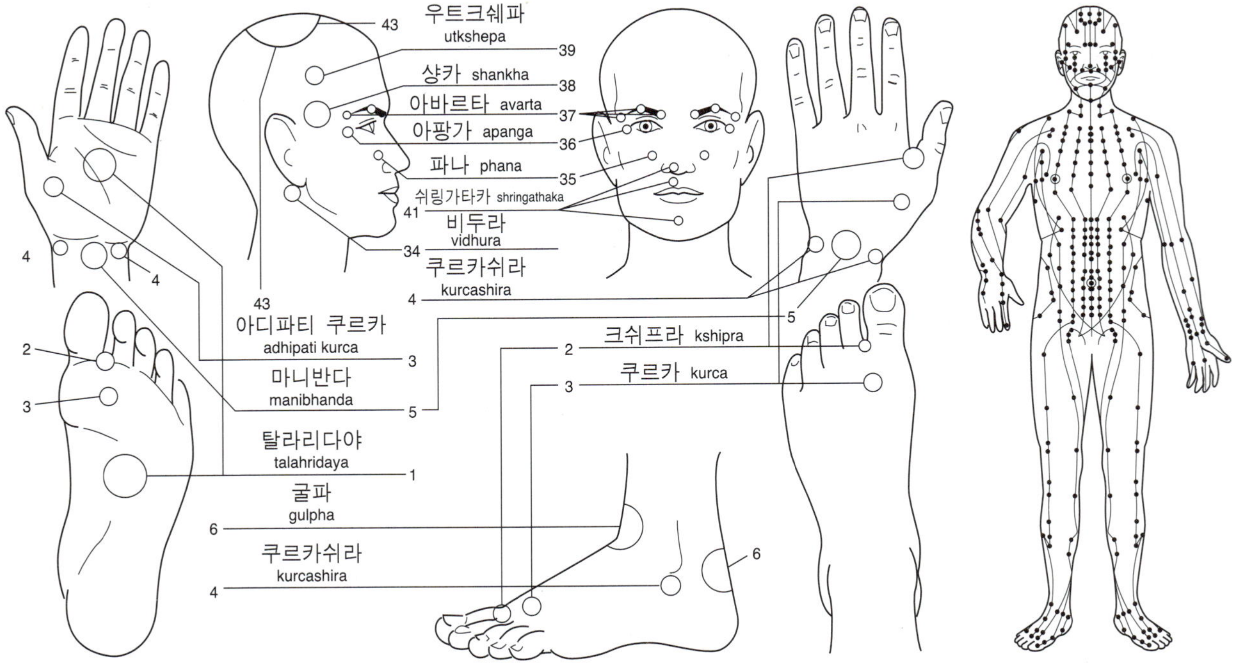

그림 7.4 신체의 지압점과 경락(피트만과 맥켄지의 반사요법 : 실질적 접근, 넬슨 쏘언 출판사, xiv, 에서 인용)

아우라 느끼기 (그림 7.5)

- 손바닥을 합쳐서 약 30초간 활발하게 비빈다.
- 손가락은 붙인 채 손바닥을 서로 마주 보게 하고 약 2피트 정도 떨어지게 한다.
- 매우 천천히 손을 서로를 향해 움직이게 한다. 서로 붙지 않을 만큼 손바닥을 가까이 다가가게 한다. 열, 차가움, 또는 따끔거림 같은 것을 느낄 수 있는가?
- 손을 각각 뒤로 약 6인치 끌어 당기고 다시 서로 가까이 다가가게 한다.
- 처음 시도에서 아무것도 느끼지 못한다고 해도 걱정할 필요 없다. 계속 연습하면 된다!

아우라 밀고 당기기 연습 (그림 7.6)

다음의 연습은 타인에게 영향을 줄 수 있는 에너지 영역(아우라)가 있음을 증명할 수 있는 좋은 방법이다.

1. 한 친구를 당신 앞 쪽으로 떨어져 있도록 부탁한다. 눈을 감는 것

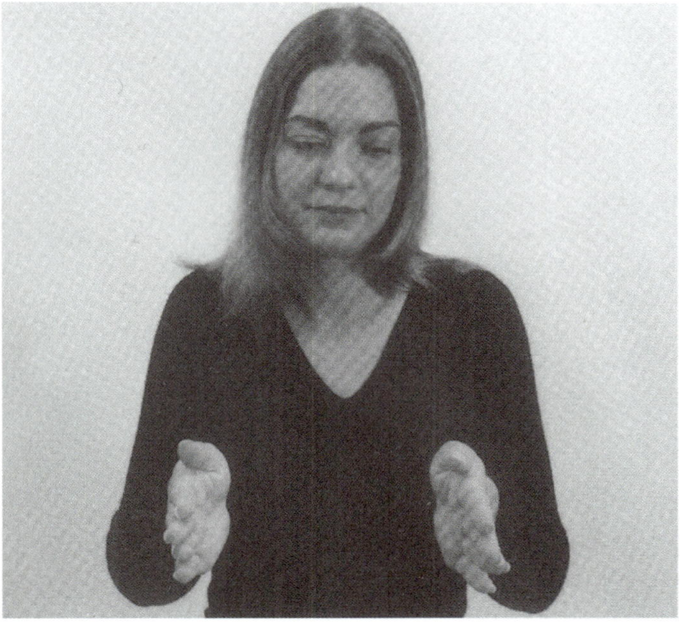

그림 7.5 아우라 느끼기

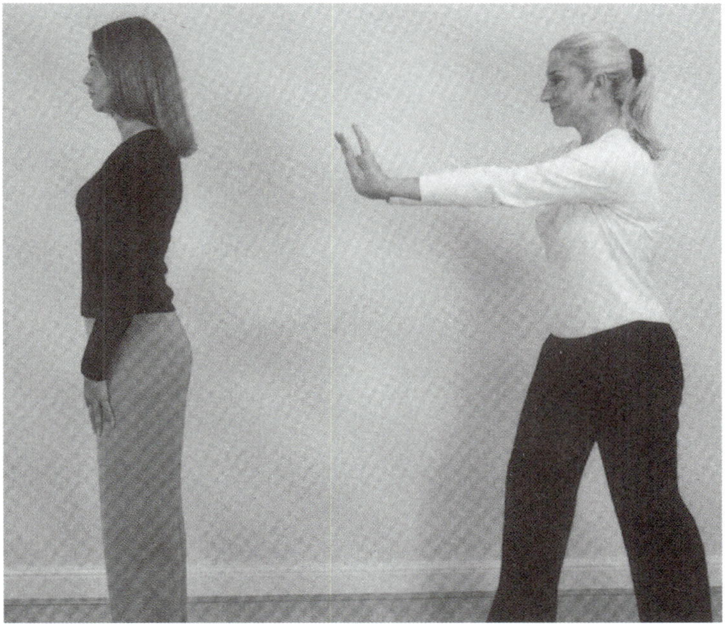

그림 7.6 아우라 밀고 당기기 연습

이 더 좋다.

2. 친구의 등에서 약 1 m 떨어져 선 상태로, 손등은 당신을 향하도록 하고 당신의 팔을 앞으로 쭉 펼친다.

3. 부드럽게 당신의 몸을 앞 뒤로 흔든다. 당신의 파트너의 에너지 영역을 필 때 당신이 느끼는 것에 주의를 기울인다.
4. 당신이 밀고 당길 때 아마 친구의 몸도 앞 뒤로 흔들리게 될 것이다. 다른 한 사람이 또 있다면, 관찰을 부탁한다.
5. 이제 친구와 위치를 바꿔서 이 연습을 반복한다.

아우라 보기

연습을 통해서 누구나 아우라를 보는 법을 배울 수 있다. 시작은 나무의 에너지 영역을 부는 것으로 하는 것이 좋다. 눈의 긴장을 풀고 나무 맨 꼭대기와 그 위를 바라본다. 아마도 당신은 나무 주위로 희미한 안개나 아른거리는 것을 보기 시작할 수 있을 것이다. 그것은 나무 주위의 하늘 색보다 더 밝을 수도 있고 약간 더 어두울 수도 있다.

다르게 시도할 수 있는 방법은 흰 색 카드 한 장을 사용하여 그 위에 당신의 손을 놓는 것이다. 눈의 긴장을 풀고 당신의 손과 그 주위를 쳐다보기만 하면 된다. 이 연습은 어두운 불빛에서 더 잘 된다. 또한 당신은 손을 유리창 위에 놓아서 배경을 하늘색으로 만들 수도 있다. 어떤 색이 보이는가? 당신이 볼 수 있는 첫 번째 색은 노란색인 경우가 많다. 처음에는 그 노란색이 손에서 약간만 방사될 수도 있다.

아우라의 색

아우라의 색은 자주 변화한다. 아우라에는 많은 다른 유형의 색과 모양이 있다. 이 모든 색은 다음과 같은 의미를 가진다.

비 고

일식이나 월식일 때 태양의 아우라가 보일 수 있다. ; 이 에너지 영역을 코로나라고 한다.

- **빨강** — 강한 에너지, 열정, 정신과 의지.
- **주황** — 따뜻함, 창조성 그리고 감정. 색조에 따라 불안과 감정적 불균형을 나타낸다. 근심과 허무를 반영할 수도 있다.
- **노랑** — 아우라에서 볼 수 있는 첫 번째의 가장 쉬운 색. 헤어라인 근처에 엷은 노란 색은 낙천주의를 나타낸다.학습, 현명함 그리고 지성을 나타낼 수도 있다. 노랑은 아이디어의 힘과 정신적 능력의 각성을 나타내는 색이다.
- **초록** — 감수성과 연민의 색. 이것은 책임감 있고, 친절하며, 신뢰할 수 있는 개방적인 마음의 소유자를 반영할 수 있다. 스펙트럼의 파랑을 향해 움직이는 밝은 초록은 치유 능력을 나타낸다.
- **파랑** — 고요함과 침묵의 색. 헌신, 신뢰 그리고 진실함을 반영한

다. 밝은 색조의 파랑은 왕성한 상상력과 훌륭한 직관력을 나타낸다. 깊은 색조의 파랑은 외로움을 나타낸다. 감청색은 정직함과 좋은 판단력을 보여준다.

- **보라와 자주** — 독립성과 직관력을 반영한다. 밝은 색조는 영혼을 반영할 수도 있다.붉은 계열의 자주 색조는 대단한 열정과 강한 의지를 나타낸다. 이들은 더 큰 개인적 노력의 필요를 나타낼 수도 있다.

아우라의 다른 색

- **분홍** — 연민과 사랑의 색. 기쁨과 안락을 반영할 수 있다.
- **황금** — 영적인 에너지가 많음을 나타낸다. 열정과 영감이 풍부함을 보여 준다.
- **흰색** — 흰색은 실제 색을 보기 전에 아우라에서 보일 수 있다. 진실과 순수를 반영한다. 이것은 사람의 에너지가 스스로 정화되고 순화되고 있음을 나타낸다.

비 고

여기에서 논의된 색의 의미는 밝은 색조일 때를 의미한다. 더 흐리고 탁한 색조는 건강이나 감정적인 문제가 있음을 암시할 수 있다—그러나 고객에게 그들의 아우라가 건강이나 감정적인 문제를 나타낸다는 것을 말하면 안 된다.

비 고

챠크라와 아우라를 볼 수 있는 사람은 몇 안 된다. 당신이 그런 것들을 볼 수 없다고 해서 시술자로서 부적합하다는 것을 뜻하는 것은 아니다. 당신은 충분히 훌륭한 치료를 해 낼 수 있다.

건강과 안전

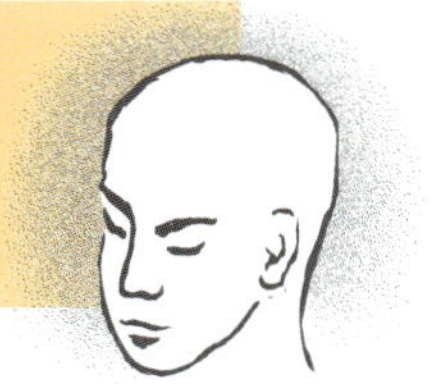

8

1974년의 사업장에서의 건강 및 안전 관리에 대한 규칙 강령

사업장에서의 건강 및 안전 관리에 대한 규칙 강력은 고용주와 고용인 모두가 작업장에서 높은 수준의 건강과 안전에 대한 기준을 유지할 것을 확실히 하고 있다.

고용주가 다섯 명 이상의 고용인을 가지고 있다면, 그 작업장은 모든 직원이 알고 있어야 하는 건강과 안전 정책을 가지고 있어야 한다.

이 강령 하에, 고용주와 고용인은 공동 책임이 있다. 고용주는 다음과 같아야 한다:

- 고용인과 고객의 건강과 안전에 위험이 될 만한 것을 작업장에 두지 않는다.
- 모든 장비는 안전하며, 정기적으로 점검 받아야 한다.
- 현금을 다룰 때 안전 시스템이 있다. 예를 들면 현금을 은행으로 가져갈 때
- 직원들은 작업장에서의 안전 절차를 인지하고 있어야 하며, 그에 필요한 정보, 교육 그리고 훈련을 받아야 한다.

고용인의 책임에는 다음이 포함된다:

- 건강과 안전 정책을 따른다.
- 용기에 있는 위험 요소 경고 라벨을 읽고 거기에 주어진 요령을 따라야 한다.
- 작업장에 있는 해당 인원에게, 유리가 깨지거나 화학품이 엎질러지는 등의 잠재적 위험 요소를 보고해야 한다.

1981년의 보건안전(구급처치) 규칙

작업장의 구급함에는 다음과 같은 것이 포함되어 있어야 한다. : 반

과제 8.1

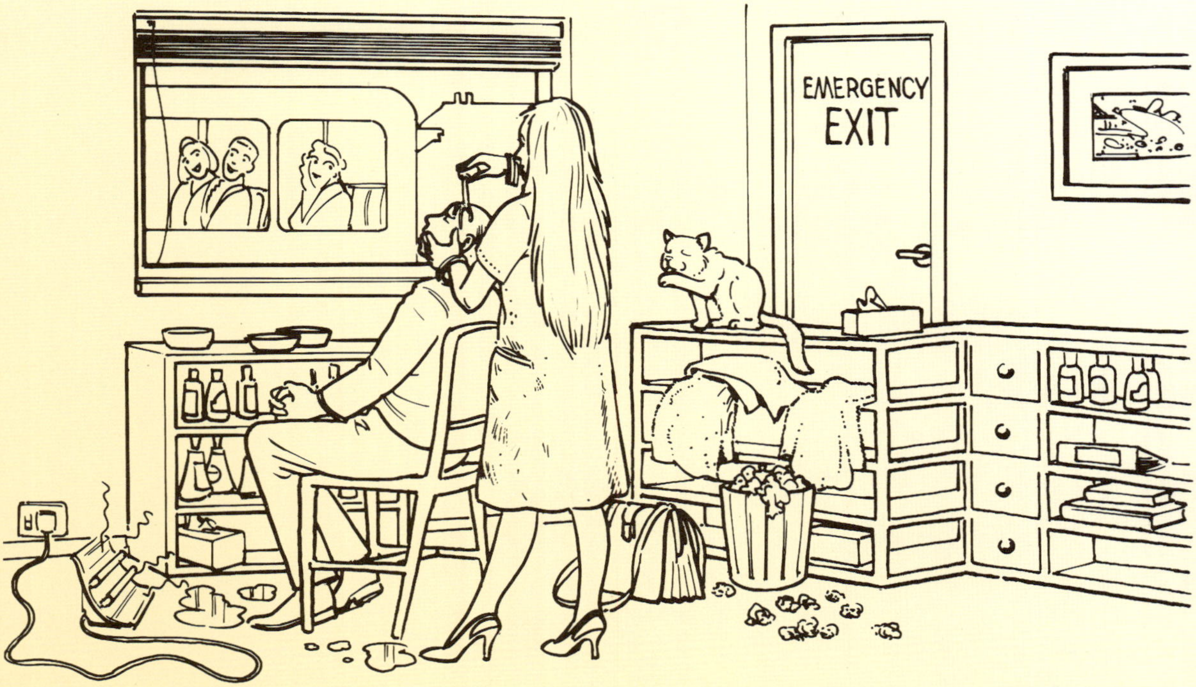

그림 8.1 작업 시의 위험 요소

그림 8.1에서 보여지는 무질서한 작업 환경에 있는 위험 요소를 지적하고 열거하시오.

창고, 붕대, 상처용 연고, 안전 핀, 안대 그리고 세정 티슈.

구급처치를 실행하게 되면, 환자의 이름, 날짜, 장소, 시간, 상황, 부상과 치료/관리 요령과 같은 정보가 기록되어야 한다.

1971년의 화재대책 법령

이 법령은 모든 직원이 화재와 비상시에 피난 절차에 대해 훈련 받아야 함과 점포에 비상구가 있어야 함을 명시한다.

- 적절한 화재 진압 장비가 올바르게 작동되는 상태이어야 한다.
- 비상구가 명확히 표시되어 있고 잠겨 있지 않아야 하며, 차단되지 않아야 한다.

- 화염 경보기가 사용되어야 한다.
- 모든 직원은 화재 대피 훈련을 받아야 하고 이 정보는 작업장에 게시되어야 한다.

화재 진압용구

화재 진압용구는 화재 유형에 따라 다른 색상 코드화 되어 있다. 표 8.1은 화재 진압용구와 그 내용물 그리고 사용법을 열거하고 있다.

비 고

향후에는, 내용을 표시하는 부착물이나 밴드를 제외한 모든 화재 진압용구는 붉은 색이 되어야 한다.

표 8.1 화재 진압용구의 유형

색상	내용	화재 유형
빨강	물	나무, 종이, 섬유 그리고 플라스틱
파랑	분말	전기적 화재, 기름, 알코올, 솔벤트, 페인트, 가연성 액체와 기체 (칩팬이나 후라니팬 화재는 아님)
크림	거품	가연성 액체 (전기적 화재는 아님)
검정	이산화탄소	전기적 화재(그러나 전기 공급원의 스위치를 끄는 것이 우선임), 윤활제, 유지, 기름, 페인트, 가연성 액체(칩팬이나 후라니팬 화재는 아님)
초록	기화되는 액체	전기적 화제, 가연성 액체

1994년의 국제유해물관리법(COSHH)

COSHH법은 건강에 해를 끼치는 물질에 관한 것이다. 에센셜 오일과 같이 위험한 물질은 안전하게 저장되고 사용되어야 한다. 잠재적으로 유해한 화학물질을 담은 모든 용기는 분명히 표기되어 있어야 한다. 제조업체에서 그 제품의 안전 관련 정보를 제공하는 경우도 있다.

기타 법률

1989년의 작업장 전기관련 규칙 법령

이 법령은 전기를 사용하는 동안의 안전과 관련이 있다. 작업장에서 사용되는 모든 전기 장비는 정기적으로 안전성을 점검 받아야 한다. 이러한 점검은 장부에 기록되어야 하며, 혹시 일어날 수 있는 법적인 조치에 대한 중요한 근거가 될 수 있다.

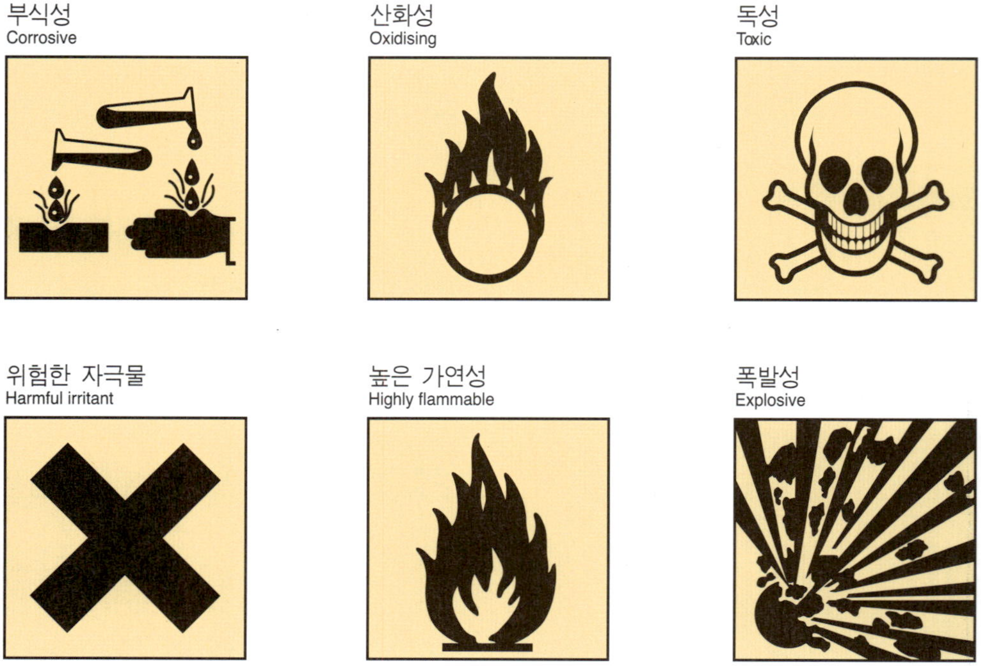

그림 3.1 위험요소 상징

1995년의 산업재해, 직업병 및 위험발생 보고 규칙(RIDDOR)

사소한 사고라고 해도, 어떤 사건인지 어떤 조치가 취해졌는지에 대해 장부에 기록되어야 한다. 원칙적으로는 모든 관련된 사람들이 서명해야 한다. 작업장에서의 사고의 결과로, 누군가가 3일 이상 일을 할 수 없게 되거나, 심하게 다쳐서 의사가 증명하는 산업 재해로 인정하는 경우, 또는 사망하는 경우에는 가능한 빨리 지방정부의 환경보건부에 보고서를 제출해야 한다.

1969년의 고용주 책임 법령

고용주는, 고용인이 작업장과 관련하여 부상, 질병 또는 병에 대해 이의를 제기할 경우를 대비하여 보험에 가입해야 한다.

그 증명서는 작업장에 게시되어 고용주가 이 보험에 가입했음을 보여주어야 한다.

1982년의 지방정부법

지방법이란 당신의 지방 의회에 의해서 만들어진 법률을 말한다. 작업장 지방법은 우선 위생과 관련이 있으며, 국가의 다른 의회마다 다른 지방법을 가지고 있다. 인디안 헤드 마사지와 관련된 지방법이 당신의 지역에는 없을 것이다. 그러나, 당신의 지역 환경보건 사무관으로부터 조언을 얻을 수는 있다.

업소와 클리닉에서의 위생관련 실천 산업 코드

전인적 시술자 연합과 연계된 직업훈련 공익신탁은 실천 코드를 간행하였다. 이것은 업소에서의 위생과 관련이 있으며 시술자에게 지침을 제공한다. 지방법 또한 이러한 지침을 포함하고 있어서 좋은 위생 실천을 장려하고 상호 감염을 막고자 한다.

공연권

어떤 시술자들은 치료 중에 이완 음악을 듣고 싶어 한다. 대기실이나 치료실에서 틀게 되는 모든 음악은 공연으로 간주된다. 만약 당신이 음악을 튼다면, 음반 공연 주식회사 (PPL)나 공연권협회(PRS)로부터 라이센스를 구입해야 한다. 이 기관들은 공연료를 모아서 그 돈을 공연자와 음반 회사에 주게 된다. 당신이 라이센스를 사지 않는다면, 당신에게 법적인 조치가 취해질 수도 있다.

그러나 많은 작곡가들은 PPL의 나 PRS의 멤버가 아니므로 어떠한 요금도 지불할 필요가 없다. 또한 만약 작곡가가 70년 전에 사망했다면, 그 음악은 더 이상 저작권의 대상이 아니며 단지 그 공연자에게만 공연료가 지불되어야 한다. 특정 음악을 틀기 위해 당신이 라이센스를 사야 하는지 여부를 알기 위해서는 그 음악의 공급자와 연락해야 한다.

1998년의 정보 보호법

컴퓨터에 저장된 고객 정보와 같은 개인 관련 정보는 모두 정보 보호법에 맞게 등록되어야 한다. 정보 보호법은 이 정보가 시술자에 의해서만 사용되도록 하고 있으며, 그 외의 어느 누구도 고객의 승인이 없이는 사용할 수 없다. 이 법령은 상자에 저장된 기록 카드와 같이, 손으로 작성한 기록에는 적용되지 않는다.

1987년의 소비자 보호법

이 법령은 소비자가 상품이나 서비스를 구입할 때 그들을 보호한다. 상품은 치료 중에 고객에게 사용할 때 안전해야 하며, 또는 소매 상품으로 판매될 때도 안전해야 한다.

소비자 보호법이 통과되기 전에, 만약 어떤 사람이 한 상품을 사용하여 부상을 당했다면, 손해에 대해 보상받기 위해서, 제조업체가 어떤 면에서 과실이 있었다는 것을 증명해야 했다. 이 법령으로 인해 과실을 증명할 필요가 없게 되었다. 소비자는 공급자가 과실이 있음을 증명하지 않고도 공급자를 고소할 수 있다.

또한 이 법령은 상품, 서비스 또는 시설의 가격에 대해 소비자를 속인 판매자에 대해서도 다루고 있다.

과제 8.2

각 법률의 조항을 간단히 설명하면서 표를 채우시오.

법률 **간단한 설명**

1974년의 사업장에서의 건강 및 안전 관리에 대한 규칙 강령

1981년의 보건안전(구급처치) 규칙

1971년의 화재대책 법령

1994년의 국제유해물관리법(COSHH)

1989년의 작업장 전기관련 규칙 법령

1995년의 산업재해, 직업병 및 위험발생 보고 규칙(RIDDOR)

법률	간단한 설명
1995년의 산업재해, 직업병 및 위험발생 보고 규칙(RIDDOR)	
1969년의 고용주 책임 법령	
1982년의 지방정부법	
실천 코드	
공연권	
1998년의 정보 보호법	
1987년의 소비자 보호법	

과제와 자가 검진 질문에 대한 답안

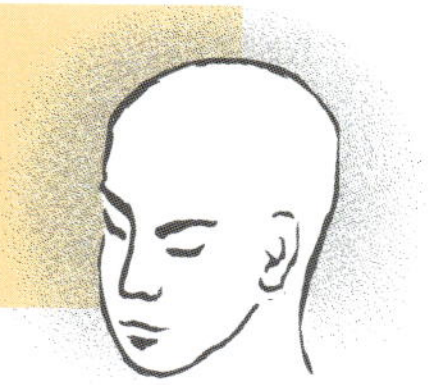

4 페이지

과제 1.1

육체적 장점	심리적 장점
머리, 목 그리고 어깨에 혈액 순환이 증가된다.	이완을 유도한다.
피부와 머리카락 상태를 향상시킨다.	신경질적인 느낌을 진정시킬 수 있다.
림프의 흐름과 배출이 증가한다.	웰빙과 고요함을 느끼게 한다.
눈의 피로와 긴장성 두통을 완화시킨다.	
머리카락의 성장을 자극한다.	
숙면을 취하게 한다.	
정신적 피로를 돕고 집중력을 향상시킨다.	
목과 어깨 근육의 뻣뻣함이 완화된다.	
근육 내에 있는 '섬유성 결절'을 와해시킨다.	

자가 검진 질문

1. 500년 이상
2. 건강상의 장점
3.
   - 이완을 촉진시킨다.
   - 머리, 목 그리고 어깨에 혈액 순환이 증가되어 산소와 영양을 공급하므로, 피부 상태를 향상시키고 머리카락의 성장을 자극한다.
   - 정신적 피로를 돕는다.
   - 집중력을 향상시킨다.
   - 근육의 뻣뻣함을 완화한다.
   - 긴장성 두통을 완화한다.
   - 신체의 해독작용을 돕는다.
   - 숙면을 돕는다.
   - 근육 내의 '섬유성 결절'을 분해한다.
   - 행복함과 웰빙의 느낌을 갖게 한다.
4.
   - 근심
   - 피로
   - 의기소침
   - 두통
   - 피부 이상
   - 월경 불순
   - 소화불량
   - 면역력 저하
   - 신경 쇠약
   - 고혈압
5. 고객의 정신과 몸을 이완시켜, 스트레스 수치를 낮게 한다.
6. 대부분의 사람들에게 일상의 호흡은 얕고 빠르다. 호흡은 깊어야 하며, 코를 통해 숨을 들이마시고, 위가 밖으로 움직여야 한다. 입을 통해서 숨을 내쉬어야 한다.

12 페이지

과제 2.1

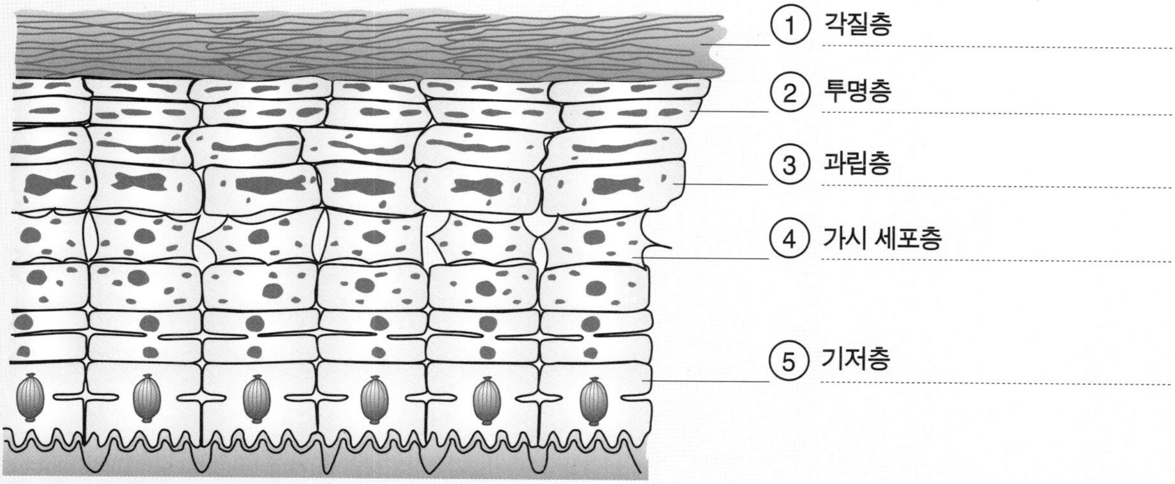

그림 2.1 표피

14 페이지

과제 2.2

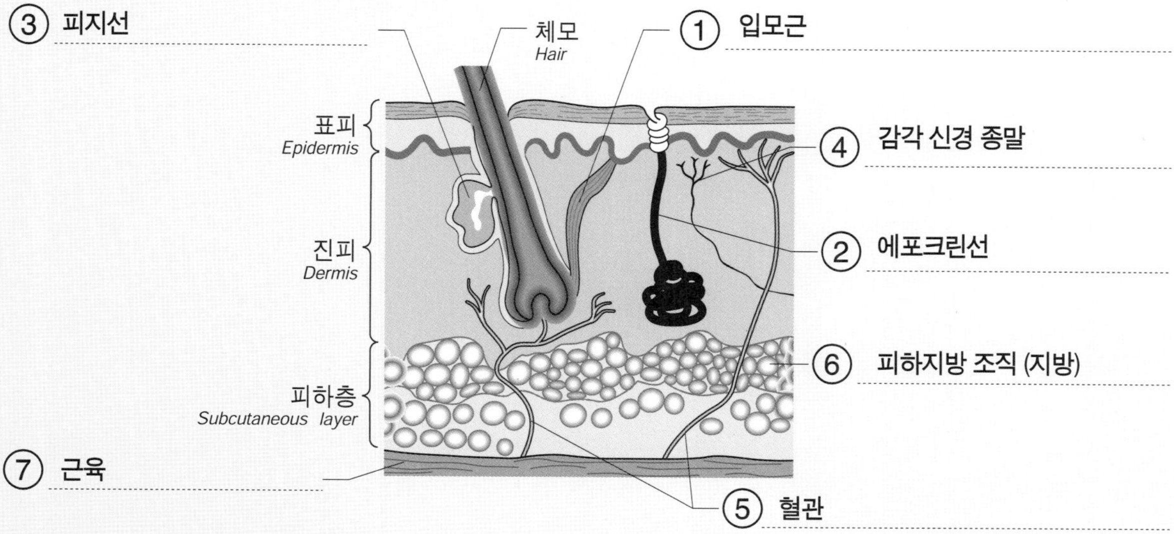

그림 2.2 피부와 그 구조

과제 2.3

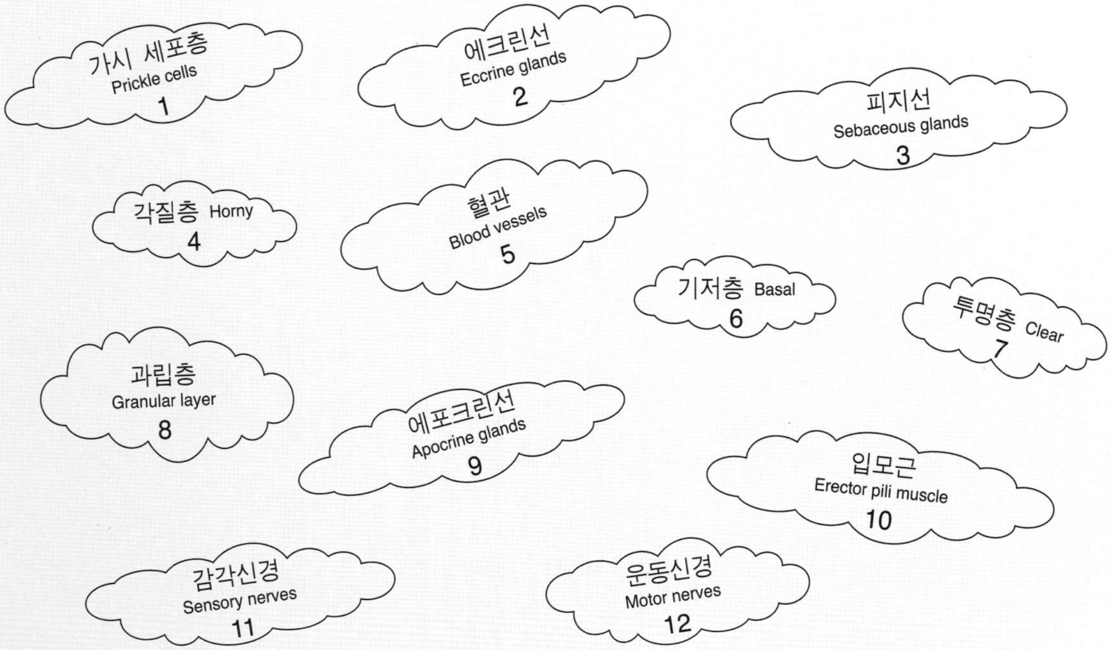
가시 세포층
Prickle cells
1
에크린선
Eccrine glands
2
피지선
Sebaceous glands
3
각질층 Horny
4
혈관
Blood vessels
5
기저층 Basal
6
투명층 Clear
7
과립층
Granular layer
8
에포크린선
Apocrine glands
9
입모근
Erector pili muscle
10
감각신경
Sensory nerves
11
운동신경
Motor nerves
12

위의 숫자 내용과 아래의 문장을 연결하시오.

- 각질화 과정이 여기에서 일어난다. 8
- 이 층의 죽은 세포는 마찰에 의해 떨어져 나간다. 4
- 이것이 수축되면 체모가 곤두선다. 10
- 손바닥과 발바닥에서 발견되는 층이다. 7
- 고통, 열 그리고 추위에 대한 메시지를 뇌에 보낸다. 11
- 표피에서 가장 깊은 층이며 진피와 닿아 있다. 6
- 몸 전체에서 발견되며 땀을 분비한다. 2
- 땀샘과 피지선을 자극하여 그 기능을 수행하게 한다. 12
- 피지라고 불리는 보습 물질을 분비한다. 3
- 가시 모양의 살아있는 세포 1
- 우유 빛의 물질을 내며 겨드랑이와 서혜부 주위에서 발견된다. 9
- 피부에 꼭 필요한 산소와 영양분을 공급한다. 5

19 페이지

과제 2.4

다음 문장의 빈 칸을 채우시오.

- **감각** 신경 종말은 접촉, 압력 그리고 고통에 반응한다. 이것은 정보를 뇌에 전달한다.
- 체온이 **36.8℃** 로 유지되는 것이 중요하다.
- 피부에서 열 손실을 줄이기 위해서, 혈관이 **손실** 된다. 이것은 혈관수축으로 알려져 있다.
- 신체가 너무 뜨거워지면, 모세혈관이 확장되어 열이 달아난다. 이것은 **확장** 이라고 알려져 있다.
- 소름은 **입모** 근육의 수축에 의해 야기된다.
- 떨림은 근육을 수축시켜 신체를 **따뜻하게** 하는 것을 돕는다.
- 땀을 흘리면 땀이 증발하면서 열이 손실되기 때문에 신체가 **시원하게** 하는 것을 돕게 된다.
- 피부는 특정 물질을 흡수하게 되는데, 다음과 같은 것이 포함된다.
- **에센셜 오일**, **약물** 그리고 **자외선**.
- 땀은 물, **독소** 그리고 **소금** 으로 구성된다.
- **피지** 라고 불리는 지방 물질은 피부의 표면 위로 분비된다.
- 비타민 **D** 의 생성은 자외선이 피부를 통해 침투하여 자극된다.

20 페이지

과제 2.5

나이가 들수록 피부에 발생하는 변화를 다섯 가지 열거하시오.

1. 피지가 덜 분비되므로, 피부는 더 건조해 진다.
2. 콜라겐과 엘라스틴 섬유의 변화로 인하여, 피부에 선과 주름이 나타난다.
3. 세포 유사 분열이 둔화되므로, 피부가 더 얇아진다.
4. 확장된 모세혈관이 코와 뺨 주위에 나타나는 경우가 있다.
5. 간반이 나타날 수 있는데, 특히 얼굴의 관자놀이 주변과 손등에 나타난다.

과제 2.6

다음 문장의 빈 칸을 채우시오.

- 비타민 **C** 은 콜라겐을 생성하기 위해 신체에 필요하다.
- 과다한 알코올 섭취는 **모세혈관** 벽을 약화시킬 수 있다.
- 자외선은 피부의 **탈수** 를 야기시키며, **엘라스틴** 과 **콜라겐** 섬유의 구조를 손상시킬 수 있다.
- 흡연은 비타민 **C** 를 파괴하는 화학 물질을 발생시킬 수 있다.
- 장기간에 걸친 흡연자는 비흡연자보다 노화가 **촉진** 되는 경향이 더 많다.
- 하이드로코티존 크림을 장기적으로 사용하면 피부의 **얇아짐** 을 유발한다.
- 항생제를 복용하는 동안 피부는 **건조** 될 수 있다.
- 중앙 난방과 공기 오염은 피부를 **탈수** 되게 할 수 있다.
- 피부가 추운 환경과 더운 환경을 번갈아 가면, 모세혈관이 손상되어 영구적으로 **실핏줄** 이라고 불리는 확장된 혈관을 갖게 된다.

26 페이지

과제 2.7

각 피부 유형의 특징을 아래 표에 기술하시오.

피부 유형	간단한 설명
정상 피부	건강하고, 깨끗하며 신선해 보인다. 어린이들에게서 많이 볼 수 있는 피부. 정상 피부 유형은 지성도 아니고 건성도 아니어서, 섬세하고 고른 피부 결을 가지고 있다. 만졌을 때 부드럽고 단단하게 느껴진다. 일반적으로 점이 없고 결점이 없다.
건성 피부	얇고 섬세하여, 확장된 모세혈관이 나타날 수 있다. 건조하게 느껴지고 건조한 각질이 나타날 수 있고 세안 후에 당길 수도 있다. 점이나 면포(블랙헤드) 그리고 눈에 보이는 확장된 모공도 없다. 주름이 쉽게 생길 수 있는다.
지성 피부	번들거리고 둔해 보이며 창백해 보인다. 거칠고, 두꺼우며 기름기가 느껴진다. 점이나 면포 (블랙헤드) 그리고 확장된 모공이 보인다. 노화가 더 느리게 진행된다.
복합성 피부	건조한 부위, 정상 부위 그리고 기름진 부위가 공존한다. 이마, 코 그리고 턱(T-존)은 기름지고, 눈과 뺨 주위는 건조하다.
민감성 피부	건조하고 투명한 경우가 많으며 만지면 붉어진다. 확장된 모세혈관이 존재할 수 있고, 특히 뺨에 많다. 특정 물질에 의해 쉽게 자극 받을 수 있다.
탈수된 피부	수분이 부족하여 매우 건조하다. 피부는 건조하고 당기게 느껴지고 또 그렇게 보인다. 피부에는 각질과 가는 선이 존재할 수 있다. 이 피부에는 확장된 혈관도 많다. 일광에 심한 노출과 질병을 포함하여 많은 원인이 있다.
성숙한 피부	건조하고 얇고 주름이 존재하게 된다. 이 피부에는 확장된 혈관도 많다. 근육의 강도가 좋지 않아서 얼굴 형태가 늘어져 보이고 창백해 보인다. 건반도 보일 수 있다.

28 페이지

과제 2.8

아래 표를 채우시오.

	간단한 설명	감염되는가?
종기	체모의 모포가 감염되는 것인데, 작고 붉은 덩어리로 시작해서 농포로 발전한다.	그렇다
맥립종	눈꺼풀의 가장자리에 난 작은 종기. 염증이 나서 부어 오르게 되어, 고름이 생길 수도 있다.	그렇다
결막염	눈을 덮고 있는 막인 결막에 염증. 눈꺼풀과 안구가 붉어지고 염증이 생긴다.	그렇다
농가진	노란 색의 딱지를 형성하는 물집이 스며 나온다. 그 부위가 염증이 생긴다.	그렇다
모낭염	체모의 모포와 피지선에 대한 박테리아 감염. 그 부위가 붉어지면서 염증이 생긴다.	그렇다

29 페이지

과제 2.9

아래 표를 채우시오.

	간단한 설명	감염되는가?
입술 헤르페스	홍반으로 시작하여 물집이 잡히고 딱지를 형성하는데, 일반적으로 입술 주위에 발생한다.	그렇다
대상포진	그 부위가 붉어지고 염증이 생긴다. 근질거리며 물집이 신경 경로를 따라 발전한다.	그렇다
사마귀	세포가 불규칙한 성장을 함으로써 피부 표면 위로 나오게 된다. 주로 손에 나타난다.	그렇다

30 페이지

과제 2.10

아래 표를 채우시오.

	간단한 설명	감염되는가?
버짐(조갑 백선)	붉은 비늘 모양의 둥근 반점처럼 보이며 밖으로 번져 나간다. 반점의 중앙은 링 모양을 형성하면서 치유된다. 동물을 만져서 감염되는 경우도 있다.	그렇다
두부 백선	두부 백선은 표피를 감염시켜 회색의 비늘 덮인 듯한 부위를 형성한다. 체모도 손상된다.	그렇다
수발 백선	비늘로 덮인 듯한 반점이 나타나며 체모가 부분적으로 손실될 수도 있다.	그렇다

31 페이지

과제 2.11

아래 표를 채우시오.

	간단한 설명	감염되는가?
옴	물결 같은 회색 선이 손가락 사이의 물갈퀴 부분과 팔꿈치의 갈라진 부분에 나타난다. 매우 가렵다.	그렇다
머리의 이	기생충은 체모에 살며 알을 낳는다. 알은 두피에 가까운 체모에 붙는다. 매우 가렵다.	그렇다

33 페이지

과제 2.12

아래 표를 채우시오.

	간단한 설명	감염되는가?
갈색반	피부에 색소가 증가되어 주로 얼굴에 나타난다. 원인은 햇볕화상, 임신 그리고 피임약 일 수 있다.	아니다
백반증	그 부위의 색소가 완전히 손실되는 것이다. 햇빛에 매우 민감하기 때문에 화상을 입기 쉽다. 백반증의 원인은 알려져 있지 않다.	아니다
백피증	피부, 체모 그리고 눈 모두 색이 부족하다.	아니다
주근깨	피부 부위가 작게 색소 침착된 것을 말한다. 햇빛의 자외선은 멜라닌 생성 과정을 자극하여 주근깨를 더 어둡게 하거나 새로운 주근깨를 만들어 낸다.	아니다
기미	약간 올라와 있으며 색은 갈색을 띤, 단순히 색소 침착된 피부 영역으로서, 자외선에 노출되어도 어두워지지 않는다. 일반적으로 얼굴과 손에 많이 나타난다.	아니다
모반	선천적인 것으로 얼굴이나 목에 종종 나타나며 색은 자주 빛이 도는 분홍색이다. 크기가 다양하다.	아니다
포도주색 반점	넓은 부위의 확장된 모세혈관으로서, 일반적으로 붉은 색을 띤다. 대부분은 머리에 발생하고 목에 나타난다.	아니다

35 페이지

과제 2.13

아래 표를 채우시오.

	간단한 설명	감염되는가?
알러지	외부 물질에 대한 신체 면역 체계의 비정상적 반응이다. 피부가 따뜻해 지고 붉어지며 부풀어 오르게 된다.	아니다
두드러기(발진)	네틀 래쉬 또는 발진이라고 불린다. 매우 가려운 붉은 발진을 야기시키는 알러지 반응이다. 특정 식품이나 약과 같은 물질에 대한 알러지 반응으로 일어날 수도 있다.	아니다
피부병	세제와 같은 외부 자극원에 의한 피부 염증과 붉어짐이다. 피부가 매우 가렵고 각질이 생길 수도 있다.	아니다
습진	습진은 피부의 염증이며, 특징은 가려움, 건조, 비늘 같은 붉은 딱지 등이 있다. 작은 물집이 터져서 피부에서 배어 나올 수 있다. 세제, 화장품, 스트레스 그리고 유제품이 습진을 일으킬 수 있다.	아니다

37 페이지

과제 2.14

아래 표를 채우시오.

	간단한 설명	감염되는가?
화이트헤드(속립종)	피부가 체모의 모포 위에서 각질화되면 피지가 축적되어 모포 내에 갇히게 된다. 화이트헤드는 작은 흰색 점처럼 보이며, 건성 피부를 동반하는 경우도 있다.	아니다
블랙헤드(면포)	피부에 있는 검은 점으로도 보인다. 피지가 모포 내에 갇혀서 발생한다. 일반적으로 기름기가 많은 피부에 생긴다.	아니다
여드름	주로 얼굴, 목 그리고 등에 붉은 색의 부풀어 오르는 점으로 나타난다. 피지와 죽은 피부 세포가 갇혀서 점을 형성한다.	아니다
주사	주로 30세 이상의 사람, 남성보다는 여성에게서 많이 나타난다. 주사는 코, 뺨 그리고 이마에 영향을 주며, 나비 모양의 홍조를 띠어 붉어진다. 피부가 울퉁불퉁할 수도 있고 고름이 찬 점이 나타날 수도 있다.	아니다
지루증	피지선이 과잉 피지를 분비하는 사춘기에 나타난다. 모공이 커지고 피부는 두껍고 기름기가 끼게 된다. 블랙헤드와 점이 생길 수도 있다.	아니다

39 페이지

과제 2.15

아래 표를 채우시오.

	간단한 설명	감염되는가?
건선	세포의 재생이 너무 빨리 이루어 져서 피부가 두꺼워져 딱지가 생기고, 이것이 붉어지며 건조하고 가려워져서 회색의 비늘로 덮이게 된다. 신체의 어떤 부위에도 생길 수 있다. 유전적인 경향이 많고 스트레스도 한 요인이 될 수는 있지만, 원인은 알려지지 않았다.	아니다
스킨 태그	섬유 조직이 헐거워져서 피부로부터 불거져 나와서 형성되며 주로 갈색을 띤다.	아니다
기저세포암과 편평상피세포암	모든 피부암의 95%. 일반적으로 햇볕에 노출되는 신체 부위에 나타난다. 작고 반들거리며 둥글게 튀어나오기 시작해서 점점 커지면 궤양이 된다. 자외선에 의해 발생하는 것이라 보이며, 일반적으로 피부가 얇은 사람에게 발생한다.	아니다
흑색종	햇볕에 과다 노출되어 멜라닌 형성 세포가 과잉 활성화되어 나타나는 피부 성장이다. 검은 점이 있는 부위에 잘 나타난다. 색과 형태는 일반적으로 불규칙적이며, 가렵고 쓰리며 피가 날 수도 있다.	아니다

과제 2.16

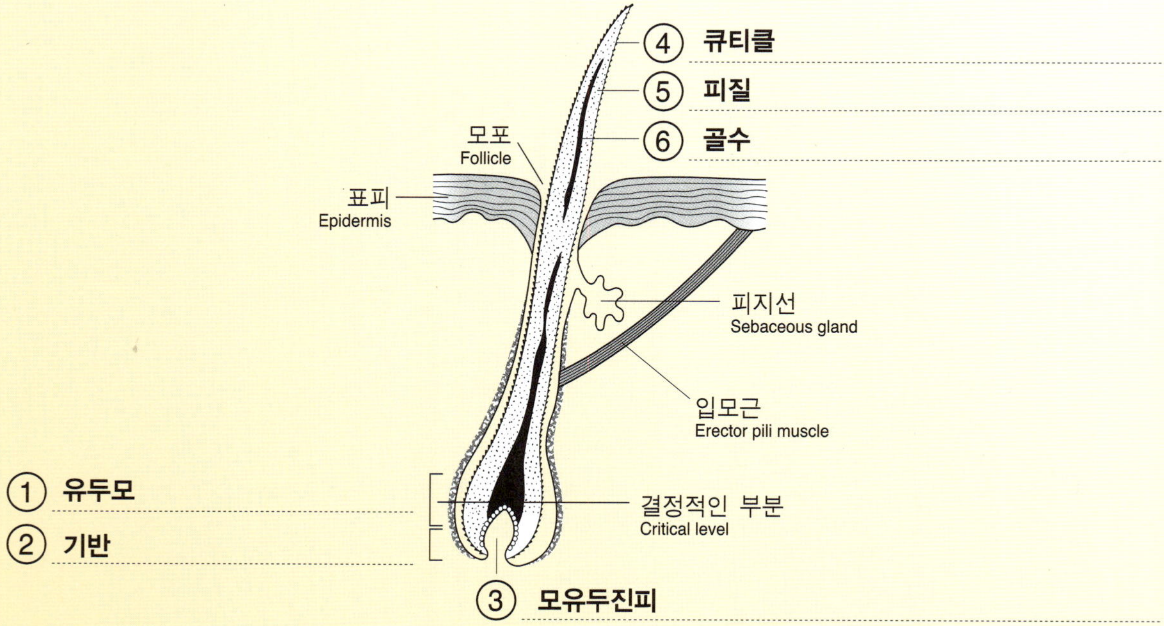

그림 2.4 체모와 그 모포

44 페이지

과제 2.17

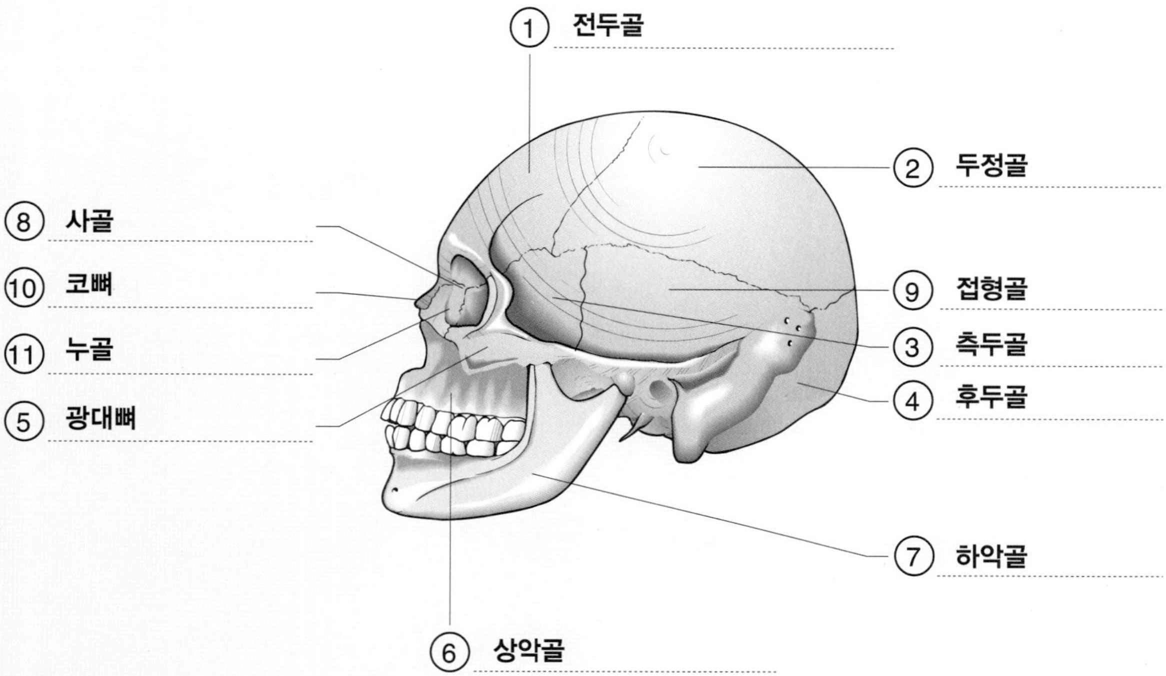

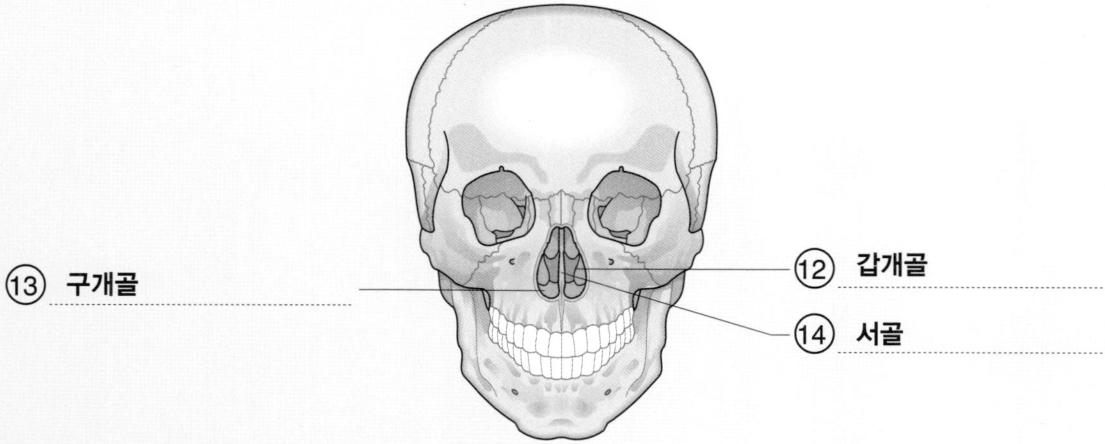

그림 2.6 두개골과 얼굴의 뼈

페이지 50~52의 정보를 활용하여 그림 2.6의 표에 이름을 붙이시오.

과제 2.18

45 페이지

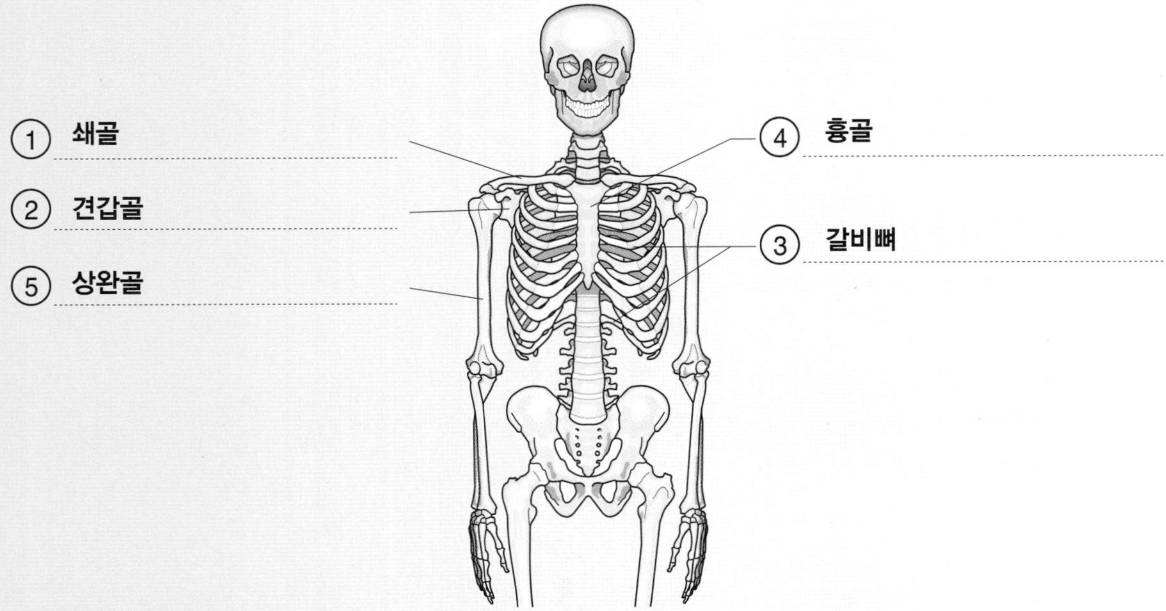

그림 2.7 상반신의 뼈

과제 2.19

47 페이지

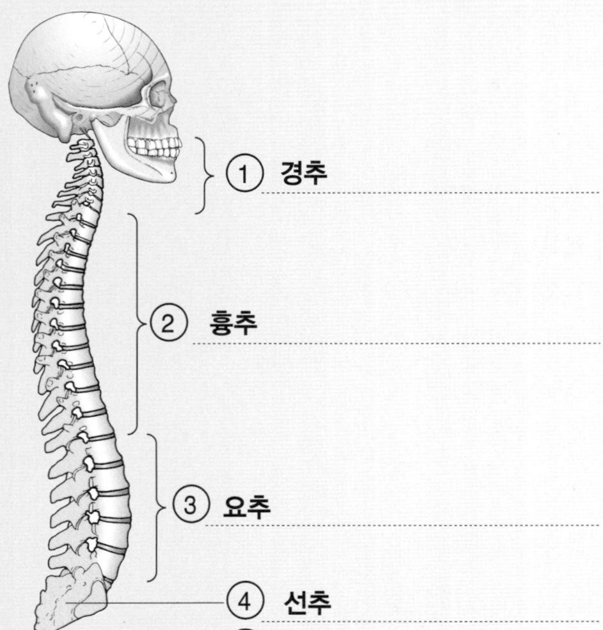

그림 2.8 척추의 뼈

52 페이지

과제 2.20

다음 문장의 빈 칸을 채우시오.

- 신체에는 **600** 개 이상의 뼈가 있다.
- 세 가지 유형의 근육이란, **불수의근**, **심장혈관 근육** 그리고 **수의근** 이다.
- 골격근은 **수의** 근의 한 예이다.
- 근육이 수축되면, 더 얇은 필라멘트인 **액틴** 이 더 두꺼운 필라멘트인 **미오신** 사이로 미끄러져 들어간다.
- **운동** 신경은 근육을 자극하여 수축하게 한다.
- 근육 **긴장도** 이란 근육이 계속적으로 약간 긴장을 하고 있는 것을 말한다.
- 근긴장도가 낮을 때에는 근육이 **늘어졌다** 고 한다.
- 근긴장도가 높을 때에는 근육이 **강직** 되었다고 한다.
- 근육 피로는 **산소** 와 **글루코스** 의 공급이 불충분할 때 나타난다.
- **산소** 과 **글루코스** 같은 노폐물이 근육에 축적되면 뻣뻣하고 고통이 느껴진다.
- 근육에 손상을 입으면 근섬유가 완전히 또는 부분적으로 **파열** 된다.
- 섬유성 결절은 **긴장**, **부상** 또는 **나쁜 자세** 의 결과로 나타난다.

55 페이지

과제 2.21

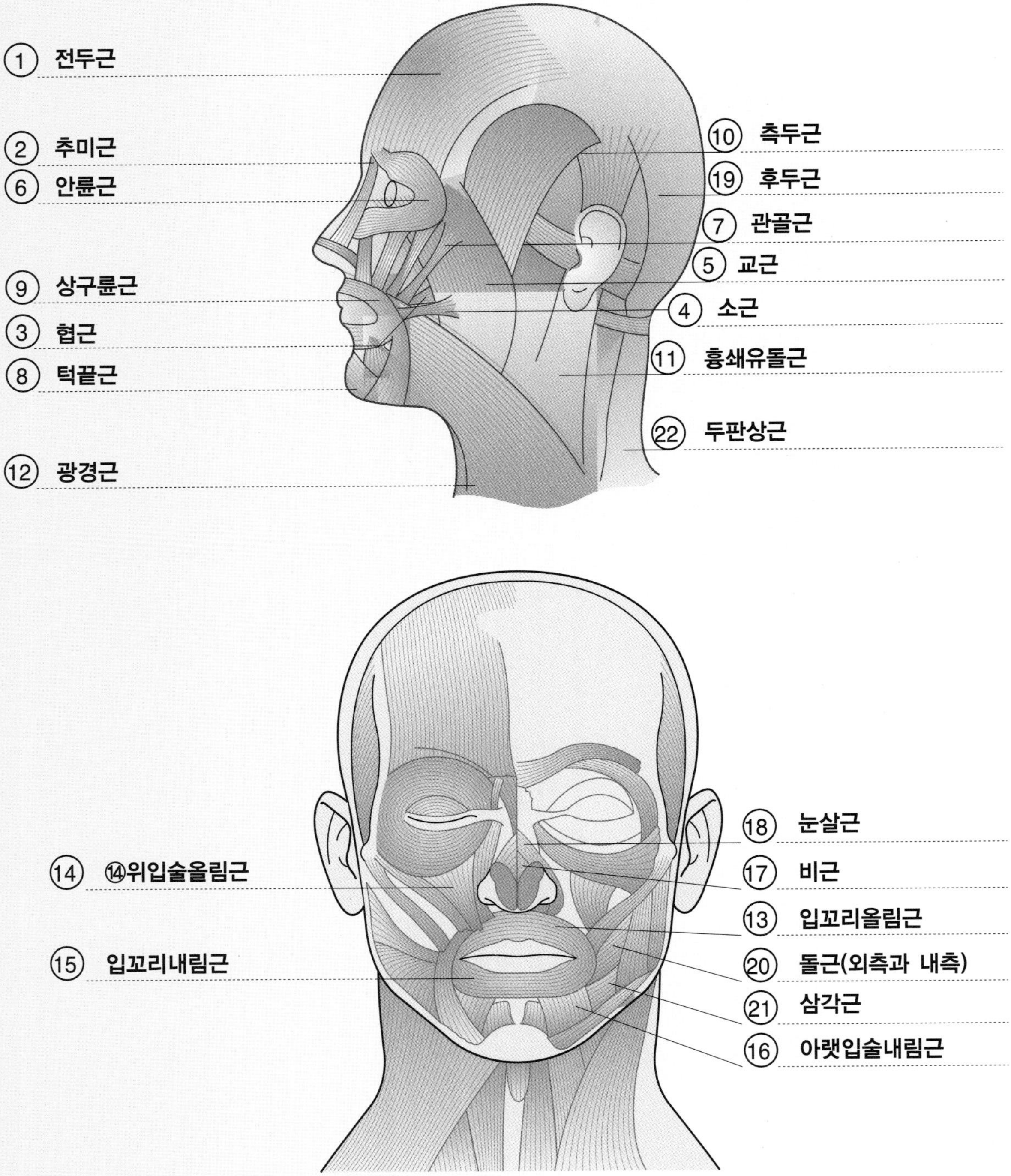

그림 2.12 얼굴과 목의 근육

57 페이지

과제 2.22

몸의 뒷면

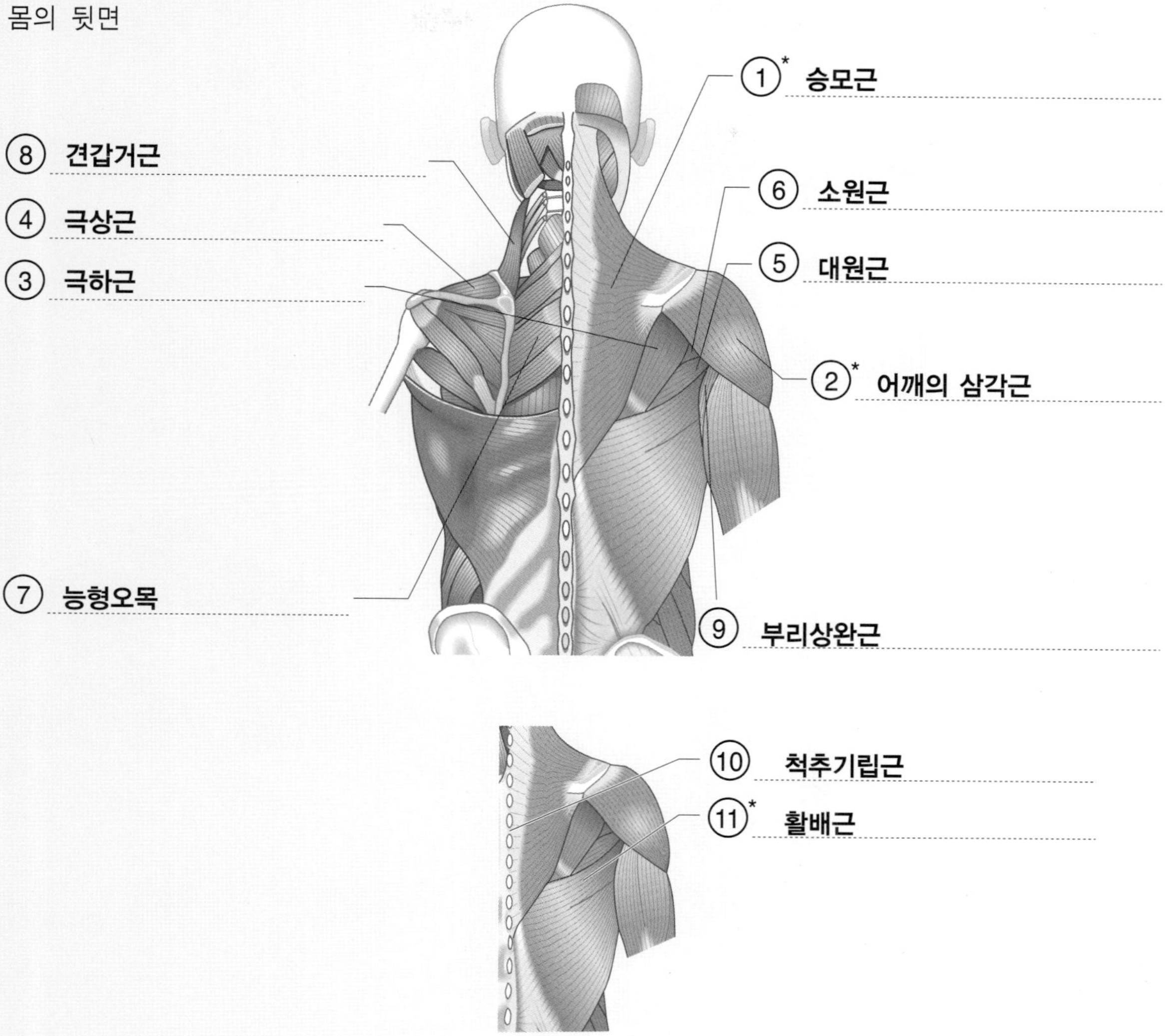

그림 2.13 어깨와 등의 근육
*이것은 마사지를 할 때 직접 만지게 되는 근육이다. 다른 것은 속근육이다.

58 페이지

과제 2.23

팔 앞쪽

① **상완이두근**

③ **상완근**

팔 뒤쪽

②* **삼두근**

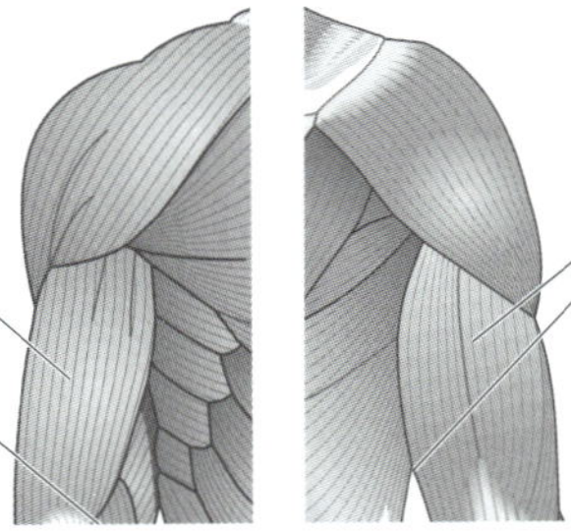

그림 2.14 팔의 근육

59 페이지

과제 2.24

① **대흉근**

② **전거근**

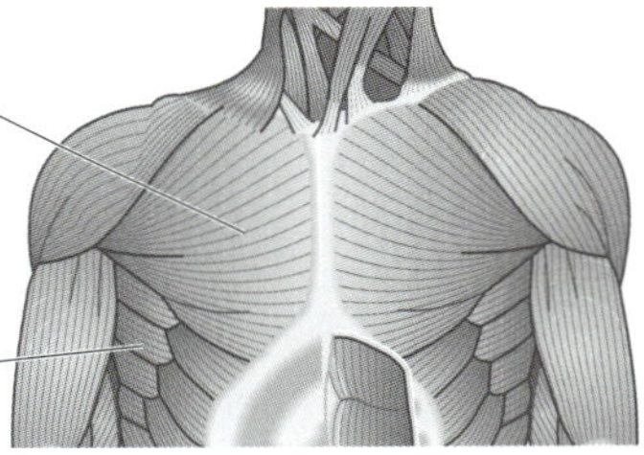

그림 2.15 가슴의 근육

68 페이지

과제 2.25

동맥과 정맥의 차이를 나타내는 아래의 표를 채우시오.

	동맥	정맥
벽의 두께	**두껍다**	**얇다**
혈압	**높다**	**낮다**
판막을 가지고 있는가?	**없다**	**있다**
산소화된/탈산소화된 혈액을 운반하는가?	**산소화**	**탈산소화**
혈액이 심장을 향해/심장에서 멀리 흐르는가?	**심장에서 멀리**	**심장을 향해**
혈관을 따라 혈액이 흐르는 방법은 무엇인가?	**심장의 펌핑 동작**	**신체의 움직임에 의존**
깊이 위치하는가 아니면 신체의 표면에 가까운가?	**깊게 위치**	**신체 표면에 더 가깝다**

69 페이지

과제 2.26

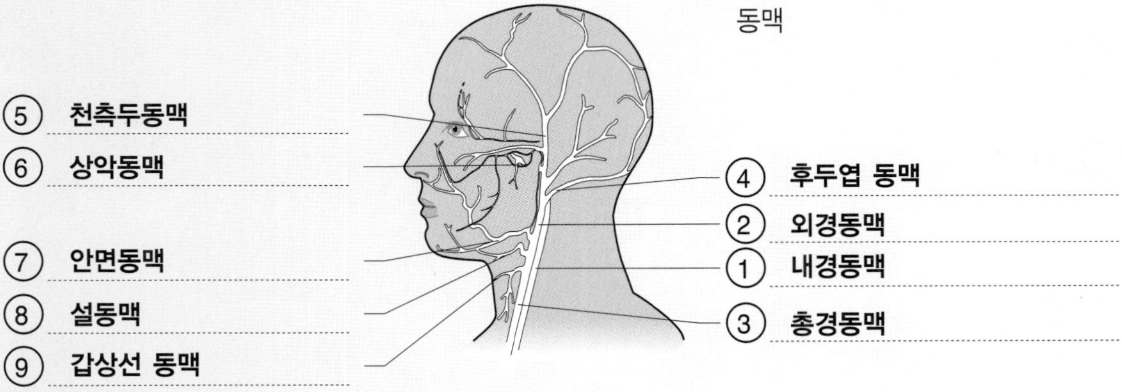

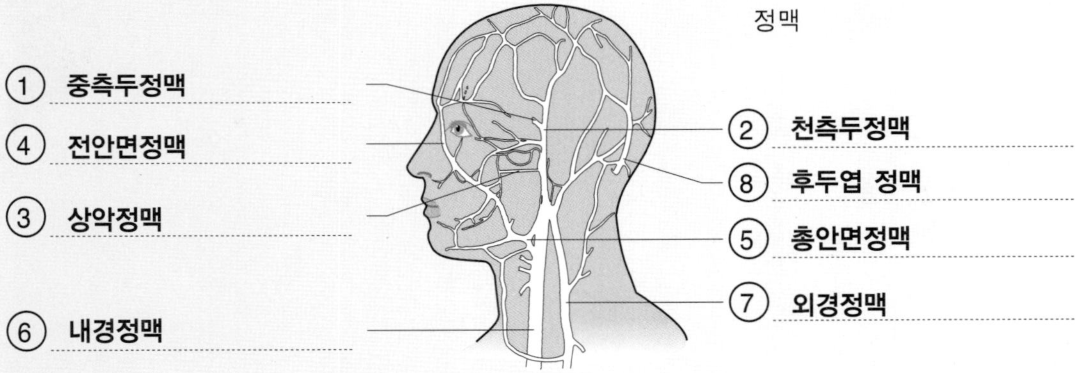

그림 2.13 머리와 목의 혈관. A 동맥, B 정맥

72 페이지

과제 2.27

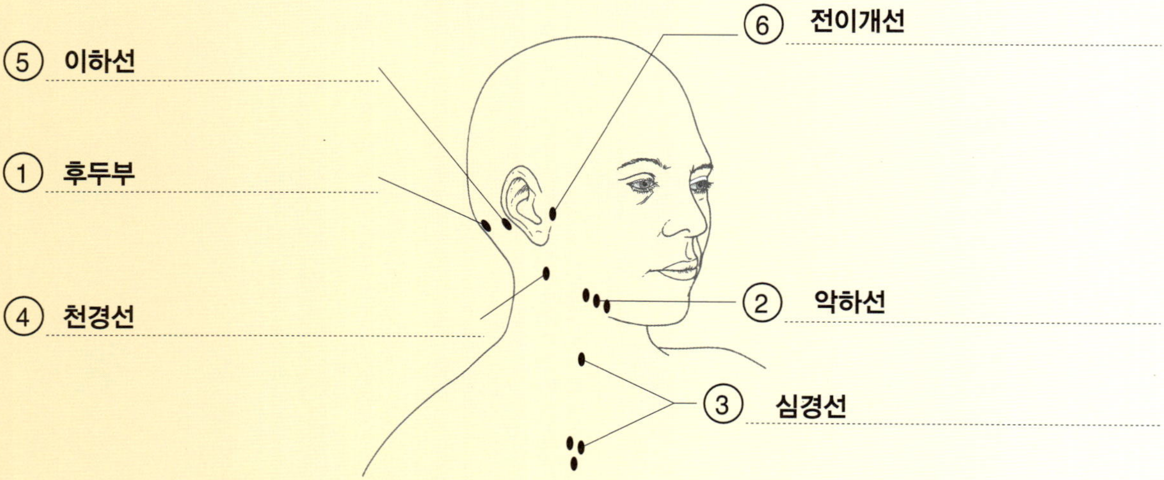

그림 2.24 머리와 목의 림프선

74 페이지

과제 2.28

1	2	3	4	5
E	B	D	A	C

76 페이지

과제 2.29

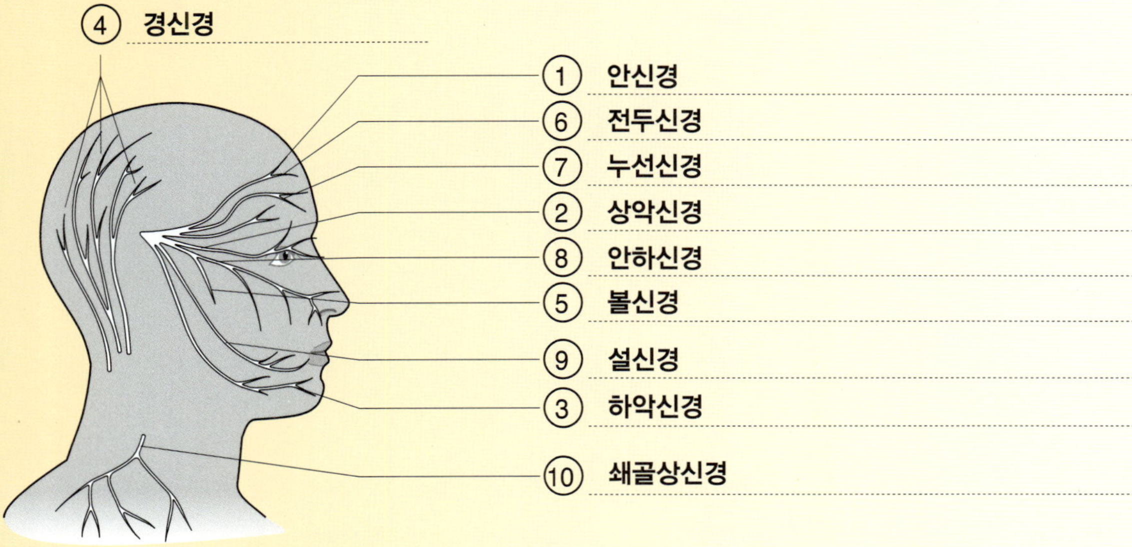

그림 2.27 머리의 주요한 신경

과제 2.30

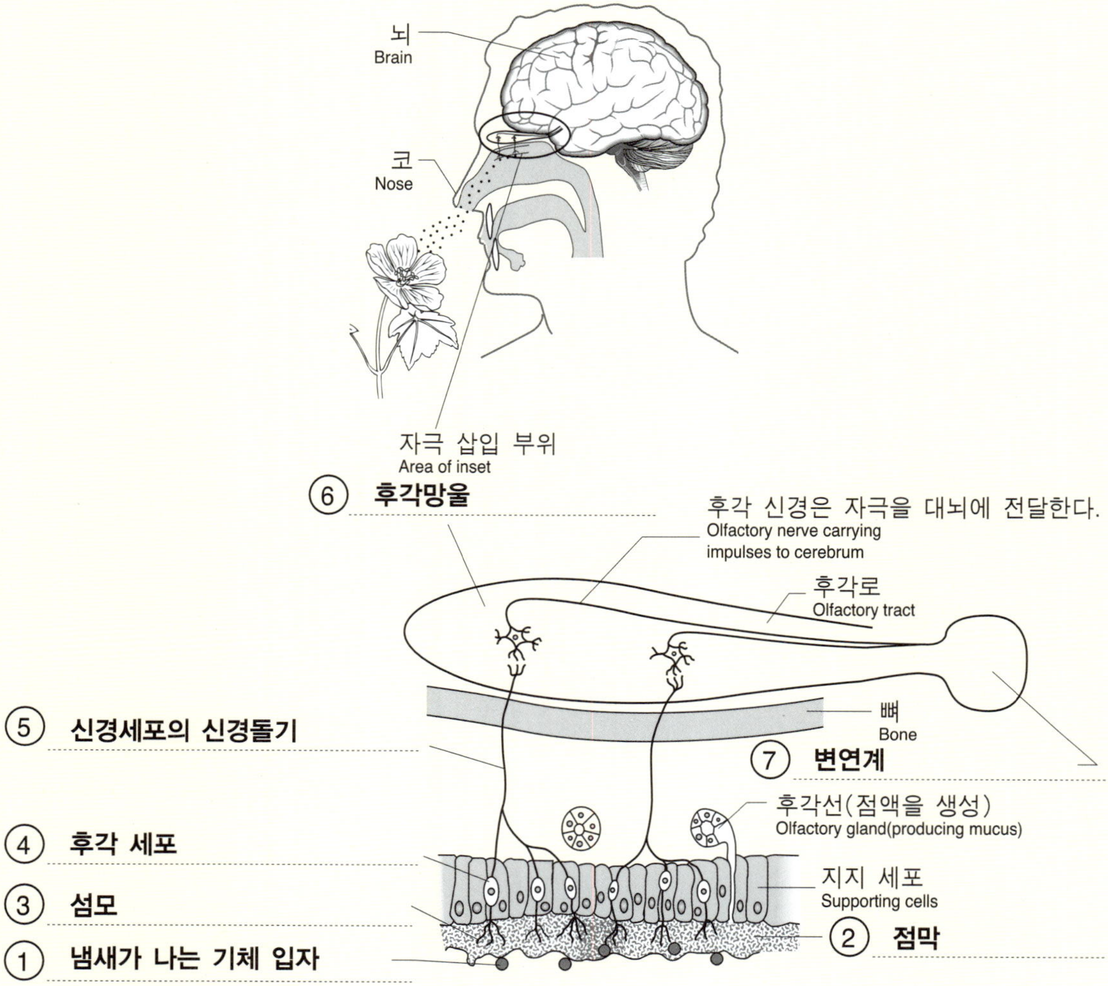

그림 2.28 후각기관

78 페이지

과제 2.31

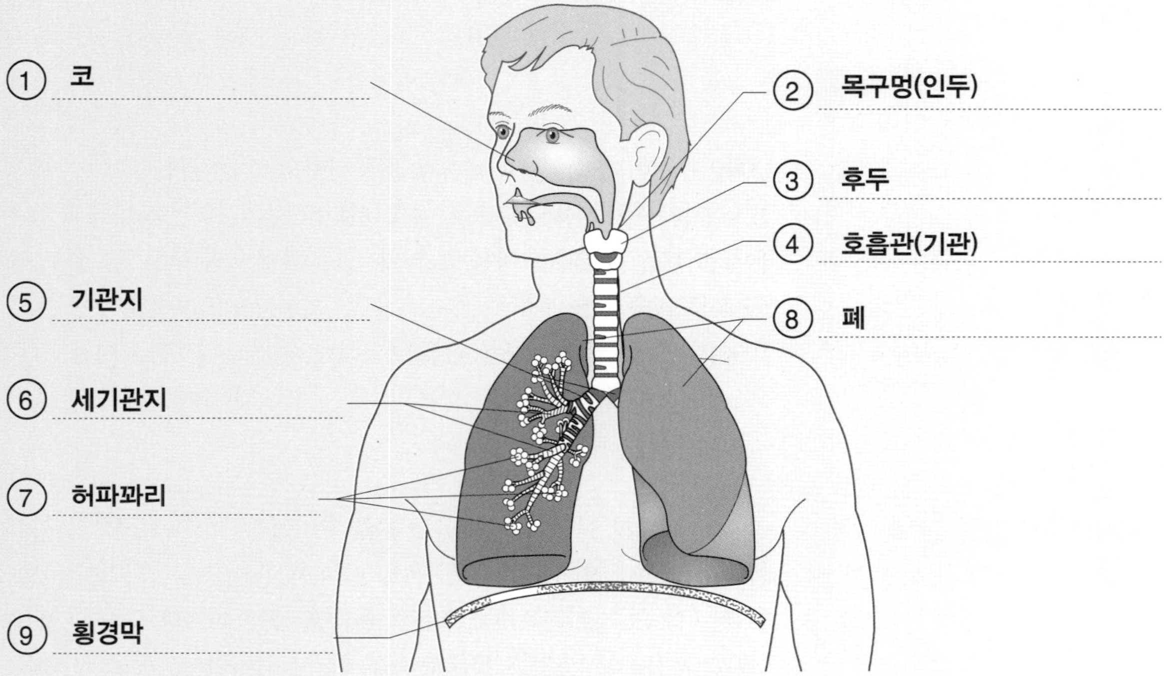

그림 2.29 호흡기관

89 페이지

과제 3.1

인디안 헤드 마사지에 대한 금기사항을 모두 나열하시오.

- 최근에 머리나 목에 부상
- 편두통
- 간질
- 최근의 출혈
- 고혈압
- 치료 부위에 심한 타박상, 자상 또는 찰과상
- 최근의 수술
- 혈전증이나 색전증
- 당뇨병
- 경련성 이상
- 신경계의 이상
- 저혈압
- 피부 질환/두피 감염

자가 검진 질문

1. 고객이 전문적인 치료를 받을 것이라고 확신하고, 그로 인하여 차후 예약을 잡게 되기 때문이다.
2. 전문적으로 보이기 위해서 시술자는 청결하고 단정해 보여야 한다. 불쾌한 체취와 불결한 치료실 때문에 고객이 이후의 치료를 받지 않을 수도 있다(고객은 잠재의식적으로 '자신과 치료실도 제대로 돌보지 못하는 사람이 어떻게 나를 제대로 치료할 수 있을까?' 라고 생각할 것이다).
3.
   - **옷** — 청결하고 다림질 되어 있어야 한다. 흰색의 꼭 맞는 상의를 입는 것이 이상적이다.
   - **손** — 손과 손톱은 깨끗해야 한다. 손톱은 짧아야 한다(투명하지 않다면). 매니큐어는 바르지 않아야 한다. 어떤 자상, 사마귀 등도 반창고로 붙여 보이지 않게 한다.
   - **머리카락** — 깨끗해야 하며, 긴 머리는 뒤로 묶어야 한다.
   - **보석류** — 최소한의 보석류만 걸쳐야 한다. 결혼 반지와 귀걸이 한 쌍 정도가 적합하다.
   - **신발** — 낮은 신발(운동화는 아님)을 신어야 한다. 신발은 깨끗하고 신기에 편안해야 한다.
4. 고객을 미소로 맞이하면 그들은 자신이 환영 받고 있다고 느낀다. 그리고 정중하게 대하면 고객에게 당신의 전문성과 친절함을 보이게 된다.
5. 전문적인 인상을 준다.
   오일이 당신의 옷에 묻지 않게 한다.
6. 당신이 고객에게 연락해야 할 때 또는 그 고객을 치료하고 있는 다른 시술자가 카드를 읽어야 할 경우를 대비해서 기록 카드는 명확히 기록되어야 한다. 고객에게 치료에 대한 금기사항이 있는 경우를 대비해서 정보는 정확해야 한다. 그러한 경우에 마사지를 실시하는 것은 적합하지 않기 때문이다.
7. 직원이 직장에서 안전하게 느끼지 못한다면, 스스로 만족하지 못할 것이며, 결과적으로 훌륭한 인디안 헤드 마사지를 실시할 수 없다. 고객이 안전하게 느끼지 못한다면, 치료 중에 이완되지 못할 것이며, 아마도 다시 오지 않을 것이다.
8. 당신이 제공할 서비스 이를 통하여 당신이 고객을 잘못 인도하지 않을 수 있고, 고객은 당신이 제공할 치료가 무엇인지 정확히 알 수 있다.
   - **가격** — 고객은 치료가 시행되기 전에 그 가격을 알아야 자신이 얼마를 지불해야 하는지 알 수 있다. 가격에 대해 속고 있다고 느낀다면 고객은 기분이 좋지 않을 것이다.
   - **치료에 소요되는 시간** — 고객이 다른 약속에 가야 할 수도 있고, 치료 시간이 고객의 예상보다 짧다면 자신이 속고 있다고 느낄 수도 있다.
   - **판매되는 제품** — 고객이 제품의 사용법을 알아야 효과적이고 안전하게 사용할 수 있다. 고객은 사진이 구매하는 제품의 목적에 대해 분명히 알아야 하며, 어떤 방법으로든 속아서는 안 된다.
9. 고객이 치료를 위해 찾아온 이유를 확실히 해 두면, 당신은 효과적으로 고객이 인디안 헤드 마사지가 자신의 기대에 부합할 것이라는 확신을 갖도록 할 수 있다.
10. 인디안 헤드 마사지가 안전한 치료이며 고객이 많은 건강상의 이익을 얻을 수 있다고 설명한다. 고객이 치료의 세부 사항을 확실히 알 수 있도록 한다.

11. **치료 계획**

고객 이름 :　　치료 날짜 :

매들린 에드워드　　　12월 16일

치료에 대한 고객의 기대치는 무엇인가?

- 이완되기 위해서
- 어깨의 긴장을 풀기 위해서
- 밤에 숙면을 취하기 위해서

치료의 목적은 무엇인가?

- 근육 내의 긴장을 치료하기 위해서 어깨에 좀 더 많은 시간을 할애한다.
- 어깨, 목 그리고 머리 부위의 긴장을 완화시킴으로써, 긴장성 두통을 치료하는데 도움을 준다.
- 고객을 이완시켜, 스트레스를 덜 느끼게 하고 휴식을 취하는 밤잠을 이루게 한다.

사용된다면, 어떤 오일이 사용되는가?

스위트 아몬드 오일. 라벤더와 카모마일을 함유한, 미리 혼합된 아로마테라피 오일로서, 근육의 긴장을 풀고 이완을 도우며, 진정작용이 있어서, 오늘 밤 잠을 잘 자게 할 것이다.

특별한 요구 사항은?

고객의 긴장성 두통을 예방하는데 도움이 되는 이완 기술을 고객과 함께 논의한다.

12. 고객의 바디 랭귀지는 초조함, 불행 또는 분노와 같은 많은 감정을 당신에게 알려 준다. 그러므로 그것에 대해 긍정적으로 반응함으로써, 당신은 고객을 좀 더 효과적으로 다룰 수 있게 되며 고객이 치료실을 떠날 때 만족스러워 할 것이다. 결과적으로 다음 마사지를 받으러 다시 찾아 올 것이다.

13. 고객이 타박상, 자상 또는 입술 헤르페스와 같은 국부적인 금기사항을 앓고 있다면, 그 부위를 제외한 부위에 마사지를 시행할 수 있다. 고객이 고혈압과 같은 전체적인 금기사항을 가지고 있다면, 그들의 주치의의 조언을 구해야 한다.

100 페이지

과제 4.1

마사지 동작의 유형에 따른 사용과 효과를 연구하고 아래의 표를 채우시오.

동작	두 가지 사용	두 가지 효과
경찰법	오일을 분산시킨다.	혈액과 림프의 순환을 개선시킨다.
	마사지를 받는 사람을 이완시킨다	신경 종말을 진정시킨다.
유연법	좋지 않은 혈액 순환을 자극한다.	홍반(붉어짐)이 생긴다.
	근육 긴장을 푼다.	독소 제거가 가속화된다.
고타법	고객에게 활력을 준다.	홍반이 생긴다.
	혈액 순환을 증가시킨다.	근섬유를 자극하여 근육 강도를 향상시킨다.
마찰법	고객에게 활력을 준다.	마사지 받을 부위를 따뜻하게 한다.
	더 깊은 마사지를 위해서 마사지 받을 부위를 따뜻하게 한다	근육 긴장을 완화한다.
지압법	섬유성 결절을 와해한다.	섬유성 결절을 와해한다.
	근육 긴장을 완화한다.	근육 긴장을 완화한다.
진동법	좋지 않은 림프 배출을 자극한다.	고통과 피로를 완화시킨다.
	긴장을 완화시켜 이완시킨다.	피로와 무기력을 완화시킨다.

105 페이지

과제 4.2

114~117페이지의 정보를 이용하여, 오일을 연구하고 아래의 표를 완성하시오.

오일	간단한 설명	사용	추가 정보
참기름	황금빛 노란색을 띤 걸죽한 액체로서 약간 견과류 같은 향이 있다. 비타민 C와 철, 칼슘 그리고 인과 같은 무기질이 풍부하다.	근육 통증, 아픔 그리고 뻣뻣함을 완화시킨다. 건조한 피부와 모발에 수분을 공급한다. 머리가 세는 것을 방지한다고 한다.	호호바 같은 다른 오일과 혼합하여 사용될 수 있다. 민감한 피부를 자극할 수도 있기 때문에 알러지 테스트를 할 필요가 있다.
겨자 기름	냄새가 강하고, 걸죽한 노란색 액체이다. 겨자 나무의 씨를 분쇄하여 기름을 추출한다.	근육의 긴장, 고통 그리고 뻣뻣함을 완화한다. 건강하고, 윤기 있는 모발의 성장을 촉진한다. 혈액 순환을 자극한다.	강한 냄새가 다른 오일들과 잘 섞이지 않기 때문에 단독으로 사용된다.
올리브 오일	올리브 과육에서 추출되는 노란 초록색의 기름이다. 비타민 E가 풍부하다.	피부와 모발에 수분을 공급한다. 근육의 뻣뻣함과 통증을 완화한다. 탈수되고 염증있는 피부에 좋다.	냄새가 강하기 때문에 스위트 아몬드와 같은 더 가벼운 오일과 혼합되어 사용된다.
코코넛 오일	말린 코코넛 과육에서 추출되는 크림 색의 기름이다. 실온에서 고체이지만, 따뜻해지면 액체가 된다.	피부와 모발에 수분을 공급한다. 건강한 모발 성장을 촉진시킨다. 염증을 완화시킨다.	민감성 피부를 자극할 수 있기 때문에 알러지 테스트를 해야 한다.
스위트 아몬드 오일	스위트 아몬드 오일은 스위트 아몬드 나무의 낟알에서 추출된다. 불포화 지방산, 단백질 그리고 비타민 A, B, D 그리고 E와 같은 영양이 풍부하다.	근육의 긴장, 통증 그리고 뻣뻣함을 완화시킨다. 피부와 모발에 수분을 공급한다. 두피의 혈액 순환을 자극한다. 건성, 염색 또는 퍼머 모발에 이상적.	안전하지만, 견과류 알러지가 있는 사람에게는 사용하지 않는 것이 낫다.

과제 4.2

114~117페이지의 정보를 이용하여, 오일을 연구하고 아래의 표를 완성하시오.

오일	간단한 설명	사용	추가 정보
호호바 오일	**밝은 노란 색을 띤, 왁스 질감의 야채 오일로서, 호호바 나무의 씨를 분쇄하여 추출된다. 비타민 E, 무기질 그리고 단백질이 함유. 실온에서는 반고체 상태이지만, 냉장고에 넣으면 고체가 된다**	**모든 모발과 피부 유형에 대한 수분공급에 좋다. 여드름, 습진, 건선 그리고 관절염의 염증을 완화시킨다.**	**지성 피부를 포함하여, 모든 모발과 피부 유형에 좋다.**

109 페이지

자가 검진 질문

1.
   - 근육을 이완시킨다.
   - 혈액 순환을 증가시킨다.
   - 림프 준환을 증가시킨다.
   - 피지 분비를 자극한다.
   - 땀샘을 자극한다.
2. 두피에 혈액 순환을 증가시켜서, 세포 분화를 가속화 하고, 산소와 영양분이 피부와 모발에 전달되게 함으로써, 상태를 개선시킨다.
3. 두피 근육을 느슨하게 하고, 그 내부의 긴장을 완화시킨다. 오일은 건조한 모발과 두피를 윤기 있게 하고 수분을 공급한다.
4.
   - 고객의 옷이 보호되도록 한다.
   - 고객의 눈에 오일이 들어 가지 않도록 조심한다.
   - 고객이 오일에 알러지가 없는지 확인한다.
5.
   - 참기름 — 참깨씨에서 추출되는 걸죽하고 노란 액체.
   - 겨자 기름 — 겨자 식물의 씨에서 추출되는 냄새가 강하고, 걸죽한 노란 액체
   - 올리브 오일 — 올리브 과육에서 추출되는 걸죽하고, 노란/초록색 오일
   - 코코넛 오일 — 말린 코코넛 과육에서 추출되는 가볍고, 크림 색이 나는 오일
6. 에플러라지, 유연법, 고타법 그리고 진동법 마사지 동작

135 페이지

과제 5.1

아래의 표를 채우기 위해서, 당신은 인디안 헤드 마사지 절차를 배우고 시술 중에 사용되어야 할 마사지가 에플러라지인지 유연법인지 또는 고타법인지를 결정해야 할 것이다.

인디안 헤드 마사지 요소	마사지 동작의 유형
아이언 다운	**에플러라지**
손가락으로 견갑골 주위 주무르기	**유연법**
수근으로 견갑골 주위 주무르기	**유연법**
등 위쪽 두드리기	**고타법**
어깨 잡아 꽉 쥐기	**유연법**
엄지로 어깨 누르기	**유연법**
어깨에 엄지로 둥글게 주무르기	**유연법**
상완 잡아 꽉 쥐기	**유연법**
수근으로 상완에 둥글게 마사지 하기	**유연법**
상완에 손가락 마디로 비비기	**유연법**
손가락과 엄지 미끄러뜨리기	**에플러라지**
손가락과 손바닥으로 목 쥐기	**유연법**
중지로 눈 둘레 그리기	**에플러라지**
손가락과 엄지로 턱뼈 따라서 잡기	**유연법**
손가락으로 턱뼈 둥글게 문지르기	**유연법**

136 페이지

자가 검진 질문

1. 치료가 즐거우셨습니까?
   치료가 기대에 미쳤습니까? 그렇지 않다면, 왜 그렇습니까?
2. 미소 짓고, 눈을 맞추며, 개방적이고 이완된 자세(팔짱을 끼지 않고 있다). 아마도 약간 졸릴 것이다.
3. 고객의 피드백을 통해서 시술자는 고객이 치료에 만족 했는지와 어떤 방법의 개선이 필요한지를 알 수 있다.
4. 고객이 다음 약속을 예약한다면 만족한 것이다.
   고객으로 부터의 언어를 통한 피드백 예를 들면, 고객은 당신에게 치료를 받은 후에 어깨의 긴장이 풀어졌다거나 자신이 이완됨을 느낀다고 알린다.
5. 약 30분; 상담을 포함하여 45분.
6. 고객은 얼마나 오랫동안 치료를 받을 것인지를 알 수 있고, 시술자는 다음 고객을 준비할 수 있다.
7. - 깨끗한 타월
   - 손을 닦는다.
   - 금기사항이 있는지 점검한다.

과제 6.1

사후관리 조언으로 해야 할 정보를 연구하여, 다음 표의 질문에 답하도록 하시오.

사후관리 조언 **논의**

치료 후에 왜 과식을 피해야 하는가?

혈액이 소화를 위해 소화기관으로 몰리기 때문에, 치료 과정에 필요한 에너지가 소화를 위해서 전환된다.

어떠한 음료에 카페인이 들어 있는가? 치료 후에 왜 카페인 섭취를 피해야 하는가?

커피, 차 그리고 콜라. 카페인은 자극제이기 때문에 고객이 이완하는데 도움이 되지 않는다.

치료 후에 고객이 마셔야 하는 것은 무엇이며 그 이유는 무엇인가?

고객은 신체의 독소 제거를 가속화하기 위해서 많은 물이나 허브차를 마셔야 한다.

치료 후에 고객이 음주나 흡연을 피해야 하는 이유는 무엇인가?

흡연과 음주는 독소를 몸 속으로 침투시키기 때문이다.

당신은 치료 후에 고객에게 식사에 대해 어떤 조언을 할 것인가?

과일과 야채와 같은 가벼운 식사는 간단한 식사를 하도록 한다.

모발에 좋은 컨디셔닝 트리트먼트 제품에는 무엇이 함유되어야 하는가?

케라틴

왜 우리는 치료 후에 고객에게 이완하도록 권해야 하는가?

신체가 스스로 효과적으로 치유될 수 있게 하기 위해서.

145 페이지

자가 검진 질문

1. - 두통
   - 현기증
   - 구역질
   - 수면 패턴의 혼란
   - 코와 입안에 점액 증가
2. 치료 후에 휴식을 취하고 긴장을 푼다.
   신체의 해독작용을 돕기 위해서 많은 물과 허브차를 마신다.
   카페인이 함유된 음료를 피한다.
   24 시간 동안 음주와 흡연을 피한다.
   가벼운 식사를 한다.
3. 피지를 분산시키기 위해서 정기적으로 브러시를 한다.
   모발을 햇빛으로부터 보호하고, 수영할 때는 수영 모자를 쓴다.
   헤어드라이어, 가열식 롤러 또는 고데기는 과용하지 않도록 한다.
   케라틴을 함유한 컨디셔닝 트리트먼트 제품을 사용한다.
   균형잡힌 식사를 하고 많은 물을 마신다.
4. 고객이 인디안 헤드 마사지에서 얻을 수 있는 최대의 효과를 얻게 하기 위해서.

148 페이지

과제 7.1

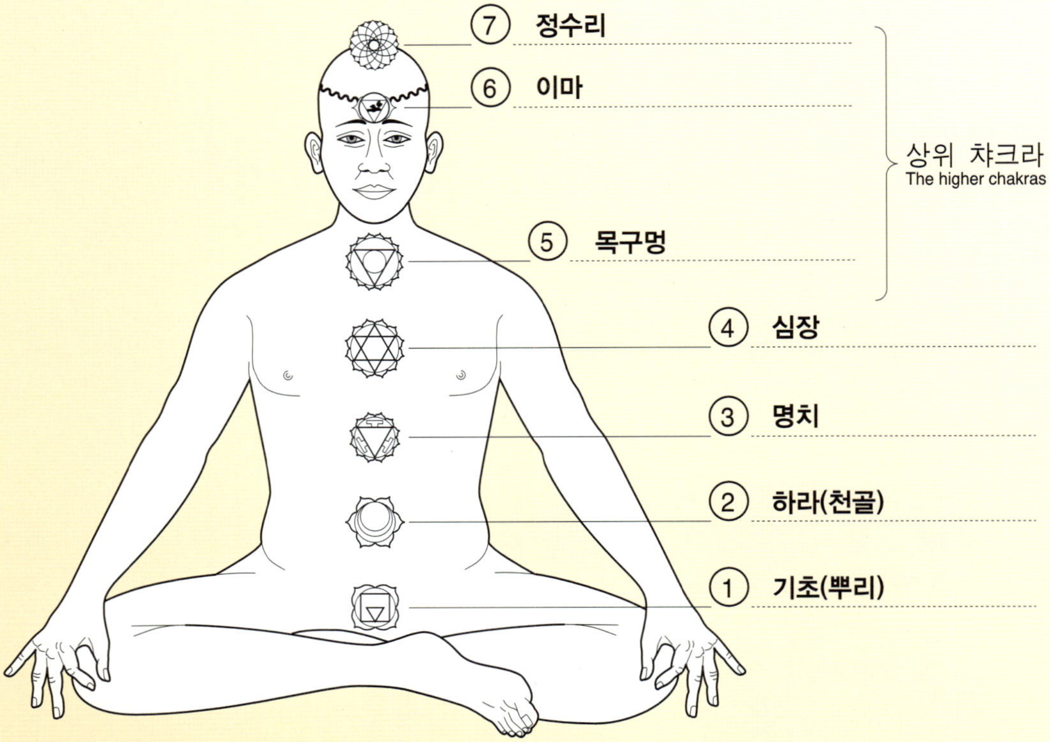

그림 7.1 챠크라

155 페이지

과제 7.2

일곱 가지의 주요 챠크라를 연구하여 아래의 표를 채우시오.

챠크라와 위치	관련영역	내분비선	관련 색상
정수리(머리 맨 위)	사고와 의사 결정	뇌의 송과선	보라
이마 (이마 위의 눈썹 사이)	내적 통찰력, 제3의 눈이라고도 함	뇌하수체	남색
목구멍(목구멍)	의사 소통과 표현	갑상선	파랑
심장(가슴의 중앙)	사랑, 연민, 타인에게 공감하고 동정하는 능력	가슴샘	초록
천골(배꼽 2인치 위)	개성, 느낌 그리고 감정적 강도	췌장	노랑
하라(배꼽 2인치 아래)	관계, 특히 반대 성과의 관계	생식기관	주황
기초(척추의 기초 부분)	에너지, 성공하는 힘, 생존, 대지와의 관계	부신	빨강

156 페이지

과제 7.2

챠크라와 위치	균형이 잡혔을 때의 두 가지 효과	균형이 깨졌을 때의 두 가지 효과	유익한 에센셜 오일
정수리(머리 맨 위)	사려 깊고 개방적인 마음을 갖게 된다.	생각 없고 냉담하다.	쟈스민, 라벤더
이마(이마 위의 눈썹 사이)	직관적이며, 기억력이 좋다.	악몽과 건망증을 겪게 된다.	로즈마리, 클라리 세이지, 유칼립투스
목구멍(목구멍)	남의 말을 경청하며 창조적이다.	부끄러워하고 남의 말을 잘 듣지 않는다	클라리 세이지, 페퍼민트, 유칼립투스
심장(가슴의 중앙)	애정이 있고 따뜻하다	의기소침과 질투심	장미, 베르가모트
천골(배꼽 2인치 위)	자신감과 자존감이 높다.	자신의 가치를 낮게 평가하고, 기질이 좋지 않다	라벤더, 로즈마리, 노간주 나무
하라(배꼽 2인치 아래)	성적인 매력이 느껴진다	성적인 문제를 겪고 있으며, 기분이 자주 바뀐다.	일랑일랑, 샌달우드
기초(척추의 기초 부분)	삶에 대해 낙천적이고 열정적이다	걱정이 많고, 부주의하다	팔마로사, 패츌리

164 페이지

과제 8.1

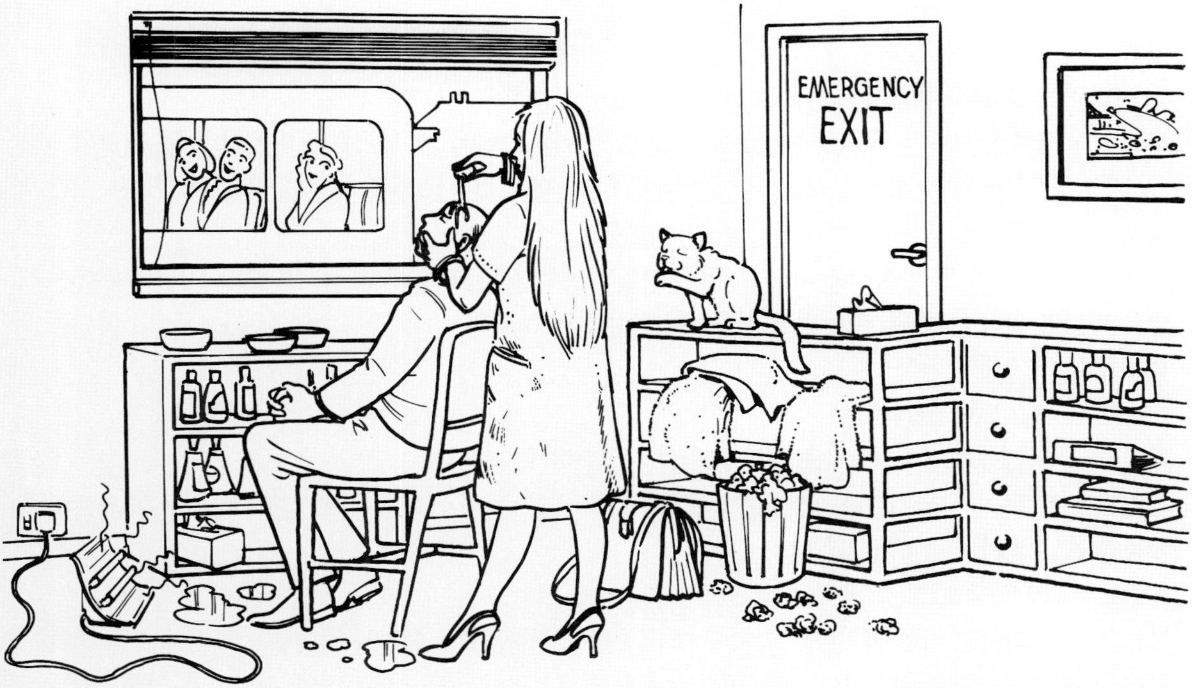

그림 8.1 작업 시의 위험 요소

1. 바닥에 액체가 엎질러져 있다. 이것 때문에 사람이 미끄러질 수 있다.
2. 바닥에 전깃줄이 있어서 고객이나 시술자가 쉽게 걸려 넘어질 수 있다.
3. 시술자의 머리가 길다. 뒤로 묶어야 한다.
4. 시술자가 하이힐을 신고 있다.
5. 비상구가 차단되어 있다.
6. 작업장에 고양이가 있다. 비위생적이다.
7. 불에 방어 장비가 없다.
8. 쓰레기 통이 꽉 차있고 더러운 휴지가 바닥에 있다. 이것은 비위생적이며 뒤범벅이다.
9. 시술자가 많은 보석류를 착용 하고 있다.
10. 시술자가 많은 오일을 고객의 얼굴에 붓고 있다.
11. 고객이 앉은 의자의 목에 받침대가 없다.

과제 8.2

각 법률의 조항을 간단히 설명하면서 표를 채우시오.

법률 **간단한 설명**

1974년의 사업장에서의 건강 및 안전 관리에 대한 규칙 강령

고용주와 고용인 모두가 작업장에서 높은 수준의 건강과 안전에 대한 기준을 유지할 것을 확실히 하고 있으며, 정기적인 장비 점검을 포함한다. 현금을 다룰 때 안전 시스템이 있어야 한다. 직원들은 안전 절차에 관련된 훈련을 받아야 한다.

고용인은 건강과 안전 정책을 따라야 한다. 제품에 있는 위험 요소 경고 라벨을 읽고 거기에 주어진 요령을 따라야 한다. 지명된 건강 안전 사무관에게 유리가 깨지거나 화학품이 엎질러 지는 등의) 잠재적 위험 요소를 보고해야 한다.

1981년의 보건안전(구급처치) 규칙

작업장의 구급함에는 다음과 같은 것이 포함되어 있어야 한다. 반창고, 붕대, 상처용 연고, 안전 핀, 안대 그리고 세정 티슈. 구급처치를 실행하게 되면, 환자의 이름, 날짜, 장소, 시간, 상황, 부상과 치료/관리 요령과 같은 정보가 기록되어야 한다.

1971년의 화재대책 법령

모든 직원이 화재와 비상시에 피난 절차에 대해 훈련 받아야 한다. 점포에 비상구가 있어야 한다. 적절한 화재 진압 장비가 있어야 한다. 비상구가 명확히 표시되어 있어야 한다. 화염 경보기가 사용되어야 한다. 모든 직원은 화재 대피 훈련을 받아야 하고 이 정보는 작업장에 계시되어야 한다.

1994년의 국제유해물관리법(COSHH)

건강에 해를 끼치는 물질에 관한 것이다. 위험한 물질은 안전하게 저장되어야 한다. 잠재적으로 유해한 화학물질을 담은 모든 용기는 분명히 표기되어 있어야 한다.

1989년의 작업장 전기관련 규칙 법령

모든 전기 장비는 정기적으로 안전성을 점검 받아야 한다. 모든 점검은 장부에 기록되어야 하며, 혹시 일어날 수 있는 법적인 조치에 대한 중요한 근거가 될 수 있다.

1995년의 산업재해, 직업병 및 위험발생 보고 규칙(RIDDOR)

사소한 사고라고 해도, 어떤 사건인지 어떤 조치가 취해졌는지에 대해 장부에 기록되어야 한다. 모든 관련된 사람들이 서명해야 한다. 작업장에서의 사고의 결과로, 누군가가 3일 이상 일을 할 수 없게 되거나, 심하게 다치거나, 산업 재해 또는 사망하는 경우에는 가능한 빨리 지방정부의 환경보건부에 보고서를 제출해야 한다.

1969년의 고용주 책임 법령

고용주는, 고용인이 작업장과 관련하여 부상, 질병 또는 병에 대해 이의를 제기할 경우를 대비하여 보험에 가입해야 한다. 그 증명서는 작업장에 계시되어 고용주가 이 보험에 가입했음을 보여주어야 한다.

168-9 페이지

과제 8.2

각 법률의 조항을 간단히 설명하면서 표를 채우시오.

법률 **간단한 설명**

1982년의 지방정부법

지방법이란 지방 의회에 의해서 만들어진 법률을 말하며 주로 위생과 관련이 있다. 다른 의회마다 다른 지방법을 가지고 있다. 인디안 헤드 마사지와 관련된 지방법이 없는 경우도 있다. 지역 환경보건 사무관에게 연락한다.

실천 코드

VTCT과 FHT는 실천 코드를 간행하였다. 이것은 업소에서의 위생과 관련이 있으며 시술자에게 지침을 제공하여, 치료 중에 시술자와 고객간에 발생할 수 있는 상호 감염을 막고자 한다.

공연권

치료실에서 틀게 되는 모든 음악은 공연으로 간주된다. 만약 당신이 음악을 튼다면, 음반 공연 주식회사(PPL)나 공연권협회(PRS)로부터 라이센스를 구입해야 한다.

이 기관들은 공연료를 모아서 그 돈을 공연자와 음반 회사에 주게 된다. 그러나 많은 작곡가들은 PPL이나 PRS의 멤버가 아니므로 어떠한 요금도 지불할 필요가 없다. 특정 음악을 틀기 위해 당신이 라이센스를 사야 하는지 여부를 알기 위해서는 그 음악의 공급자와 연락해야 한다.

1998년의 정보 보호법

컴퓨터에 저장된 고객 정보와 같은 개인 관련 정보는 모두 정보 보호법에 맞게 등록되어야 한다. 이 법령은 상자에 저장된 기록 카드와 같이, 손으로 작성한 기록에는 적용되지 않는다.

1987년의 소비자 보호법

소비자가 상품이나 서비스를 구입할 때 그 상품이 치료 중에 고객에게 사용할 때 안전해야 하며, 또는 소매 상품으로 판매될 때 안전해야 한다는 것을 목적으로 소비자를 보호한다. 또한 이 법령은 상품, 서비스 또는 시설의 가격에 대해 소비자를 속인 판매자에 대해서도 다루고 있다.

찾아보기

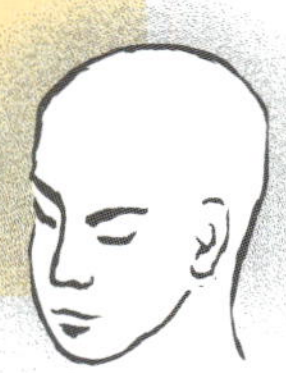

ㅇ

ㅈ